儿童救援护理
应急预案

Emergency Response Plan for Child Rescue Care

主　审　封志纯

主　编　陈海花

副主编　张　岚　董建英　张琳琪　徐红贞　马秀伟
　　　　杨　梅　王自珍　汪在华　朱玲玲

编　者　（以姓氏笔画为序）
　　　　马秀伟　王自珍　朱玲玲　刘　丽　李克玉
　　　　李秀梅　杨　梅　吴佩佩　何海燕　余江勇
　　　　汪在华　宋莹莹　张　岚　张　恒　张琳琪
　　　　陈　丽　陈海花　周红琴　封志纯　段颖杰
　　　　钱　程　徐红贞　高海涛　商明霞　董建英
　　　　靳秋月　雷　娜　翟晋慧　薛晓茹

人民卫生出版社
·北京·

图书在版编目（CIP）数据

儿童救援护理应急预案 / 陈海花主编. —北京：
人民卫生出版社，2022.4

ISBN 978-7-117-32551-6

Ⅰ. ①儿…　Ⅱ. ①陈…　Ⅲ. ①儿童－急救医疗　Ⅳ.
①R720.597

中国版本图书馆 CIP 数据核字（2021）第 266834 号

人卫智网	**www.ipmph.com**	医学教育、学术、考试、健康，
		购书智慧智能综合服务平台
人卫官网	**www.pmph.com**	人卫官方资讯发布平台

儿童救援护理应急预案
Ertong Jiuyuan Huli Yingji Yu'an

主　　编: 陈海花
出版发行: 人民卫生出版社（中继线 010-59780011）
地　　址: 北京市朝阳区潘家园南里 19 号
邮　　编: 100021
E - mail: pmph @ pmph.com
购书热线: 010-59787592　010-59787584　010-65264830
印　　刷: 河北新华第一印刷有限责任公司
经　　销: 新华书店
开　　本: 787×1092　1/16　**印张:** 14
字　　数: 349 千字
版　　次: 2022 年 4 月第 1 版
印　　次: 2022 年 6 月第 1 次印刷
标准书号: ISBN 978-7-117-32551-6
定　　价: 69.00 元

打击盗版举报电话: 010-59787491　**E-mail: WQ @ pmph.com**
质量问题联系电话: 010-59787234　**E-mail: zhiliang @ pmph.com**

前　言

儿童是"健康中国 2030"的重点保障对象，是祖国的未来，也是社会中相对的羸弱群体，在自然灾害救援、突发公共卫生事件应对中该特点尤为突显。当前各种自然、人为灾难和疾病严重威胁着人们的生命安全，而儿童的解剖、生理、生长特点及心理因素导致其成为了各种灾难及意外伤害中，生命最容易受到威胁的群体。

随着我国对自然灾害、事故灾难、公共卫生、社会安全等突发公共事件的认知不断提高，医疗卫生应急救援预案研究也日益完善、健全。相比成人救援，我国的儿童灾害救援及护理比较滞后。近年来，国内的灾害医学救援实践，常常显示出对儿童救援及护理的一些困境。受传统战场救护沿袭而来的由外科、骨科等占据救援主导地位模式的影响，我国儿科医护工作者被纳入救援行动的机会甚少，专科组织管理及现场救援经验均较匮乏。目前，对儿童救援领域的理论和护理技术的研究甚少，然而，护士作为急救医疗体系中的主要力量之一，在救援工作中发挥着非常重要的作用。为弥补该方面的不足，本书组织全国儿科护理专家，特别是具有儿科医学救援经验的专家，经过近 3 年的努力，针对儿童救援护理工作的专业性、特殊性，结合儿童在灾难、意外和疾病时受到伤害的特点撰写本书，期望为儿童救援护理的实践工作提供指引和规范。

本书在内容上较为全面地阐述了儿童救援的基本特点、组织原则、基础技能，以及各种灾害性儿童救援、意外伤害救援、专科疾病救援等内容，将理论知识与儿童救援实践相结合。通过制订和应用标准化、规范化的科学有效、切实可行的护理应急预案，防御和应对各种突发事件，为管理者统筹指挥、执行者有效施救提供参考依据，在救援现场展开高效有序的专业救护，最大限度保护儿童安全，将突发事件伤害降至最低。

由于可参考的国内外儿童救援资料有限，内容上难免存在不足，恳请广大读者予以斧正！

主编　陈海花

2022 年 1 月

目 录

第一章 总 论

第一节 概 述

救援应急预案是针对可能发生的事故或灾难，为保证迅速、有序、有效地开展应急救援行动、降低事故的损失，而预先制订的一套关于应对突发事件和从突发事件中恢复的有关计划和方案。救援应急预案规范了护理行为，减少了在救援中护理工作的盲目性和随机性，降低了护理差错发生率，提高了儿童救援转运途中护理服务质量。

一、儿童救援护理应急预案的概念

应急预案指面对突发事件如自然灾害、重特大事故、环境公害及人为破坏的应急管理、指挥、救援计划等，一般建立在综合防灾规划上。应急预案的几大重要子系统为：完善的应急组织管理指挥系统；强有力的应急工程救援保障体系；综合协调、应对自如的相互支持系统；充分备灾的保障供应体系；体现综合救援的应急队伍等。应急预案是一个过程，该过程需要确定目标，制订发展策略、管理办法和详尽的实施计划。儿童救援护理应急预案是在国家卫生健康委、医院整体应对突发事件预案的基础上，针对儿童护理工作的专业性、特殊性所造成的风险而制订的有效措施和处理流程。儿童救援护理应急预案的制订，在很大程度上规范了护士在遇到紧急情况时应采取的应急措施，将危及患儿健康和生命安全的风险降到最小、最低，能有效规避风险，并培养护士的应急能力。

二、儿童救援护理应急预案的分类

（一）按照预案的功能与目标分类

1. **儿童综合应急预案**　也称儿童总体预案，是指从总体上阐述儿童事故的应急方针、政策，应急组织机构及相关应急职责，应急行动、措施和保障等基本要求和程序，是应对各类儿童事故的综合性文件。儿童综合应急预案应全面考虑管理者和应急者的责任和义务，并说明儿童紧急事件应急救援体系的预防、准备、应急和恢复等过程的关联。通过儿童综合应急预案可以清晰地了解应急体系及文件体系，政府综合应急预案可作为儿童应急救援工作的基础。

2. **儿童专项应急预案**　指国务院或者各级地方人民政府的有关部门、单位根据其职责分工为应对某类具有重大影响的儿童突发公共事件而制订的应急预案。儿童专项应急预案是针对具体的事故类别（如煤矿瓦斯爆炸、危险化学品泄漏等事故）、危险源和应急保障而制订的计划或方案，是儿童综合应急预案的组成部分，应按照儿童综合应急预案的程序和要求组织制订，并作为儿童综合应急预案的附件。儿童专项应急预案应制订明确的救援程序和具体的应急救援措施。

3. **儿童现场应急预案** 是针对具体的装置、场所或设施、岗位所制订的儿童应急处置措施。儿童现场应急预案应具体、简单、针对性强,包括危险性分析、可能发生的事故特征、应急处置程序、应急处置要点和注意事项等内容。儿童现场应急预案应根据风险评估及危险性控制措施逐一编制,做到事故相关人员应知应会、熟练掌握,并通过应急演练,做到迅速反应、正确处置。

(二)按照突发公共事件类型分类

2006年1月国务院颁布《国家突发公共事件总体应急预案》。根据突发公共事件的发生过程、性质和机理,突发公共事件主要分为自然灾害、事故灾难、公共卫生事件和社会安全事件4类,以儿童为依据将儿童救援护理应急预案分为4类。

1. **自然灾害儿童应急预案** 主要包括水旱灾害、气象灾害、地震灾害、地质灾害、海洋灾害、生物灾害和森林草原火灾等的应急预案。

2. **事故灾难儿童应急预案** 主要包括工矿商贸等企业的各类安全事故、交通运输事故、公共设施和设备事故、环境污染和生态破坏事件等的应急预案。

3. **公共卫生事件儿童应急预案** 主要包括传染病疫情、群体性不明原因疾病、食品安全和职业危害、动物疫情,以及其他严重影响公众健康和生命安全事件的应急预案。

4. **社会安全事件儿童应急预案** 主要包括恐怖袭击事件、经济安全事件和涉外突发事件等的应急预案。

(三)按照预案应用范畴分类

1. **院前儿童应急预案** 是指儿童在发病或受伤时,到来院前一段时间所采取的应急性医疗措施,即受伤儿童到达医院之前的救治。狭义的院前应急专指由通信、运输和医疗基本要素所构成的专业急救机构,在儿童到达医院前实施的现场救治和途中监护的医疗活动。

2. **院内儿童应急预案** 是指对住院儿童在发生突发意外情况时所采取的应急性医疗措施。

三、儿童救援护理应急预案的功能

1. **事件预防** 通过对儿童危险辨识、突发事件后果的分析,采用技术和管理手段降低儿童突发事件发生的可能性,并且将可能发生的儿童突发事件控制在局部范围内,防止事故蔓延。

2. **应急处理** 儿童突发事件发生时,儿童应急预案可以提供应急处理程序和办法,以快速处理事故,将事故消除在萌芽状态。

3. **抢险救援** 采用预先对儿童制订的现场抢险和抢救方式、方法,控制或减少儿童突发事件造成的损失。

四、儿童救援护理应急预案的制订

(一)制订的原则

1. **目的明确性原则** 儿童救援护理应急预案是专门应对各种突发事件所指定的应急处理程序及方案,其目的是把保障患儿健康和生命安全作为首要任务,把突发意外事件所造成的损失降到最低。坚持平时预防和突发时应急处理相结合、常态和非常态相结合,"以患儿为中心"，维护患儿的安全利益，做好应对各种突发意外事件的各项准备工作。

2. **内容针对性原则**　针对性是评审儿童救援护理应急预案是否针对可能发生的事故类别、风险发生的主体、重点岗位职责的准则之一，其针对性主要体现在：①在制订儿童护理应急预案时，就应对工作中可能发生的各类事故进行评估和识别，并根据执行者的职责、应具备的条件和医院的实际情况制订切实可行的应急预案。②针对风险发生的主体——患儿、医护人员、仪器设备，制订相应的应急预案。如：患儿基础疾病的变化、配合程度较差等；医护人员的工作责任心不强、技术操作水平偏低等；仪器设备陈旧、性能较差及不配套程度等。制订应急预案时应针对以上列举的安全隐患制订相应防范措施。③针对薄弱环节（指医疗护理工作中应对事故发生存在的应急能力缺陷或不足），在事故应急救援过程中，人力、救援装备等资源可能满足不了要求，针对这些情况，医院在制订儿童护理应急预案时应遵循预防为主、常备不懈的原则，体现突发事件前预警、响应、应急处理和事件善后等各环节的应急工作措施。

3. **方法可行性原则**　儿童应急预案应具有实用性和可操作性，即制订科学、简明、有效、易于操作的应急方案。发生重大事故灾难时，有应急组织、人员可以按照应急预案的规定迅速、有序、有效地开展应急与救援行动，降低事故损失。根据事前预防措施、事发当时抢救措施、事后查找原因提出整改措施，采用树形表格加文字说明的方式，将各种情况的应急预案具体而一目了然地表达出来。儿童应急预案的内容要广泛，具体措施要细致，职责分工要明确；并结合自身应急资源的实际能力，对应急过程的一些关键信息，如潜在重大危险及后果分析、支持保障条件、决策、指挥与协调机制等进行详细而系统的描述。同时，各责任方应确保重大事故应急所需的人力、设施和设备、财政支持及其他必要资源。建立标准化、规范化和程序化的应急预案，可以减少盲目性和随机性，缩短抢救时间。

4. **人员专业性原则**　儿童护理应急预案是在具有一定儿科临床经验和高级职称的儿科护理专家撰写的基础上，由护理预案编制小组人员讨论和研究后补充、完善而成。儿童护理应急预案编制小组成员都应具有丰富的儿科护理专业临床工作经验。

（二）制订的程序

儿童应急预案制订的最根本目的是防患于未然。通过儿童护理预案的制订，确保一旦发生突发事件时，救援人员能够迅捷有序、高效组织、快速应对、临危不乱。

1. **成立应急预案编制工作组**　工作组由管理者及分级、分类儿科护理人员若干名组成。工作组的职责主要是明确护理应急预案的目的和意义，讨论预案的编制提纲，组织开展应急预案编制工作，预案编制完成后征求上级的意见。

2. **资料收集**　应急预案编制工作组收集与儿童护理应急预案编制工作相关的法律法规、技术标准、指南，以及经典应急预案和国内外儿童应急研究资料。

3. **风险分析**　①收集分析资料：由应急预案编制工作组收集分析各种资料，找出针对儿童应急救援的主要不安全因素、薄弱环节，以及规章制度欠完善等各种问题。②确定问题：将资料进行分析、归类，认真查找存在的护理风险、安全隐患，讨论确定影响儿童护理应急救援最主要的不安全因素和需要解决的问题。

4. **编制应急预案**　针对事故存在的问题，确定相应的防范措施，措施应可行有效，客观评价护理应急所需要的资源与能力是否配备齐全，编制儿童护理应急预案和现场处置方案；充分征求预案相关专科专家意见，并将意见汇总及采纳情况进行记录。各专科负责人负责制订某一单项的儿童护理工作流程及应急方案，每个流程的制订是一个护理程序的应有过程，即收集相关资料、提出重点程序、解决方案、评价方法的可行性。

5. **应急预案评审预发布**　应急预案评审是应急预案管理工作中非常重要的一个环节。儿童护理应急预案编制完成后，组织有关人员对应急预案进行系统评审，通过评审发现应急预案存在的缺陷和不足，并进行及时纠正，充分满足应急预案发布和实施的要求。儿童护理应急预案的评审分为形式评审和要素评审，要素评审又分为一般要素评审和关键要素评审，这便于在儿童护理应急预案评审工作中进行操作，从而提高应急预案评审的质量和效率。在儿童护理应急预案评审完成之后，还应对评审中发现的重大事故及应急预案存在的缺陷和不足进行及时纠正，充分满足应急预案发布和实施的要求，使应急预案在重大事故的应急处置工作中发挥重要作用。

6. **应急预案的实施**　儿童护理应急预案经过系统评审和相应专业机构批准后便可实施。在实施过程中应加强领导，精心组织，逐步推行，以保证流程管理的顺利实施。要求救援人员严格执行规章制度和工作职责，首先熟练掌握本人职责范围内的流程，随着实施时间的推移，要求每名救援人员熟练掌握儿童救援全部流程。

五、儿童救援护理应急预案的应用

（一）儿童救援现场护理应急预案

加强了急救现场组织管理，合理分流，使儿童抢救中物资充足、分工明确、任务清晰，有效维护了急救环境，保证抢救护理的有序进行，极大地提高抢救成功率。

（二）儿童救援转运途中护理应急预案

完善儿童救援转运途中护理应急预案，制订各种预防措施和风险预案，如危重患者转运制度、危重患者交接管理制度、危重患者相关的应急预案。严格执行危重患者转运制度与流程，可将转运风险降到最低。

（三）儿童救援重症监护护理应急预案

重症监护室儿童具有发病急、病情重等特点，均为急危重症，病情对儿童的生命威胁较大。因此，要不断完善护理抢救系统，加强急救现场组织管理，能够提高护理质量。在儿童救援应急预案的建立中，会注意平时忽略的一些问题，使护理人员在处理突发事件时，做到以服务儿童为中心，临场不乱，有效提高儿童治愈率。

第二节　儿童救援护理应急预案的管理

一、儿童救援护理应急预案管理的内容

儿童救援护理应急预案管理包括应急预案的评估、培训、演练、修订及衔接等内容。为保证儿童救援护理应急预案的可操作性和实用性，应急预案编制完成后，要对其进行有效性评估，同时要组织救援护理人员开展培训并进行演练，根据演练和评估情况对应急预案进行修订。一个时期制定的应急预案，只有相对的稳定性，需通过演练与评估，对儿童救援护理应急预案进行动态管理。此外，由于预案编制、管理主体的不同，不同层次、不同领域的预案在应急响应过程中可能存在衔接不畅，因此保证不同应急预案之间的衔接性是预案管理的重要内容。

二、儿童救援护理应急预案的评估

应急预案评估是应急预案管理的重要组成部分，它甚至贯穿于应急预案管理过程，在预案制定完毕、演练完成和实施后都需要对预案进行评估，因为预案评估是预案修订和完善的重要依据。儿童救援护理应急预案的评估是指，儿童救援护理应急预案的管理部门组织儿童救援护理专家运用科学的方法，按照一定的程序，对应急预案的形式与内容的科学性、完备性和有效性等进行评价的过程。

（一）儿童救援护理应急预案评估遵循原则

1. 符合性原则　儿童救援护理应急预案中的内容必须遵守国家相关卫生法律、法规的规定。

2. 科学性原则　应急救援工作是一项科学性很强的工作，因此，儿童救援护理应急预案的编制也必须遵循科学性的原则。

3. 完整性原则　儿童救援护理应急预案应包含儿童救援护理所需要的全部基本信息，包括院前儿童救援护理、转运途中儿童救援护理、儿童重症监护病房护理及儿童救援康复护理等过程的应急预案。

4. 可操作性原则　儿童救援护理应急预案应具有可操作性。即发生重大儿童事故时，儿童救援护理人员可以根据应急预案的规定，迅速、有序、有效地开展救援工作。

（二）儿童救援护理应急预案评估的程序与内容

儿童救援护理应急预案评估分为两种情况：一种为前评估，即在应急预案制定后，还没有实施的时候对其制定情况进行评估分析；另一种为后评估，即在应急预案实施后，借鉴项目管理中后评估的理论对其进行评估。

1. 儿童救援护理应急预案的前评估　儿童救援护理应急预案编制完成后，预案编制主体应在广泛征求意见的基础上，组织专家力量对应急预案进行评估。儿童救援护理应急预案的评估包括 4 个步骤。①评估准备：根据相关法律法规的要求，落实参加评估的单位或人员，成立预案评估组，将应急预案及有关资料在评估前一定时间内送达参加评估的单位或人员。②组织评估：儿童救援护理应急预案编制单位组织召开评估会议，与会人员对应急预案进行讨论，提出修改意见。应急预案评估小组根据会议讨论情况，提出应急预案最终评估意见。③意见处理：儿童救援护理预案编制单位按照评估意见，对应急预案存在的问题及不合格项产生的原因进行分析研究，对预案进行修订或完善。评估意见要求重新评估的预案，应按照要求重新组织评估。④实施备案：儿童救援护理预案编制单位的应急预案经评估，符合要求的预案，由单位主要负责人签署实施，同时报送主管部门备案。

2. 儿童救援护理应急预案的后评估　后评估主要包括应急预案实施的过程和效果两个方面。过程评估的内容为接警和儿童救援护理人员到达的及时性、儿童救援护理操作过程的逻辑性、儿童救援护理人员职责的明确性、儿童救援护理资源的充分性、儿童救援护理资源运送的及时性，以及儿童救援护理调整的灵活性。效果评估的内容为生命财产损失挽回情况、经济损失挽回情况及社会损失挽回情况。

三、儿童救援护理应急预案的培训

（一）护理管理者应急预案的培训

由国家卫生部门出台儿童救援护理应急预案指导性文件，召开护理管理者层面的全国会议,培养护理管理者对儿童救援护理重要性的意识,在借鉴成熟应急预案的基础上,编写儿童救援护理应急预案。

(二)护理人员应急预案的培训

护理管理者对护理人员开展儿童救援应急预案编写培训,使其掌握预案编写的程序、内容和要求;也可通过编发培训材料、举办培训班、开展工作研讨等方式对护理人员进行培训。

(三)志愿者应急预案的培训

志愿者可以通过儿童救援护理组织与团体学习儿童救援护理应急预案的相关知识,并经过相关部门的考核与认定,在儿童救援护理中发挥重要作用。

四、儿童救援护理应急预案的演练

应急预案的演练是指来自多个机构、组织或群体的人员,根据编制的预案,针对假设事件,执行实际紧急事件发生时各自职责和任务的排练活动。为验证儿童救援护理应急预案的有效性,发现并改正其中的问题,提高救援护理人员的技术水平与救援队伍的整体能力,以便在突发事件处置过程中达到快捷、有序和有效的结果,经常性地开展预案演练是一项非常重要的工作。因此,儿童救援护理应急预案编制完成后,应当定期或不定期地组织相关各方对应急预案进行演练。通过演练,磨合、协调相关各方的运作过程,检验预案的实施效果,发现存在的问题,通过持续改进,使之不断完善。由此可见,预案演练也是儿童救援护理应急预案管理中必不可少的关键环节。

(一)演练的分类

根据应急演练方法对应急预案的完整性和周密性进行评估,演练可以划分为桌面演练、功能演练和综合演练3类。

1. **桌面演练** 指儿童救援护理应急救援系统内的指挥成员,以及各应急组织的负责人在约定的时间聚集在室内(一般是在应急指挥中心)举行的非正式演练活动,主要针对预先设定的儿童应急事故情景,以口头交谈的方式,按照儿童救援护理应急预案中的应急程序,讨论事故可能造成的影响,以及应对的解决方案,并归纳成一份简短的书面报告备案。近几年,随着信息技术的发展,借助计算机、三维模拟技术、电子地图,以及专业的演练程序等,在室内即能逼真地模拟多种类型的事故情景,将事故的发生和发展过程展示在大屏幕液晶显示屏上,大大增强了演练的真实感。

2. **功能演练** 指测试和评价儿童救援护理应急预案中单个或者某几个应急功能的演练活动。功能演练除了可以像桌面演练一样在指挥中心内举行外,还可以同时开展小规模的现场演练,调用有限的应急资源,主要目的是针对特定的应急响应功能,检验应急人员及应急救援系统的响应能力。如针对儿童救援转运的演练,目的是检验应急组织建立现场指挥所和救援小组,协调现场应急响应护理人员和交通部门的能力。

3. **综合演练** 指针对儿童救援护理应急预案中全部或者大部分应急功能,检验、评价应急救援系统整体应急处置能力的演练活动。与功能演练不同,综合演练要求儿童救援护理应急预案所涉及的部门都要参加,以检查各部门之间相互协调的能力,检验各部门在较大压力的情形下能否充分地调用现有的人力、物力资源来减小事故的后果严重程度以及确保公众的安全与健康。综合演练由于涉及更多的应急组织和人员,准备时间要求更长,一般需要超过3个月,工作的内容包括演练的申请和报批、演练计划的制订、参演应急组织间的协调、资源的调用等。综合演练一般需要成立由 10～50 人组成的评估小组。演练完成以后，除采取口头汇报、书面汇报以外，还应递交正式的演练总结报告给各参演组织和地方行政部门备案。

综合演练具有真实性和综合性强等特点，演练过程涉及整个应急救援系统的每一个响应要素，是最高水平的演练活动，能够较客观地反映目前儿童救援护理应急系统应对重大灾难所具备的应急能力，但演练的成本也最高，因而不适宜频繁开展。同时，鉴于综合演练的大规模和接近实战的特点，必须确保所有参演人员都经过系统的儿童救援护理应急预案培训并通过考核，保证演练过程的安全。

（二）演练的原则与目标

1. **原则**　①依照预案，执行法律；②注重实效，全程仿真；③定期举行，反复演练；④内容全面，方法科学。

2. **目标**　①应急动员：该目标要求儿童救援护理组织具备在各种情况下警告、通知和动员应急响应人员的能力，以及启动应急设施和调配应急人员的能力。②指挥和控制：该目标要求儿童救援护理组织应具备应急过程中控制所有响应行动的能力。事故现场指挥人员、应急指挥中心指挥人员和应急组织、行动小组负责人员都应按应急预案要求，建立事故指挥体系，展示指挥和控制应急响应行动的能力。③事态评估：应急组织应具备通过各种方式和渠道，积极收集、获取事故信息，评估、调查儿童伤亡和财产损失、现场危险性，以及危险品泄漏等有关情况的能力；具备及时通知上级应急组织的能力。④应急响应人员安全：该目标要求应急组织具备保护应急响应人员安全和健康的能力，主要强调应急区域划分、个体保护、装备配备、事态评估机制与通信活动的管理。

（三）演练的程序与内容

1. **应急演练的准备**　事先制订详细的应急演练计划，成立应急演练策划组，确定应急演练目标、范围、时间及演练场所，编写应急演练方案。

2. **应急演练的实施**　通过桌面演练、现场演练等实施。

3. **应急演练的评估**　为确保评估结果客观、准确和全面，可采用评估人员审查和参加者汇报相结合的方式，对演练中存在的问题进行总结、反思与改进。

五、儿童救援护理应急预案的衔接

儿童救援护理应急预案衔接是指不同层级、不同领域内的预防、处置同类或同一突发事件的儿童救援护理应急预案之间的互通性与一致性。

（一）衔接的内容

1. **应急程序的衔接**　应急程序是针对某一个具体的事故或事件制订的应急救援行动计划。制订儿童救援护理应急预案、应急程序时应当对事故做充分、周密的调查研究，对于事故的应急预案行动中每一个可能影响安全的环节，都应当有针对性的措施。应急程序应当明确每一个儿童应急救援护理参加者的岗位、任务、责任和权利。一旦事故发生，每名儿童救援护理人员都应当了解自己的位置在哪里，自己的责任是什么，应当做什么，怎么做，应当接受谁的指挥，与哪些人配合等。

2. **应急处置方案的衔接**　应急处置方案实际上就是应急处置技术路线与处置措施的总和。现场处置方案是针对具体的装置、场所或措施、岗位所制定的应急处置措施。儿童救援护理现场处置方案应当具体、简单、针对性强，它是根据儿童救援护理风险评估及危险性控制措施逐一编制的,要求儿童救援护理人员做到应知应会、熟练掌握,并通过应急演练,做到迅速反应、正确处置。一起事故可能会涉及多个岗位、设施和装置,因此,应对一起事故可能要同时启动多个现场应急预案。

3. 应急资源配置的衔接 应急资源包括儿童救援护理应急人员、应急设施、装备和物资等。应急资源配置就是根据儿童救援护理应急救援的需要,调用、组合儿童救援护理应急人员资源、设施、装备和物资,使其发挥最佳效能的过程。

(二)衔接的措施

1. 加强对儿童救援护理应急预案编制过程的指导 要做好应急预案编制工作,保证预案间上下兼容衔接、横向兼容衔接,就必须要加强儿童救援护理应急预案编制过程的指导。首先,要制订编制提要,分类解析不同形式的应急预案,通过抓典型、以点带面、提供范本等形式,及时解决应急预案编制过程中遇到的问题;其次,规范和加强预案编制、备案、演练、修订等工作,切实提高预案质量,解决相关应急预案相互衔接等问题。

2. 开展预案联合演练 通过加强儿童救援护理应急预案演练,可及时完善预案,提高预案的实用性。通过开展预案联合演练,可发现各层次预案中不完善和不衔接之处,以便及时协调,重新修订完善。通过医院内部综合演练、跨区域联合演练等方式,预案才更具备针对性、有效性和可操作性,各单位才能更好地掌握预案,落实好职责,做好协同配合。

3. 建立公开平台,加强信息沟通 通过建立统一的应急信息平台,可实现相关信息的共享,加强信息沟通,加强公众应急信息交流,增强预案的协调、衔接性,提高应急处置效果。一方面,国家应建立一个统一的儿童救援护理应急信息平台,落实儿童救援护理应急预案相关信息和资源的共享;另一方面,各地应急管理和指挥机构应结合实际,建立起应急资源数据库,开发和建立应急预案、应急救援专家数据库及应急救援案例数据库,全面掌握应急系统,根据救援工作需要积极协调,调动应急救援队伍、装备、物资、专家参加事故救援,指导、协助事故救援现场指挥部制定救援方案,搞好救援组织工作,科学救援、有序救援、有力救援,确保事故救援的科学性和有效性,最大限度地提高救援效果。

第三节 儿童救援护理应急预案体系

儿童救援护理应急预案体系在预防和指导突发事件、拯救患儿生命等方面具有重要作用,下面从国际和国内儿童救援护理应急预案体系进行阐述。

一、国际儿童救援护理应急预案体系

国际儿童救援护理应急预案体系中美国、日本及欧洲国家发展较为完善。现以美国儿童救援护理应急预案体系为例进行介绍。

美国是一个幅员辽阔、人口众多、公共安全形势复杂、应急管理体系较为完善的国家,且美国国家应急预案适用于灾害和紧急事件的体系比较完善,因此以美国作为代表进行介绍。

(一)美国的儿童救援护理应急预案体系的内容

美国的儿童救援护理应急预案体系包含以下 14 种最基本的元素:①儿童救援护理服务顾问委员会;②急诊医师主导的医学控制;③儿童救援护理人员训练项目,包括继续教育项目;④师资人员的培训项目;⑤科学先进的通信系统;⑥指挥调度中心;⑦功能齐全装备精

良的急救车辆服务；⑧儿童救援护理人员与医院急诊科室人员之间的和谐与信任；⑨病案记录及档案管理；⑩对整个儿科救援护理应急预案体系包括质量保证、风险管理和成果研究等方面的持续性的评估机制；⑪应对灾难性儿童救援突发事件的预案；⑫公共咨讯及教育项目；⑬医院儿童急诊容量的分类归档；⑭基金。

（二）美国的儿童救援护理应急预案体系运作流程

包括公民反应、急救医疗服务、高级院前救护、院内救护及康复 5 个环节。

1. **公民反应**　在儿童救援护理应急服务体系中，第一个重要的环节是在现场的公民做出的反应。必须首先识别发生了什么；对现场环境进行早期判断；对事件的性质、规模和程度有初步的了解；受伤患儿的初步识别，然后快速拨打 911 急救电话或通知就近的第一反应者（如警察、保安等），从而启动儿童救援护理应急服务体系。在等待专业护理人员到来之前，公民反应人员在最初数分钟内提供的救护非常关键，因为这一时间段（数分钟至十几分钟）往往是"救命的黄金时刻"。

2. **儿童救援护理服务体系的快速启动——急救医疗服务**　急救医疗服务体系指挥调度中心的调度人员接到现场求救电话后，迅速判断求救者需要何种救助，然后立即派遣适当的专业急救人员。

3. **高级院前救护**　医疗救护员抵达现场标志着较高级别的院前急救的开始。医疗救护员指合格地完成各州急诊医学士训练项目的人员，主要担负院前急救的基础生命维持。

4. **院内救护**　患儿被送到医院急诊科（中心）后，急诊科工作人员迅速接管患儿，开始进一步的诊断和治疗。在所有急诊科的专业人员中，训练有素的急诊护士是最早接触患者的群体，他们以最快的速度评估病情，判断威胁患儿的因素。在全美绝大多数医院的急诊科或急救中心均配备有专业的急诊医师，他们为患者或伤员提供进一步的稳定病情的服务。

5. **康复**　儿童救援护理服务体系的最后一个环节是康复治疗。康复的目的是使患儿的身心恢复到疾病或受伤前的状态。一旦患儿的疾病状态得以纠正即可开始康复阶段的治疗。家庭医师、社会工作者、物理治疗师、心理治疗师等共同参与康复阶段的治疗。但目前美国的儿童救援应急预案体系尚处于探索发展阶段，并不足以应对疾病暴发等。

二、我国儿童救援护理应急预案体系

2003 年是我国应急预案体系建设的正式起点，不仅开启了我国应急管理体系建设进程，也推动我国应急预案体系建设的快速发展。2003 年 11 月，国务院组建"突发公共事件应急预案工作小组"，推动我国应急预案体系建设。2008 年"5·12"汶川特大地震全面检验了我国应急管理体系，暴露出应急预案体系还存在一些薄弱环节，随着国务院着手筹备修订应急预案，我国应急预案体系建设开始朝着完备化、可操作化和无缝衔接方向发展。我国已出台突发公共事件总体应急预案、突发公共事件专项应急预案、突发公共事件部门应急预案及突发公共事件地方应急预案。但某些应急预案的编制缺乏相应的法律依据、缺乏可操作性、体系尚不完善、缺乏部门合作协调及相关职责界定的内容，预案建设的支撑体系尚未建立，且尚未建立专门针对儿童的救援护理应急预案体系，因此本书的编写迫在眉睫。

目前，我国儿童救援应急预案体系处于起步阶段，存在部门条块分割、救援标准不统

一、机构编制杂乱、救援设备不足、队伍缺乏训练等问题。因此,制订统一的儿童应急救援护理规范与技术标准、建立以医疗救援为核心的综合救援队伍、创建中国特色的现场救援与院内救治两个指挥部体系、发挥志愿者的积极作用,是构建完善的儿童救援护理应急预案体系亟须解决的问题。

总而言之,儿童救援护理应急预案应随着儿童救援实践不断发展和完善,同时,通过加强不同国家和地区之间的合作和交流,共同构建并不断完善儿童救援护理应急预案体系。

第二章 儿童救援护理操作技术

第一节 儿童救援现场护理操作技术

一、心肺复苏术

(一)儿童心肺复苏术

1. **概述** 心肺复苏(cardiopulmonary resuscitation,CPR)指在患儿出现心搏呼吸骤停时所采取的一项急救技术,恢复已中断的呼吸及循环功能,进而使生命得以继续维持,是急救技术中最重要而关键的医学手段。CPR也是现场急救技术,包括C、A、B三个步骤,即胸外按压(circulation,C)、开放气道(airway,A)和人工呼吸(breathing,B)。儿童心肺复苏术是指针对1岁至青春期的儿童发生呼吸、心搏骤停时所采取的抢救措施。心搏、呼吸骤停是公共卫生和临床医学领域中最紧急的情况,当判断患儿无反应,无脉搏、无自主呼吸、无心搏,可即刻进行CPR,建立基础生命支持,保证机体重要脏器的基本血氧供应,直到建立高级生命支持或自主心搏、呼吸恢复为止。心搏骤停4min开始出现脑水肿,复苏的最终目的是脑功能的恢复。心肺复苏强调黄金4min,若能在心搏骤停后4min内实施,则可大大提高患儿救活率。

2. **应用指征** ①用于突发意外伤害所致呼吸心搏停止的患儿,如发生溺水、气道异物梗阻、车祸、触电、药物中毒、气体中毒、严重创伤的患儿;②呼吸系统疾病;③神经系统疾病;④心脏疾病。

3. 操作流程见图2-1-1。

4. **注意事项** ①若施救现场只有1个人,或因溺水、创伤、药物中毒等所导致的呼吸心搏骤停、无反应的患儿,则要以30:2的比例先实施5组CPR急救后再去拨打急救电话。②胸外按压时,保持肩、肘、腕在一条直线上,并与患儿身体长轴垂直。手肘伸直,垂直下压于胸骨上。③按压部位、手势正确,力度恰当。紧贴胸骨的手掌根不可移开胸壁,按压时用力平稳,持续连贯。④在自动体外除颤器(AED)分析心律和除颤时,才可中断按压,在电击后或不建议电击时,应立即继续胸外按压,中断时间最好不要超过5s,最长不超过10s。⑤开放气道时,注意患儿头部或颈部有无损伤,无损伤时可采用"仰头提颏法"打开气道;有损伤时采用"推举下颌法"。颈椎损伤患儿禁止转动头部。⑥避免通气过度或不足,人工呼吸时,每次吹气时间1s,送气量不宜过大,仅需使胸廓抬起的最小潮气量即可,以免引起胃部胀气。⑦在CPR过程中不应搬动患儿,除非患儿处于危险环境或其创伤需要外科处理。

(二)婴儿心肺复苏术

1. **概述** 小儿心肺复苏可因年龄阶段的不同,在操作方法技巧上也有所不同。婴儿心肺

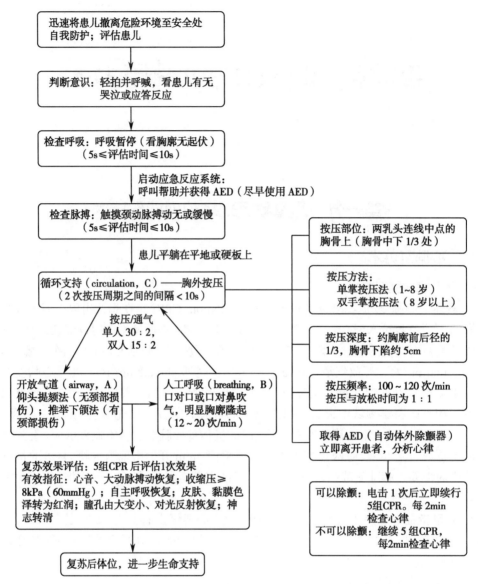

图 2-1-1　儿童心肺复苏术流程

复苏术是针对<1岁的婴儿呼吸、心搏骤停时所采取的抢救措施，有效的心肺复苏是建立强有力的生命链，即：①防止呼吸心搏停止；②及早进行心肺复苏；③迅速启动急救医疗服务系统；④快速高级生命支持，综合的心搏骤停后治疗。生命链是提高心肺复苏成功率的唯一途径。现代的心肺复苏突出一个"早"字，早发现、早诊断、早抢救、早期脑保护才是复苏成功的关键。

2. 应用指征　适用人群为1岁以内的婴儿：①新生儿窒息；②严重肺炎及呼吸衰竭；③婴儿猝死综合征；④呼吸系统疾病；⑤气道梗塞窒息（如异物吸入）；⑥神经系统疾病；⑦意外突发事件所致呼吸心搏骤停的患儿。

3. 操作流程见图2-1-2。

4. 注意事项　①现场只有1个人时，或对无反应及因缺氧等原因（如溺水、创伤、药物中毒等）所导致的呼吸心搏骤停的患儿，首先要以30∶2的比例实施5组CPR急救后再去拨打急救电话。②对于明显存在误吸的患儿（如新生儿），应首先畅通气道。避免通气过度或

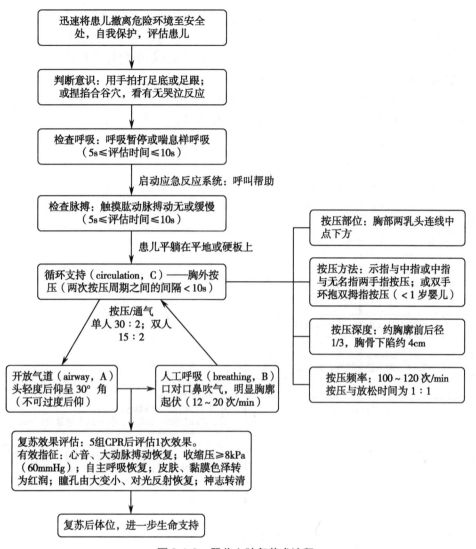

图 2-1-2 婴儿心肺复苏术流程

不足。③按压时要持续连贯，尽量减少中断。中断时间最好不要超过5s，最长不超过10s。④按压时，手指不可压在肋骨上，以免造成肋骨骨折；不可压于剑突处，以免导致肝脏破裂。⑤按压力度要适当，用力平稳，过轻无效，过重则易造成损伤。⑥人工呼吸开放气道时，婴儿不宜过度仰头。颈椎损伤者禁止转动头部。⑦在CPR过程中不应搬动患儿，除非患儿处于危险环境或其创伤需要外科处理。

二、除颤术

（一）电除颤术

1. 概述 电除颤术是以一定量的电流冲击心脏使室颤终止的方法。如果已开胸，可将电极板直接放在心室壁上进行电击，称胸内除颤。将电极板置于胸壁进行电击者为胸外除颤。它是利用外源性、一定能量的电流通过心脏，来治疗心律失常的，从而使心脏疾病患儿得到抢救和治疗，为近代治疗心律失常的一种方法。除颤器释放的能量应是能够终止心室颤动（室颤）的最低能量，能量和电流过低则无法终止心律失常，能量和电流过高则会导致心肌损害。尽早快速除颤是生存链中最关键的一环,争取在心脏停搏发生后5min内完成电除颤。一般情况下,对于婴幼儿除颤时能量的选择是2J/kg。电极板的位置和成人相同,都是胸骨右缘与心尖左缘,但是儿童的身体发育不完善,要仔细的进行辨认。

2. **应用指征** ①适于转复各类异位快速心律失常,尤其是药物治疗无效者;②转复心室颤动、心房颤动和扑动,可首选电除颤;③转复室性和室上性心动过速,则多先用药物或其他治疗,无效或伴有显著血流动力学障碍时应用电除颤。

3. 操作流程见图2-1-3。

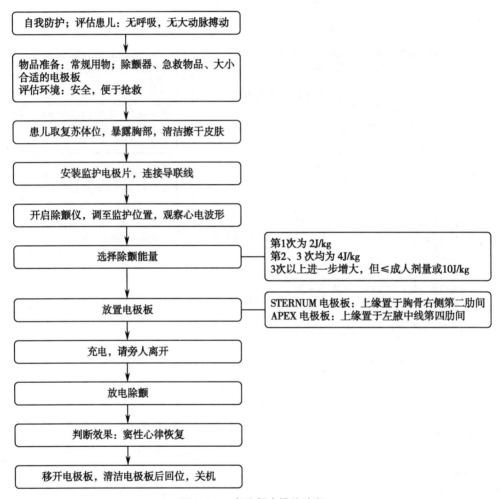

图2-1-3 电除颤术操作流程

4. **注意事项** ①除颤前去除患儿身上所有金属物品,任何人不得接触患儿,施术者不可接触盐水纱布或将导电糊涂在电极板以外区域,以免遭电击。②在保证2块电极板间隔大于3cm的前提下,选大号电极板,体重<10kg婴儿选直径4.5cm电极板;儿童选直径8cm电极板;较年长儿童选直径10~13cm电极板。③较小婴儿及新生儿采取侧卧位,使用前后放置的电极片。④除颤时保持患儿呼吸道通畅,必须中断时,时间不应超5s。除颤成功后继续心肺复苏2min后再评估心律是否恢复。⑤除颤后关注患儿24h出入液量,保持体温恒定。

(二)自动体外除颤术

1. **概述** 自动体外除颤器(automate external defibrillator,AED)又称自动体外电击器、

自动除颤器、心脏除颤器等，是一种便携式医疗设备。自动体外除颤器主要是针对心室颤动（或心室扑动）和无脉性室性心动过速患者的一种专为现场急救设计的急救设备，它可诊断特定的心律失常，并可给予电击除颤，易于操作，稍加培训便能熟练使用。从某种意义上讲，AED 不仅仅是一种急救设备，更是一种急救新观念，一种由现场目击者最早进行有效急救的观念。它区别于传统除颤器，可以经内置电脑分析和确定发病患儿是否需要予以电除颤。除颤过程中，AED 的语音提示和屏幕显示，使操作更为简便易行。

2. **应用指征** 用于发生心室颤动（或心室扑动）、无脉性室性心动过速的患儿。

3. 操作流程见图 2-1-4。

4. **注意事项** ①1 岁以下婴儿需除颤时，首选手动除颤仪，如无法获得可考虑使用能量衰减型 AED，如两者均无法获得，使用标准型 AED。②AED 瞬间可以达到 200J 的能量，患儿施救过程中，身边任何人不得接触靠近患儿。③患儿在水中不能使用 AED，胸部如有汗水需要快速擦干，以保证 AED 功效。④除颤结束后，AED 会再次分析心律，如仍未恢复有效灌注心律，操作者应继续进行 5 个周期 CPR、除颤、CPR，反复至急救人员到来。

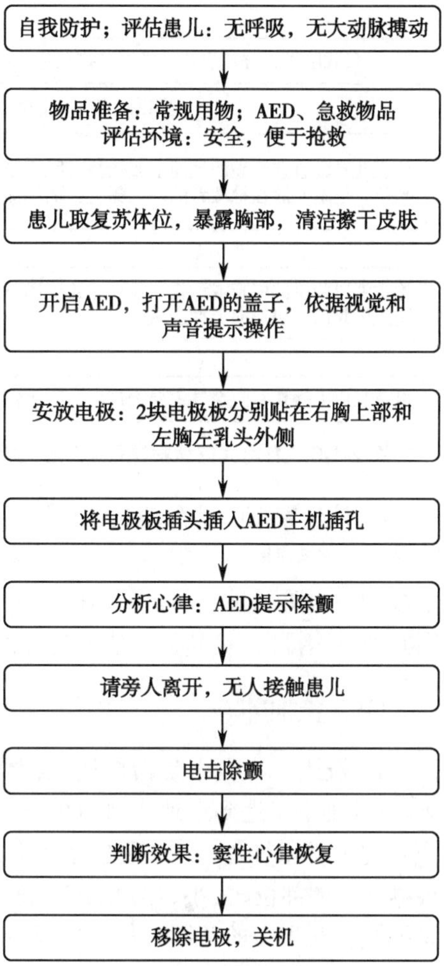

自我防护；评估患儿：无呼吸，无大动脉搏动
物品准备：常规用物；AED、急救物品
评估环境：安全，便于抢救
患儿取复苏体位，暴露胸部，清洁擦干皮肤
开启AED，打开AED的盖子，依据视觉和声音提示操作
安放电极：2块电极板分别贴在右胸上部和左胸左乳头外侧
将电极板插头插入AED主机插孔
分析心律：AED提示除颤
请旁人离开，无人接触患儿
电击除颤
判断效果：窦性心律恢复
移除电极，关机
图 2-1-4　自动体外除颤术流程

三、海姆立克急救法

1. **概述** 海姆立克急救法（Heimlich maneuver），即海姆立克腹部冲击法，又名“海氏急救法”，是利用肺部残留气体，形成气流冲出急性呼吸道异物，恢复气道通畅的急救方法。急性呼吸道异物堵塞在生活中并不少见，由于气道堵塞后患者无法进行呼吸，故可能致人因缺氧而意外死亡。1974 年美国医生海姆立克首先应用该法成功抢救了 1 例因食物堵塞了呼吸道而发生窒息的患者，从此该法在全世界被广泛应用，拯救了无数患者。海姆立克急救法是全世界抢救气管异物患者的标准方法。针对不同年龄段的患儿可采用不同的手法，如拍背法、压胸法、环抱法等。

2. **应用指征** 适用于呼吸道异物完全堵塞或严重堵塞、溺水的患儿。

3. 操作流程见图 2-1-5～图 2-1-7。

自我防护；评估患儿：气道异物窒息
3岁以内患儿，采用拍背法
救护员的右前臂托住患儿，患儿俯卧
右手掌根部托住患儿前胸、右手捏住患儿下颌部
左手手掌根在患儿背部两肩胛骨之间击拍 5次
可重复以上操作，直至气道异物排出，呼吸恢复
图 2-1-5　海姆立克急救法（拍背法）流程

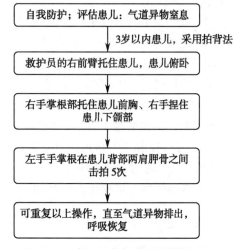

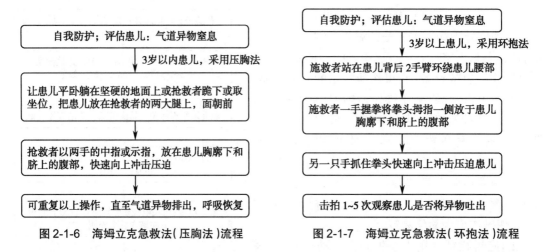

图 2-1-6 海姆立克急救法(压胸法)流程   图 2-1-7 海姆立克急救法(环抱法)流程

4. 注意事项 ①急救时,一次不行可反复多次,每次冲击将产生 450～500ml 的气体,胸腔(气管和肺)内气体在冲击压力作用下涌向气管从而将异物排出。②此法容易导致腹部或胸腔内脏的破裂、撕裂及出血、肋骨骨折等并发症,发生呼吸道异物堵塞时,应首先采用其他方法排出,在其他方法无效且情况紧急时再使用该法。

四、止血术

1. **概述** 止血术是指机体在创伤时根据不同的出血情况及部位,采取有效的止血措施,阻断血流,达到迅速止血目的一种紧急创伤救护方法。及时有效地控制出血,是抢救成功的重要环节之一。应用急救止血术,可使失血量降至最低程度,避免严重后果的发生。根据伤口的部位、大小、出血颜色、速度及现场条件,迅速判断出血性质,选择最佳止血方法是挽救伤儿生命的关键。紧急情况下,任何清洁而合适的物品都可以临时借用作为止血用物。常用的外伤止血技术有加压止血法、填塞止血法、指压止血法、加垫屈肢止血法、止血带止血法、绞紧止血法等。紧急救护时,应迅速采用恰当有效的止血方法切断血流,达到止血救治目的。

2. **应用指征** ①周围血管创伤性出血;②某些特殊部位创伤或病理性血管破裂等;③减少手术区出血。

3. 操作流程见图 2-1-8。

4. **注意事项** ①止血带应放在伤口的近心端,上臂和大腿都应绑在上 1/3 的部位,上臂的中 1/3 禁止上血带,以免压迫神经而引起上肢麻痹。②上止血带时,皮肤与止血带之间应加垫敷料,压力均匀,松紧适宜,以刚阻止动脉血液流动为度。③加垫屈肢止血法使用不当会造成血管、神经损伤,一般不宜首选。伤肢远端明显缺血或有严重挤压伤时禁用止血带止血。④止血带上好后,要检查远端动脉搏动,标注止血时间,每隔 40～50min 放松 1 次,每次 2～3min。为防止止血带放松后大量出血,放松期间应在伤口处加压止血。⑤运送患儿时,上止血带处要有明显标志,不要用衣物等遮盖伤口,以免妨碍观察,并用标签注明上止血带的时间和放松止血带时间。

五、包扎术

1. **概述** 伤口包扎是外伤现场急救处理的重要措施之一,在急救中应用范围较广泛。

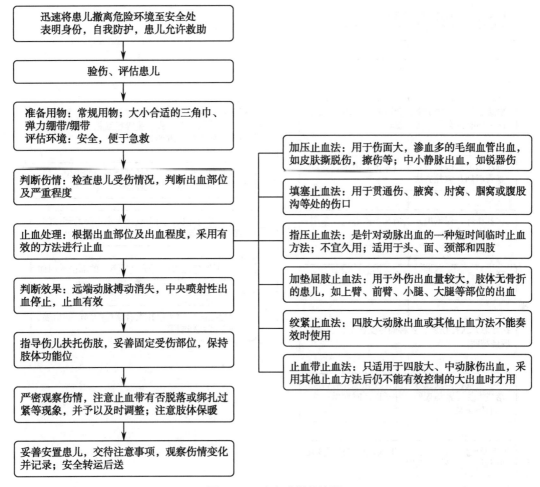

图 2-1-8　止血术操作流程

及时正确的包扎，可以达到压迫止血、保护伤口、固定敷料，防止污染、减轻疼痛，利于转运的目的。在急救现场，需要评估伤口部位及伤情，选择正确的物品，采用不同方法进行包扎。绷带包扎主要用于四肢、额及颈部小面积伤口；三角巾包扎主要用于躯干、四肢等部位的较大创面。对于开放性气胸、腹部内脏脱出、异物刺入等特殊伤，可以采用特殊方式给予包扎处理。

2. 应用指征　①用于各种创伤出血情况下的急救止血与包扎，尤其是大出血的急救处理。②特殊伤的包扎处理。如骨折、开放性气胸、腹部内脏脱出、异物刺入等。

3. 操作流程见图 2-1-9～图 2-1-11。

4. 注意事项　①包扎伤口要求快、准、轻、牢。先简单清创再包扎。手及脏物不要触及伤口，不要用水冲洗伤口（除化学伤外），突出体腔外的内脏不要回纳，伤口内异物不要随意取出。②包扎时要使患儿舒适。用胸带要注意呼吸，包扎肢体要注意保持功能位。皮肤皱褶处骨隆突处应用棉垫或纱布等作衬垫，需要抬高肢体时，应给适当的扶托物。③包扎时要牢靠，松紧要适宜，以不妨碍血液循环为宜。要将指（趾）端外露，以便观察血运情况，包扎完毕应检查肢体远端脉搏跳动，触摸手脚有无发凉等情况。④缠绕绷带应从内向外，由下至上，从远端至近端。开始和结束时均要重复缠绕一圈以固定。打结、扣针固定应在伤

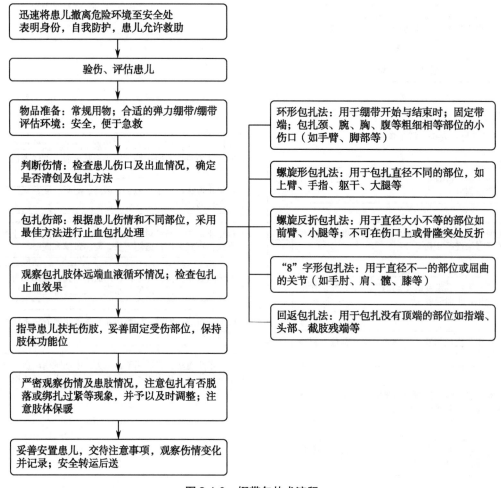

图 2-1-9 绷带包扎术流程

口的上部，肢体的外侧，忌在伤口上、骨隆突处或易于受压的部位打结。⑤解除绷带时，先解开固定结或取下胶布，然后以两手互相传递松解。紧急时或绷带已被伤口分泌物浸透干涸时，可用剪刀剪开绷带。

六、固定术

1. **概述** 固定术在外伤急救中占有重要位置，是外伤急救四项基本技术之一，对骨折、关节损伤和大面积软组织损伤等能起到很好的固定保护作用，可以减轻痛苦，减少并发症的发生。及时、正确的固定，对预防休克，防止伤口感染，避免神经、血管、骨骼、软组织等再遭损伤及伤员的运送具有积极意义。现场急救时，要正确评估伤情和固定部位，选择正确的物品，采用最佳方法进行包扎固定。急救固定器材除制式材料外，常可就地取材，如 2~3cm 厚的木板、竹竿、竹片、树枝、木棍、硬纸板、枪支、刺刀，以及伤者健肢（下肢）等，均可作为固定代用品。固定时应以不松不紧、牢固而不影响血液循环为原则。

2. **应用指征** 主要用于骨折、关节损伤和大面积软组织损伤等各种创伤急救的患儿，是外伤急救四项基本技术之一。

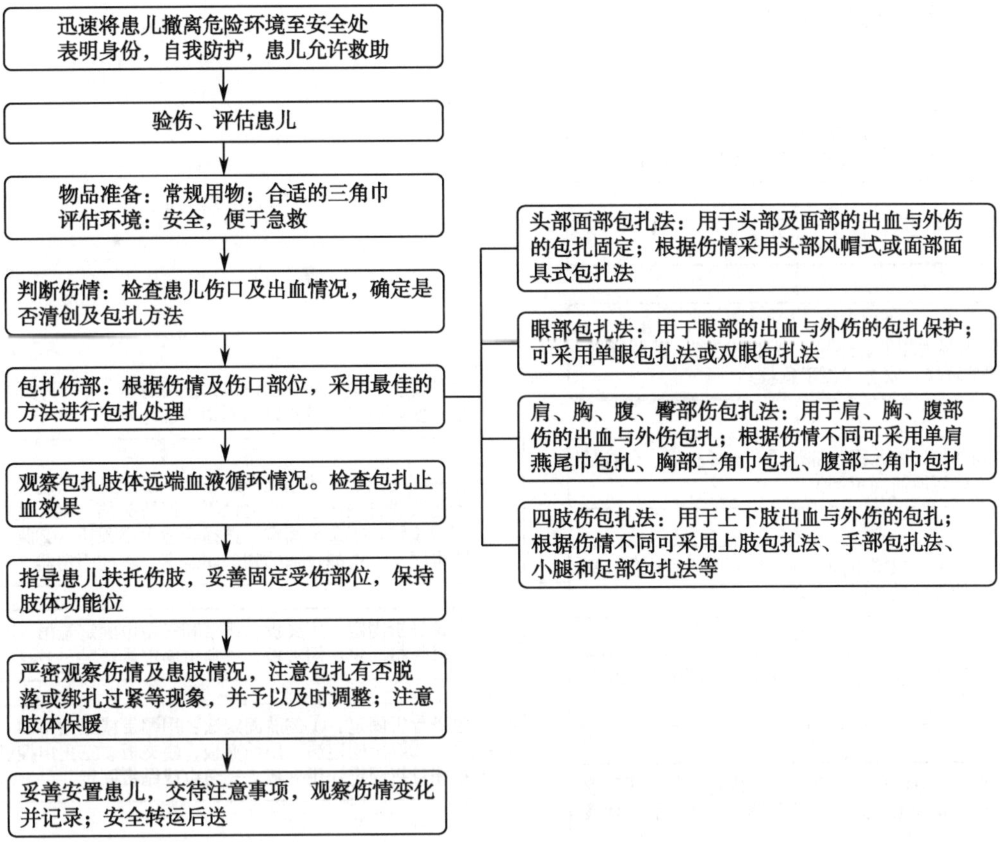

迅速将患儿撤离危险环境至安全处
表明身份，自我防护，患儿允许救助

↓

验伤、评估患儿

↓

物品准备：常规用物；合适的三角巾
评估环境：安全，便于急救

↓

判断伤情：检查患儿伤口及出血情况，确定是否清创及包扎方法

↓

包扎伤部：根据伤情及伤口部位，采用最佳的方法进行包扎处理 ——

- 头部面部包扎法：用于头部及面部的出血与外伤的包扎固定；根据伤情采用头部风帽式或面部面具式包扎法
- 眼部包扎法：用于眼部的出血与外伤的包扎保护；可采用单眼包扎法或双眼包扎法
- 肩、胸、腹、臀部伤包扎法：用于肩、胸、腹部伤的出血与外伤包扎；根据伤情不同可采用单肩燕尾巾包扎、胸部三角巾包扎、腹部三角巾包扎
- 四肢伤包扎法：用于上下肢出血与外伤的包扎；根据伤情不同可采用上肢包扎法、手部包扎法、小腿和足部包扎法等

↓

观察包扎肢体远端血液循环情况。检查包扎止血效果

↓

指导患儿扶托伤肢，妥善固定受伤部位，保持肢体功能位

↓

严密观察伤情及患肢情况，注意包扎有否脱落或绑扎过紧等现象，并予以及时调整；注意肢体保暖

↓

妥善安置患儿，交待注意事项，观察伤情变化并记录；安全转运后送

图 2-1-10 三角巾包扎术流程

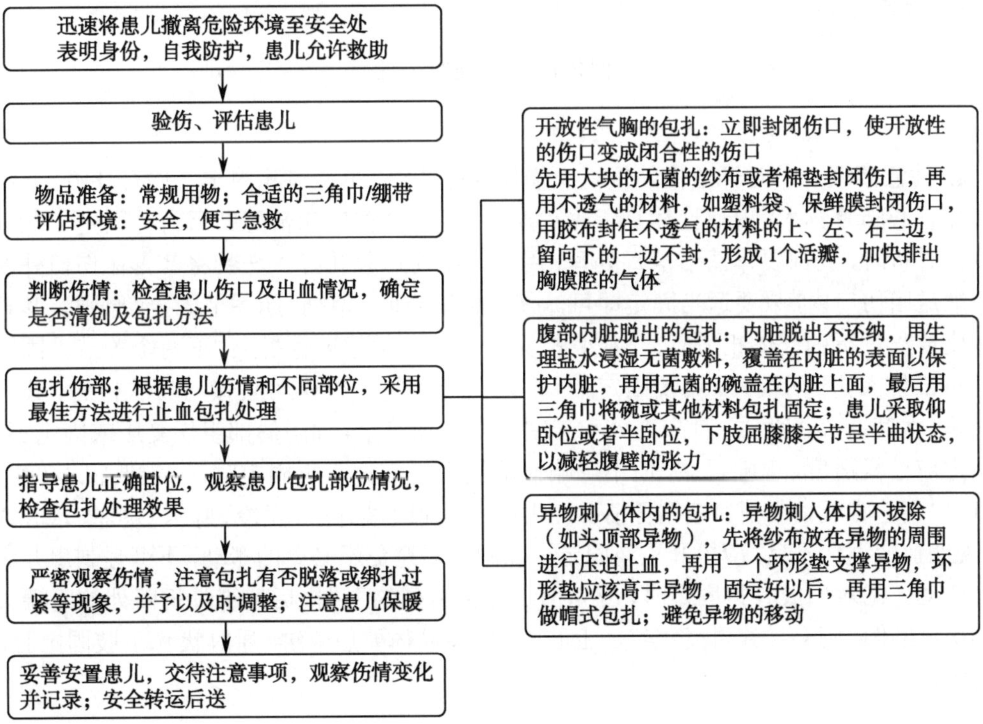

迅速将患儿撤离危险环境至安全处
表明身份，自我防护，患儿允许救助

↓

验伤、评估患儿

↓

物品准备：常规用物；合适的三角巾/绷带
评估环境：安全，便于急救

↓

判断伤情：检查患儿伤口及出血情况，确定是否清创及包扎方法

↓

包扎伤部：根据患儿伤情和不同部位，采用最佳方法进行止血包扎处理 ——

- 开放性气胸的包扎：立即封闭伤口，使开放性的伤口变成闭合性的伤口
先用大块的无菌的纱布或者棉垫封闭伤口，再用不透气的材料，如塑料袋、保鲜膜封闭伤口，用胶布封住不透气的材料的上、左、右三边，留向下的一边不封，形成 1 个活瓣，加快排出胸膜腔的气体
- 腹部内脏脱出的包扎：内脏脱出不还纳，用生理盐水浸湿无菌敷料，覆盖在内脏的表面以保护内脏，再用无菌的碗盖在内脏上面，最后用三角巾将碗或其他材料包扎固定；患儿采取仰卧位或者半卧位，下肢屈膝膝关节呈半曲状态，以减轻腹壁的张力
- 异物刺入体内的包扎：异物刺入体内不拔除（如头顶部异物），先将纱布放在异物的周围进行压迫止血，再用一个环形垫支撑异物，环形垫应该高于异物，固定好以后，再用三角巾做帽式包扎；避免异物的移动

↓

指导患儿正确卧位，观察患儿包扎部位情况，检查包扎处理效果

↓

严密观察伤情，注意包扎有否脱落或绑扎过紧等现象，并予以及时调整；注意患儿保暖

↓

妥善安置患儿，交待注意事项，观察伤情变化并记录；安全转运后送

图 2-1-11 特殊伤包扎术流程

3. 操作流程见图 2-1-12。

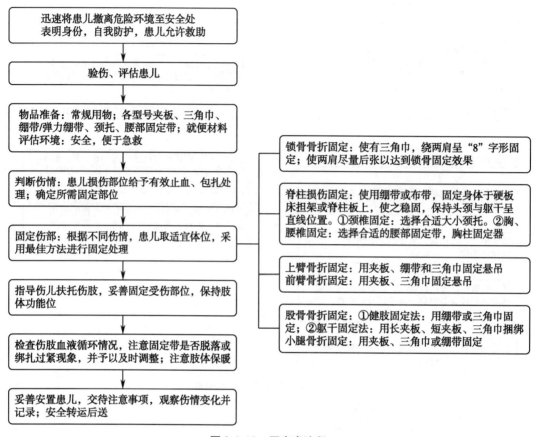

图 2-1-12　固定术流程

4. **注意事项**　①对开放性的软组织损伤应先止血，再行包扎固定。遇有呼吸、心搏停止者先行心肺复苏术；出血性休克者先止血并抗休克处理，病情好转后再行固定。②处理开放性骨折时，局部要作清洁消毒处理，用纱布将伤口包扎好。严禁将暴露在伤口外的骨折断端送回伤口内，只要适当固定即可。③夹板固定时，遵循"超关节固定"原则。其长度与宽度要与骨折的肢体相适应，下肢骨折夹板长度必须超过骨折上、下两个关节。固定时除骨折部位上、下两端外，还要固定上、下两关节。④夹板不可直接与皮肤接触，其间要加衬垫，尤其在夹板两端、骨隆突处和悬空部位应加厚垫，预防局部组织受压或固定不稳。⑤固定应松紧适度，牢固可靠，但不影响血液循环。肢体骨折固定时，一定要将指（趾）端露出，以便随时观察末梢血液循环情况，如发现指（趾）端苍白、发冷、麻木、疼痛、水肿或青紫，说明血液循环不良，应松开重新固定。⑥固定后避免不必要的搬动，不可强制患儿进行各种活动。⑦对四肢骨折固定时，应先捆绑骨折断处的上端，后捆绑骨折断处的下端。如捆绑次序颠倒，则会导致再度错位。上肢固定时，肢体要屈着绑（屈肘状）；下肢固定时，肢体要伸直绑。

七、搬运术

1. **概述**　搬运是伤儿在现场进行初步急救处理后,在随后送往医院的过程中,必须经过的重要环节,是创伤救护不可分割的重要组成部分。规范、科学的搬运技术对伤员的抢救、治疗和预后都是至关重要的。搬运术可分为徒手搬运和器械搬运。搬运时,要根据伤情和现场条件选择合适的方法和工具,注意搬运的体位和方式,动作轻柔而迅速。运送中密切观察患儿呼吸、心搏、瞳孔及主要伤情部位变化,必要时作抢救处理。

2. **应用指征**　主要用于各种创伤如骨折、关节损伤大面积软组织损伤以及危重症患儿,经现场初步急救处理后需移送医院进一步治疗的患儿。

3. 操作流程见图 2-1-13、图 2-1-14。

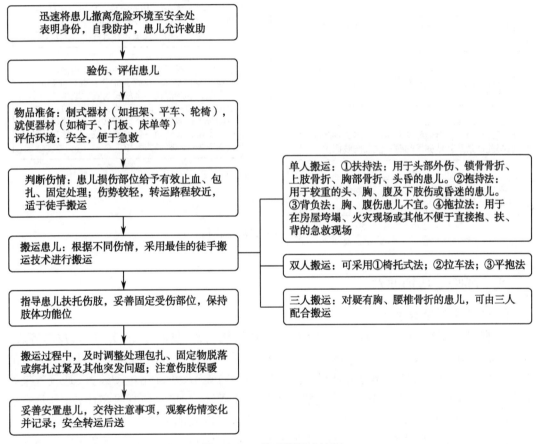

图2-1-13　徒手搬运术流程

4. **注意事项**　①做好现场救护,遵循"先救命后治伤;先止血、包扎、固定后再搬运"的原则。②搬运动作要轻巧,迅速,避免不必要的震动。切忌随意搬动患儿,注意伤情变化,并及时处理。③搬运时,安置患儿合适体位,运送时尽可能不摇动患儿身体。注意保暖。④脊柱伤时,用硬板担架搬运,身体固定在担架上,保持脊柱及身体在一条轴线上。骨折患儿,注意保护骨折部位,避免新的损伤。⑤运送时,患儿脚在前,头在后,以便随时观察呼吸、神志、出血、面色变化等。⑥车辆运送时,轻者可坐在车上,重者可躺在担架上,床位要固定,防止起动、刹车时晃动使患儿再度受伤。

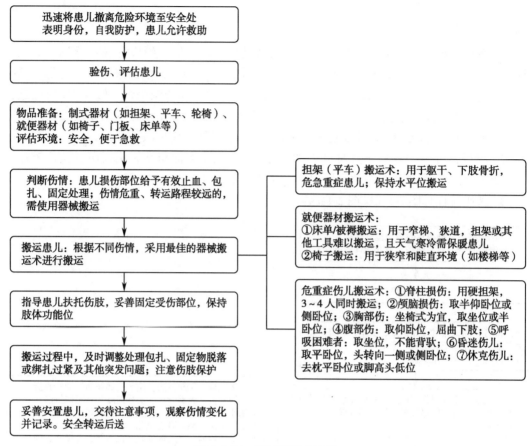

图 2-1-14 器械搬运术流程

八、呼吸支持护理术

（一）简易呼吸器使用术

1. **概述** 简易呼吸器又称人工呼吸器或加压给氧气囊、复苏球、复苏气囊、皮球等，适用于心肺复苏急需人工呼吸急救的场合，尤其适用于窒息、呼吸困难或需要提高供氧量的情况，具有结构简单、操作迅速方便、易于携带、可随意调节、不需用电动装置、通气效果好等优点。患儿痛苦小、并发症少、有无氧源均可立即通气，与口对口呼吸相比较，其具有供氧量高、操作简捷等优势，是一种便于携带的施行人工呼吸的简易装置。如果抢救现场没有毒性气体可以只接储气袋、氧气导管，如现场有多人进行抢救，接氧气管及接储气袋动作由助手进行。开口器适用于出现口腔紧闭、口咽通气道不能进入口腔内的情况使用。

2. **应用指征** ①心肺复苏，呼吸停止、严重呼吸困难。②各种中毒所致呼吸抑制。③神经、肌肉疾病所致的呼吸麻痹。④各种电解质紊乱所致呼吸抑制。⑤各种大型的手术。⑥运送患者，适用于呼吸机因故障、停电等特殊情况，可临时用简易呼吸器替代。

3. **操作流程见图 2-1-15。**

4. **注意事项** ①采用 E-C 手法固定面罩时要把患儿口鼻全部包严，以防漏气，注意不要伤及患儿皮肤黏膜。②面罩大小要合适，新生儿及儿童最好不要使用成人型简易呼吸器，且应具备安全阀装置，能自动调整压力，以确保患儿安全。③保持患儿气道通畅，及时清理

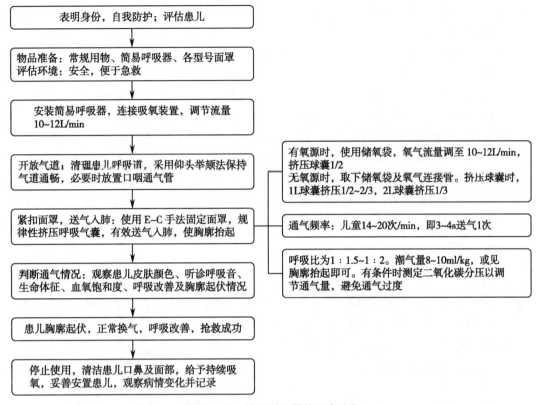

图 2-1-15　简易呼吸器使用术流程

分泌物。如操作中单向阀受到呕吐物、血液等污染时,用力挤压气囊数次,清除积物。④患儿有自主呼吸时,应按患儿的呼吸规律辅助性的挤压球体气囊,与患儿保持同步。⑤挤压球体气囊时,挤压力度要适中,压力不可过大,挤压气囊的 1/3～1/2 为宜。节律均匀,勿时快时慢,以免损伤肺组织,或造成呼吸中枢紊乱,影响呼吸功能恢复。⑥呼吸器使用后,将呼吸活瓣、接头、面罩拆开,用肥皂水擦洗,清水冲,再用消毒液浸泡 30min,清水冲净、晾干、装配好备用。弹性呼吸囊不宜挤压变形后放置,以免影响弹性。

(二)面罩吸氧术

1. **概述**　面罩吸氧术是指将面罩掩盖患儿口鼻的一种吸氧方法,是临床常用的给氧方式之一。吸氧术是常用的一种辅助治疗措施,主要用于纠正患儿因各种原因所导致的缺氧状态,通过吸氧提高动脉血氧分压和血氧饱和度,增加血氧含量,促进组织代谢,维持患儿生命体征。同时也是辅助治疗多种疾病的重要方法之一,如呼吸衰竭、慢性气管炎、脑血管病、冠心病等。临床缺氧症状不明显者,也可能存在微循环代谢异常,需要给予吸氧,如某些外科手术前后的患者或大出血休克患者等。常用的吸氧方法有:鼻塞和鼻导管吸氧法、经口吸氧法,以及面罩吸氧法。面罩吸氧法只是给氧方式之一,比鼻塞和鼻导管吸氧法效果好些,但可能造成呼吸性酸中毒。临床上,出现轻至中度发绀或重度明显发绀时,则表明机体出现缺氧状态,应及时给予氧疗,必要时机械通气。给氧时,应根据患儿的病情变化和动脉血氧分压(PaO_2)不断调整氧合指数(FiO_2),使其维持在一个适当的水平。对于严重呼吸衰竭的患儿,可使用文丘里(Venturi)面罩给氧。

2. **应用指征**　①呼吸系统疾病:肺源性心脏病、哮喘、重症肺炎、肺水肿、气胸等。

②心血管系统疾病：心源性休克、心力衰竭、心肌梗死、严重心律失常等。③中枢神经系统疾病：颅脑外伤、各种原因引起的昏迷等。④其他：严重贫血，出血性休克，一氧化碳中毒，麻醉药物及氰化物中毒，手术后，产程过长的患儿等。

3. 操作流程见图 2-1-16。

4. **注意事项**　①氧流量为 6～8L/min，或遵医嘱调节。严格控制吸氧浓度和时间。一般吸 100% 纯氧≤6h，80% 的氧≤12h，60% 的氧≤24h。②湿化液不少于 1/3～2/3。注意气道湿化和温化，在湿化器内盛 45℃左右的温水，则湿化效果更好。急性肺水肿用 20%～30% 乙醇湿化。③保持吸氧管路通畅，无打折或扭曲、无分泌物堵塞等。定时检查患儿面部、耳廓皮肤受压情况。④吸氧时先调节好氧流量再与患儿连接，停氧时先取下面罩，再关闭氧流量表。⑤注意用氧安全，不可使用工业氧气。使用氧气瓶给氧时，注意"四防"，瓶内氧勿用尽，压力至少保留 0.5kPa（5kg/cm²），悬挂"满"或"空"标志。⑥持续用氧者应每日消毒更换湿化瓶和吸氧管。

（三）鼻导管 / 鼻塞吸氧术

1. **概述**　鼻导管 / 鼻塞吸氧术是指将鼻导管 / 鼻塞置于患儿一侧鼻腔顶端 / 鼻前庭内进行的一种吸氧方法，是临床常用的给氧方式之一。通过鼻导管 / 鼻塞吸氧时，高流量给氧对局部鼻黏膜有刺激，因此在进行氧疗时要控制好吸氧流量。

2. **应用指征**　同面罩吸氧术适应证。

3. 操作流程见图 2-1-17。

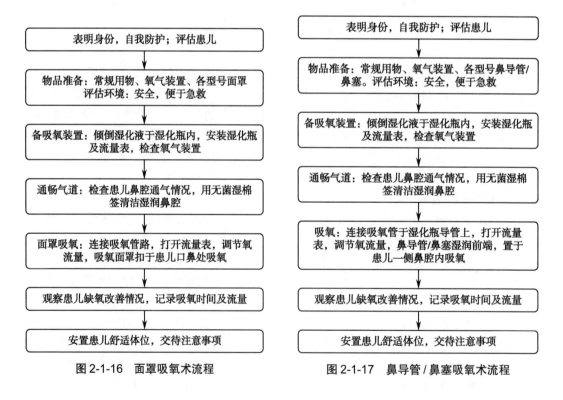

图 2-1-16　面罩吸氧术流程　　　　　　图 2-1-17　鼻导管 / 鼻塞吸氧术流程

4. **注意事项**　①鼻塞和鼻导管吸氧时，一般氧流量为 2～4L/min，新生儿氧流量 0.5～1L/min，或遵医嘱调节流量。最大不能超过 7L/min。②插入鼻导管长度：鼻尖至耳垂长度的 2/3。③注意鼻腔黏膜的清洁与湿润，保持通畅。④持续用氧时应每日消毒更换湿化瓶及吸氧管,并更换另一侧鼻孔插入,以减少对鼻黏膜刺激。⑤其他方面注意事项同面罩吸氧术。

(四) 经口鼻吸痰术

1. **概述** 经口鼻吸痰术是指利用负压,经口腔、鼻腔将呼吸道内的分泌物吸出,保持呼吸道通畅的一种治疗方法。常见的吸痰方法有电动吸引器吸痰法、注射器吸痰法、中心负压装置吸痰法等。经口吸痰插管的深度为 14～16cm,经鼻腔吸痰插管深度为 22～25cm。通过充分吸出痰液,保证有效通气,促进呼吸功能,改善肺通气,可起到预防吸入性肺炎,肺不张,窒息等并发症发生的目的。

2. **应用指征** ①多用于危重、昏迷、大手术后和胸部创伤的患儿;②痰液较多有窒息可能的患儿;③需气管内给药,注入造影剂或稀释痰液的患儿;④呕吐物、分泌物阻塞呼吸道而出现各种呼吸困难的患儿;⑤各种原因不能有效咳痰的患儿。

3. 操作流程见图 2-1-18。

4. **注意事项** ①按照无菌操作原则,动作轻柔敏捷。1 根吸痰管只使用 1 次。②吸痰前后给予高流量吸氧。一次性吸痰时间不应超过 15s。如痰多需要再次吸引时,应间隔 3min。③进入鼻腔时阻断负压,吸痰时开放负压,自下而上、左右旋转、缓慢上提吸净鼻咽部分泌物。若患儿咳嗽剧烈,先暂停吸痰,让患儿休息片刻后再吸。④负压吸引压力:婴儿 8～13.3kPa、儿童 13.3～20kPa。⑤吸痰时观察患儿颜面、口唇颜色及生命体征变化。心电监护显示心率大于 180 次 /min,口唇颜色发绀,血氧饱和度小于 80%,应立即停止吸痰,提高氧流量吸氧,休息片刻。⑥观察痰液的性质、量,并准确记录。若患儿痰液黏稠可遵医嘱进行雾化吸入、拍背后再行吸痰,有利于痰液引出。

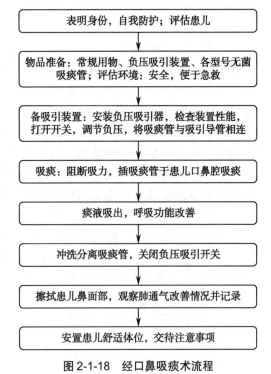

图 2-1-18 经口鼻吸痰术流程

九、循环支持护理术

(一) 静脉输液术

1. **概述** 静脉输液是利用大气压和液体静压原理,将一定量的无菌溶液、电解质、药物通过静脉输入人体的一种方法,可使药物在体内达致疗效浓度,并可持续维持疗效所需的恒定浓度,同时可迅速地补充身体所丧失的液体或血液及静脉营养品的输注。对肌肉、皮下组织有刺激的药物可采用静脉给药。在急救时,通过静脉输液,可以迅速为患儿提供以下救治:①补充血容量,改善微循环,维持血压。②纠正水、电解质失调,维持酸碱平衡。③补充营养,供给能量。④输入药物,治疗疾病。配制液体时,要严格执行无菌技术操作原则和查对制度,避免使用不合格药液,防止发生输液反应。

2. **应用指征** ①大出血、休克、严重烧伤的患儿。②剧烈恶心、呕吐、腹泻的患儿。③不能经口进食的、吞咽困难及胃肠吸收障碍的患儿。④严重感染、水肿等患儿。

3. 操作流程见图 2-1-19。

4. 注意事项 ①严格执行查对制度及无菌操作原则,防止发生感染。②选择粗直、弹性好、不易滑动、避开关节和瘢痕的静脉。如需长期静脉给药,应从远心端到近心端进行穿刺。③患儿静脉输液适宜滴数为每分钟 20~40 滴,对体弱、心肾功能不良患者,或输入刺激性较强的药物时,速度宜慢;严重脱水、血容量不足时,速度适当加快。④输液过程中密切观察有无输液反应,观察输液部位有无异常,保证液体输入通畅顺利。⑤ 24h 维持输液的患儿应每日更换输液器。

(二)外周静脉置管术

1. 概述　静脉留置针(vein detained needle)又称静脉套管针,是经外周静脉置管建立静脉输液通道常用的一种先进、新型输液器材。外周静脉置管术是经外周静脉穿刺,将柔软的导管留置在血管内,建立静脉通道进行输液治疗的一种方法。静脉留置针的应用是一种解决临床输液较好的方法,一方面可以对患儿进行间歇性或连续性长期输液,减轻了患儿因头皮针反复穿刺带来的痛苦;另一方面也可减轻临床护士的工作量。同时,具有保护血管、便于抢救和用药的优点。因其简单易行、副作用少,现已广泛用于临床。留置针的设计经历了从最初的开放式到密闭式,从普通型到防针刺伤安全型,保证了患儿输液用药的安全性。

2. 应用指征　①适用于需要间歇性、连续性或每日静脉输液治疗的患儿。②无自主意识的患儿。③危重症患儿,随时打开静脉通道方便及早用药。

3. 操作流程见图 2-1-20。

4. 注意事项　①使用静脉留置针时,必须严格执行无菌技术操作规程。②选择穿刺部位应避开静脉瓣、关节部位,以及有瘢痕、炎症、硬结等处的静脉。避免留置于下肢,以免由于重力作用造成回血,堵塞导管。③对使用静脉留置针的肢体应妥善固定,尽量减少肢体的活动,避免被水沾湿。④严格掌握封管液的维持时间,一般 0.9% 氯化钠溶液维持 6~8h,稀释的肝素溶液维持 12h。⑤每次输液前后,检查穿刺部位及静脉走行方向有无红肿、疼痛不适,如有异常情况,及时拔除导管并作相应处理。对仍需输液者应更换肢体另行穿刺。⑥每次输液前先抽回血,再用无菌生理盐水冲洗导管。如无回血、有阻力时,应考虑留置针导管堵管,此时应拔出静脉留置针,切记不能用注射器使劲推注,以免将凝固的血栓推进血管,造成栓塞。

(三)注射泵操作术

1. 概述　微量注射泵是一种能够将药液精确、微量、均匀、持续地泵入体内的一种仪器。其操作便捷,可定时定量,根据病情需要可随时调整药物浓度、速度,使药物在体内保持有效血药浓度。微量注射泵是由控制器、执行机构和注射器组成。运用微量泵为危重患

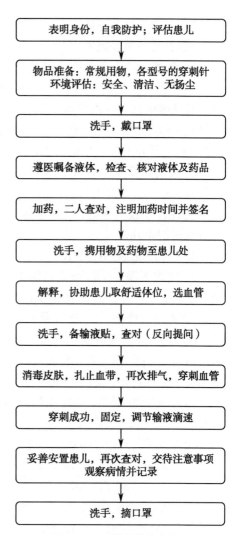

图 2-1-19　静脉输液术流程

```
表明身份,自我防护;评估患儿
        ↓
物品准备:常规用物,各型号的穿刺针
环境评估:安全、清洁、无扬尘
        ↓
洗手,戴口罩
        ↓
遵医嘱备液体,检查、核对液体及药品
        ↓
加药,二人查对,注明加药时间并签名
        ↓
洗手,携用物及药物至患儿处
        ↓
解释,协助患儿取舒适体位,选血管
        ↓
洗手,备输液贴,查对(反向提问)
        ↓
消毒皮肤,扎止血带,再次排气,穿刺血管
        ↓
穿刺成功,固定,调节输液滴速
        ↓
妥善安置患儿,再次查对,交待注意事项
观察病情并记录
        ↓
洗手,摘口罩
```

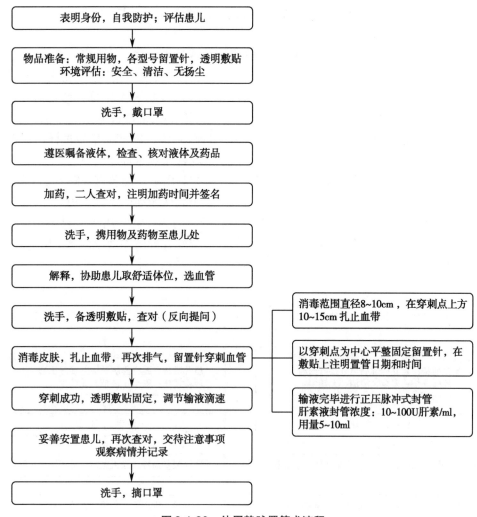

图 2-1-20 外周静脉置管术流程

儿输注液体,能减轻护士工作量,提高工作效率,做到准确、安全、有效。微量注射泵的进量速度是以每小时的毫升数计算的,最大 99.9ml/h,最小 0.1ml/h。如果是普通用药,每小时进液 100ml 是完全没有问题的。而一些特殊药物,如血管活性药物等,使用时要特别谨慎,要注意小数点的问题,易将 0.5ml 误操作成 5ml,或是 5ml 误操作成 50ml,这都有可能给患儿造成严重后果。注射泵可分为电动注射泵和推进式注射泵,电动注射泵分为单通道、双通道、程控十通道,临床上可根据要求选择使用。

2. **应用指征** 用于需要严格控制输液量和药量、需要精确持续地输入药液的情况。比如在应用升压药物、抗心律失常药物,婴幼儿静脉输液或静脉麻醉时。

3. **操作流程**见图 2-1-21。

4. **注意事项** ①持续输注药液时,每 24h 更换泵管 1 次。输注不同种药物或不同浓度药物时,需更换泵管。②输注特殊药物时,需贴特殊标识。输注避光药液时,需使用避光泵管。③接交流电,按住电源开关键 2s 后开机,微量泵进入自动检测程序检查微量泵各功能是否处于正常状态。④微量泵的复校时间间隔建议不超过 1 年,若更换重要部件、维修或对微量泵性能有怀疑时,应随时校准。⑤任何报警出现后,微量泵发出间断或连续报警声,且相应的提示灯闪烁,此时应先按下"静音"键消除报警音,并作相应处理。

(四) 输液泵操作术

1. **概述** 输液泵是一种能够准确控制输液滴数或输液流速,保证药物能够速度均匀、药量准确并且安全地进入患儿体内发挥作用的一种仪器,实现高精度、平稳无脉动的液体传输。同时,还能提高临床给药操作的效率和灵活性,减少护理工作量。通过此方法可以使药物在体内保持有效血药浓度,利于药液输注。输液泵通常是机械或电子的控制装置,通过作用于输液导管达到控制输液速度的目的。目前,输液泵的产品型号多样,性能各异,按其工作特点可分为蠕动控制式输液泵、定容控制式输液泵和针筒微量注射式输液泵 3 类。使用输液泵输注液体,剂量准确,可微量、持续、定时控制用量。因装有控制器,每小时滴入量可控制在 0.1~2 000ml 之间,避免了药物因浓度大小起伏波动产生副作用。

2. **应用指征** ①用于需要严格控制输液量和药量的患儿。②用于需要精确持续地输入药液的患儿。如应用升压药、抗心律失常药等。③婴幼儿静脉输液或静脉麻醉时。

3. 操作流程见图 2-1-22。

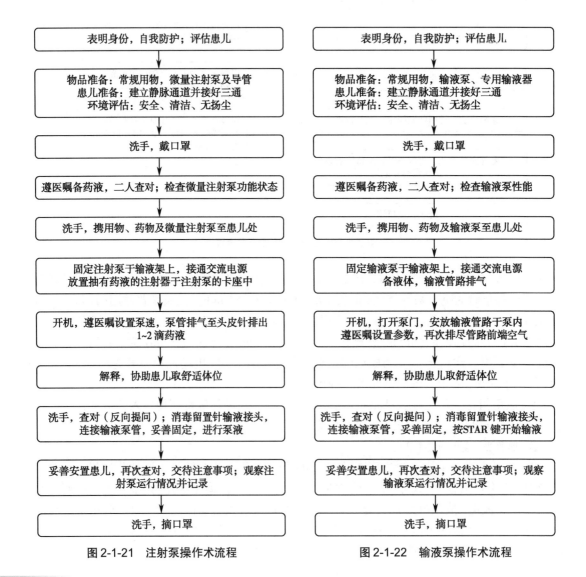

图 2-1-21 注射泵操作术流程   图 2-1-22 输液泵操作术流程

4. **注意事项** ①输注带有脂肪乳的营养液时,需用精密输液器。输注避光药液时,需使用避光输液器。②持续输注药液时,每24h更换输液器1次。③输注不同种药物或不同浓度药物时,需更换输液器。④注意输液管路有无打折、挤压,患儿留置针是否通畅在位。⑤按住电源开关键2s后开机,输液泵进入自动检测程序,检查输液泵各功能是否处于正常状态。

十、其他护理操作术

(一)生命体征监测术

1. **概述** 生命体征是体温(temperature)、脉搏(pulse)、呼吸(respiration)、血压(blood pressure)的总称,医学上称为四大体征。它们是维持机体正常活动的支柱,缺一不可,不论哪项指标异常,都会导致严重或致命的疾病,同时某些疾病也可导致这四大体征的变化或恶化。因此,如何判断它们的正常和异常,已成为每个人的必备知识和技术。同时在某些情况下,它们的逐渐正常也代表着疾病的好转,表示由危转安。如心搏骤停时,出现意识丧失、无血压等症状,表示由安转危,经抢救后,逐渐恢复正常。小儿的生命体征正常值与成人有所不同,且会随年龄变化而不同。急救人员通过对生命体征的监测,可获得患儿生理状态的基本资料,了解机体重要器官的功能活动情况,了解疾病的发生、发展及转归,为预防诊断治疗及护理提供依据。

2. **应用指征** ①危重症患儿病情监测。②需要判断病情轻重和危急程度的患儿。③严重创伤急救、手术后的患儿。

3. 操作流程见图2-1-23。

4. **注意事项** ①使用前检查体温计是否完好,将水银柱甩至35℃以下。测量时体温表与皮肤紧密接触,并注意保持腋下干燥。②精神异常、昏迷、不合作者,年龄<5岁的患儿禁忌测量口温;直肠或肛门处外伤、新生儿不宜测量肛温;肢体活动障碍、体型过于消瘦患儿不宜测量腋温。③如患儿不慎咬破体温计时,应当立即清除口腔内玻璃碎片,再口服蛋清或牛奶延缓汞的吸收。④呼吸的速率会受到意识的影响,测量时不必告诉患儿。如患儿有紧张、剧烈运动、哭闹等,需稳定后测量。呼吸不规律的患儿及婴儿应当测量1min。⑤脉搏短绌时,需2人

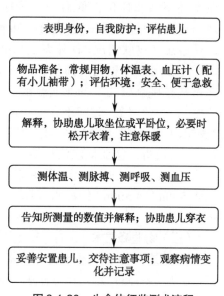

图2-1-23 生命体征监测术流程

同时测量1min,1人测心率,另1人测脉搏,由测心率的护士发出"开始""停止"口令。不可用拇指诊脉,因拇指小动脉搏动易与患儿脉搏混淆,指压应大小适中。⑥测血压时,保持血压计0点、肱动脉与心脏在同一水平,测量者视线与血压计刻度平行。袖带宽窄适度,松紧度以插入一指为宜。测血压时,至少要测2次,取平均值。

(二)冰毯冰帽使用术

1. **概述** 亚低温治疗仪,又称冰毯冰帽、降温毯、控温毯等,亚低温治疗仪使用术是经循环水流制冷,使体温下降的新型降温设备使用的一种方法,此方法是将降温毯或冰帽与

患儿身体接触,通过传导散热使患儿体温下降。体温在28～35℃称为亚低温。亚低温疗法是一种以物理方法将患儿的体温降低到预期水平,从而达到治疗疾病目的的方法。降温毯在儿科是必备的设备。亚低温治疗仪压缩机或半导体提供冷源将水箱内水制冷,由温度控制系统控制临床需要的水温,再通过水循环系统输出到降温毯内循环,降温毯与患儿身体接触,利用温差控制患儿的体温,营造亚低温的环境。

2. **应用指征** ①用于头外伤、某些颅脑手术后的患儿;②中枢性高热的患儿;③各种发热惊厥、中暑的患儿。

3. **操作流程** 见图2-1-24。

4. **注意事项** ①严密观察患儿面色、血压、脉搏以及肢端循环,合理应用血管活性药物。②局部皮肤要保暖,以免冻伤;进行亚低温治疗的患儿一般要平卧,不应快速翻动或搬动,否则易出现循环不稳和体位性低血压。③应加强皮肤护理,保持床单位干燥平整,每1～2h翻身1次,严密观察患儿皮肤情况,骨隆突处贴减压贴防止压疮。④使用冰帽患儿头部包裹棉布单,禁止冰毯冰帽直接接触患儿。⑤亚低温治疗应争取6h内开始,疗效较明显,时间不宜过长,一般治疗时间

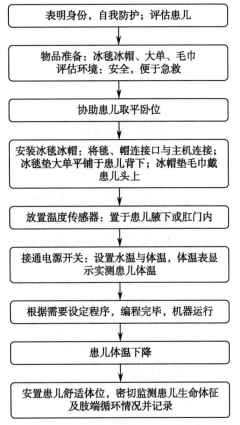

表明身份,自我防护;评估患儿

↓

物品准备:冰毯冰帽、大单、毛巾
评估环境:安全,便于急救

↓

协助患儿取平卧位

↓

安装冰毯冰帽:将毯、帽连接口与主机连接;冰毯垫大单平铺于患儿背下;冰帽垫毛巾戴患儿头上

↓

放置温度传感器:置于患儿腋下或肛门内

↓

接通电源开关:设置水温与体温,体温表显示实测患儿体温

↓

根据需要设定程序,编程完毕,机器运行

↓

患儿体温下降

↓

安置患儿舒适体位,密切监测患儿生命体征及肢端循环情况并记录

图2-1-24 冰毯冰帽(亚低温治疗仪)使用术流程

3～5d,最长不超过10d。⑥注意体温探头放置位置是否准确,有无脱落;检查管道是否通畅,有无反折。⑦亚低温治疗结束后要自然复温,不能自然复温者要加盖棉被协助复温,禁止使用温水袋进行复温,极易发生烫伤。⑧定期(1个月)更换水箱内的水(一般95%乙醇500ml+4 500ml纯净水),防止产生污垢影响治疗。另外,不可往水箱中加入各类固体物质。

(三)物理降温术

1. **概述** 物理降温通过皮肤和外界环境接触,借助流动的水或空气将人体的热量带走,达到退热目的,是高热患者除药物治疗外,最简单、有效、安全的降温方法,是基础护理的重要组成部分。因其操作简单、效果良好,常被人们选用,是小儿发热时较多采用的一种降温方法。常见的方法有冷湿敷、冰袋冷敷、温水擦浴、酒精擦浴、冷盐水灌肠等。无论采用哪种降温方式,建议最好在足底放个热水袋,有利于减轻脑组织充血,促进散热,增加舒适。在采取物理降温时,应注意避开一些特殊区域,如对枕后、耳廓、阴囊等处用冷敷易引起冻伤;对心前区用冷敷可导致反射性心率减慢、心房纤颤或心室颤动及房室传导阻滞;对腹部用冷敷易引起腹泻;对足底用冷敷可导致反射性末梢血管收缩影响散热或引起一过性冠状动脉收缩。物理降温擦拭过程中,皮肤冷却较快,容易引起血管收缩,如结合按摩患儿的躯干,可促进血液循环,利于散热,达到更好的降温效果。

2. **应用指征** ①用于一般发热,体温不是特别高的患儿,常采用冷湿敷、冰袋冷敷、退

热贴等方式。②用于高热患儿，可采用温水或酒精擦浴。③高烧不退，手脚也都很烫的患儿，采用头下放置冰枕。④便秘高热的患儿，采用冷盐水灌肠。

3. 操作流程见图2-1-25。

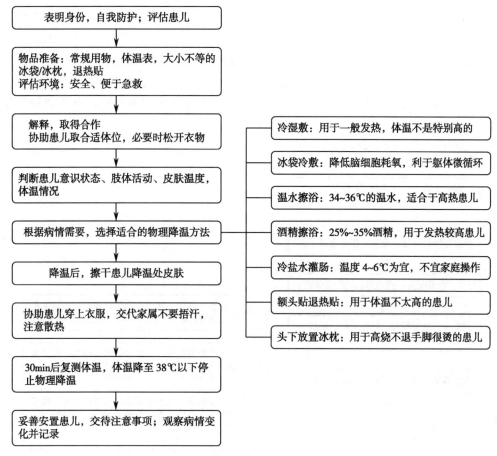

图 2-1-25　物理降温术流程

4. **注意事项**　①物理降温 30min 后要测量体温，严密观察患儿的呼吸、脉搏、神志等变化。②对冷敏感的患儿、心脏病患儿，可用温水擦浴。③冰块降温要注意经常更换部位，以免引起冻伤。④有皮肤损害、皮疹或皮下出血点、白血病、年龄≤3 个月的婴儿、高热寒战或伴出汗的患儿禁用酒精擦浴。胸部和腹部避免用酒精擦浴。⑤物理降温时，应当避开擦拭患者的枕后、耳廓、心前区、腹部、阴囊及足底部位。可于足底放热水袋，利于减轻脑组织充血、促进散热、增加舒适。

（四）保暖术

1. **概述**　在救治过程中，对低体温的患儿需要采用相应的保暖术以提升体温。低体温指由于各种原因引起的产热减少或散热增加，导致患儿体温低于正常范围，体温过低或不升，致使机体出现一系列临床症状，需要采用一定的保温措施来提高体温，以保证患儿正常体温的维持。一般来说，体温低于 36℃ 视为体温过低，体温低于 35℃ 时，称为体温不升。由于小儿的体温调节中枢发育不完善，并且皮下脂肪较薄容易散热，体温调节机能弱，因此很容易出现体温过低现象。一般来说，生活环境（室温）不应该低于 20℃，可采用不同方式为患儿保暖复温；适当补充母乳和葡萄糖，这样在一定程度上也可增强患儿的抗寒能力，有利于体温回升。针对低体温患儿，首先要及时脱离低温环境，并用干燥、保温性好的衣物进行保暖，防止体温进一步下降。根据患儿体温情况选择被动复温、体外主动复温、体内主动复温等，后两者包括温水浴、电热毯、吸入复温、加温输液、消化道灌洗复温、胸腔灌洗复温等，同时进行心电监护。根据患儿情况给予补液、补充血容量、保证热量充足。

2. 应用指征 ①新生儿或早产儿；②新生儿硬肿症患儿；③冷水或冰水淹溺的患儿；④营养热量不足，体弱少动或长时间暴露于寒冷环境而保暖不佳的患儿；⑤手术和麻醉期间的患儿；⑥某些休克、极度衰弱、重度营养不良的患儿在应用退热药后发生急剧降温反应时。

3. 操作流程见图 2-1-26。

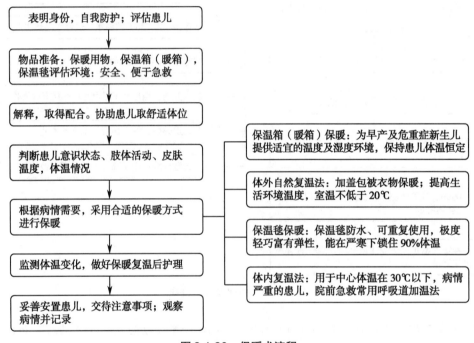

图 2-1-26　保暖术流程

4. 注意事项 ①新生儿硬肿症，患儿复温要求在 12～24h 内体温恢复正常。②使用包被衣物保暖时，包裹不能太紧，以免影响患儿四肢活动。③热水袋保暖时，袋内水温应为 40～60℃，口盖一定要拧紧，将热水袋放置于包被之外，不能直接贴于皮肤上，以防烫伤。④患儿在换尿布、洗澡、喂养、医护人员检查时应做好保暖。⑤保持呼吸道通畅，及时清除口鼻腔分泌物，采取侧卧位，定时更换体位，并轻拍背部。⑥处理低体温时，最重要的是复温，要尽早结束低体温对身体重要器官的损伤。⑦密切观察患儿病情变化，体温过低或者过高，都应给予对症处理。

（五）胃肠减压术

1. **概述** 胃肠减压技术是利用负压吸引原理，通过从口腔或鼻腔插入到胃内的胃管将积聚于胃肠道内的气体和液体吸出，降低胃肠道内压力，减少胃肠膨胀程度，改善胃肠壁血液循环,有利于炎症局限,促进伤口愈合和胃肠功能恢复的一种治疗方法。胃肠减压术是临床上常用的护理操作技术,其目的是引流胃内积液及胃肠道内积气,减轻腹胀及缝合口张力,利于伤口的愈合。胃肠减压术适用于:各型肠梗阻患者;胃部疾病需要排出胃内容物者;胃、食管、肠道手术后,以及腹腔内或腹膜后的手术,出现暂时性肠麻痹者。

2. **应用指征** ①腹胀严重、肠梗阻、急性胃扩张、肠道手术后。②麻痹性肠梗阻,由急性原发性腹膜炎、出血性小肠炎、低血钾等引起,用胃肠减压术可以解除或减轻梗阻。③外科手术后及感染、外伤等引起的动力性肠梗阻。④机械性肠梗阻(如蛔虫性肠梗阻)术前准备。

3. 操作流程见图 2-1-27。

4. **注意事项** ①插管动作轻柔,特别是在胃管通过食管处,避免损伤食管黏膜。插至咽部时可嘱患儿吞咽配合。②胃管插入长度:鼻尖到耳垂至剑突的长度。③插管过程中如患儿发生呛咳、呼吸困难、发绀等表示已插入气管,应立即将胃管拔出,休息片刻再重新插入。④胃肠减压管连接紧密,及时挤压负压引流装置,保持其内负压,确定有效吸引。⑤观察引流液的颜色、性状、量及腹胀的变化、排气、排便情况,发现异常立即报告。⑥胃肠减压期间暂禁食,注意保持口腔清洁。

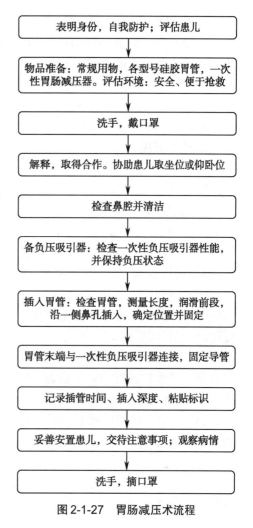

图 2-1-27　胃肠减压术流程

第二节　儿童救援转运途中护理操作技术

一、有创呼吸机使用术

1. **概述**　呼吸机是一种人工机械通气装置,用以辅助或控制患儿的自主呼吸运动,以达到肺内气体交换的功能,降低人体的消耗,以利于呼吸功能的恢复。有创呼吸机属于呼吸机的一类,又称为多功能呼吸机。当患儿自主呼吸不能满足正常生理需要时,可用来支持保障患儿的呼吸功能。有创呼吸机的临床应用分为 3 大类。第 1 类是以呼吸系统疾病为主,主要是改善肺内气体交换,提高血液中氧浓度和排出二氧化碳。第 2 类以外科手术为主,有利于患儿麻醉恢复,维持正常的呼吸功能,减少呼吸肌运动,降低氧耗量。第 3 类是以睡眠呼吸暂停患者为使用者,通过一定的压力解决上气道的堵塞情况。在临床救治中,有创呼吸机的使用,可替代患儿自主通气功能,把含氧气的空气送入患儿肺部,将含二氧化碳的气体排出体外,从而帮助患儿增加肺通气量,改善呼吸功能,减轻呼吸功消耗,节约心脏储备能力。

2. **应用指征** ①各种原因导致的急性呼吸功能不全或氧合功能障碍；②心肺脑复苏的呼吸支持；③重度呼吸衰竭患儿；④术中、术后患儿的呼吸支持；⑤其他需要呼吸机患儿。

3. 操作流程见图 2-2-1。

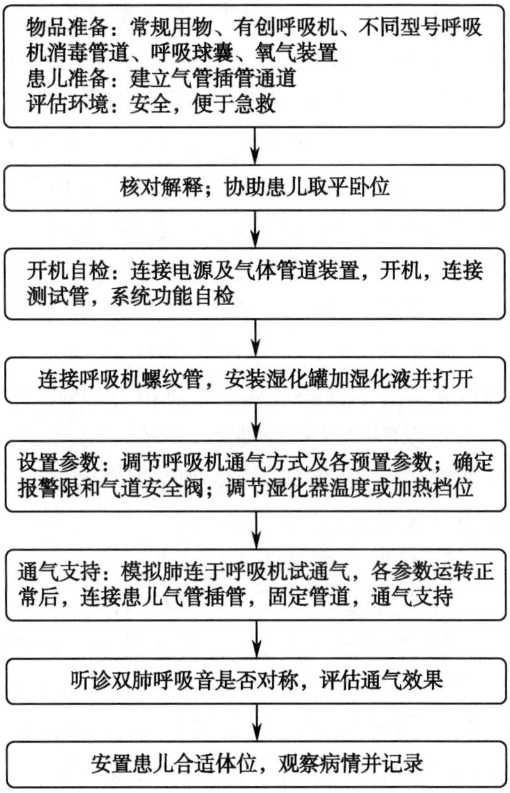

4. **注意事项**

（1）选择大小合适的呼吸机管路，正确安装连接，严格无菌操作。

（2）调节相关参数。①小儿潮气量：10～12ml/kg。②小儿呼吸频率：20～25 次 /min。③吸呼比 1 : 1.5～1 : 2。④氧浓度常规 40%（可根据病情设定）。⑤每分钟通气量：潮气量 × 呼吸频率。

（3）呼吸机管路等一次性用品不可重复使用，一般每周更换。

（4）听诊双肺呼吸音是否对称，观察通气效果。呼吸机通气 30min 后查动脉血气分析，以调节通气量和吸氧浓度。

（5）护理人员对呼吸机自检程序中所要监测的功能做到充分了解，呼吸机自检正常通过后方可使用。

```
物品准备：常规用物、有创呼吸机、不同型号呼吸
机消毒管道、呼吸球囊、氧气装置
患儿准备：建立气管插管通道
评估环境：安全，便于急救
           │
           ▼
核对解释；协助患儿取平卧位
           │
           ▼
开机自检：连接电源及气体管道装置，开机，连接
测试管，系统功能自检
           │
           ▼
连接呼吸机螺纹管，安装湿化罐加湿化液并打开
           │
           ▼
设置参数：调节呼吸机通气方式及各预置参数；确定
报警限和气道安全阀；调节湿化器温度或加热档位
           │
           ▼
通气支持：模拟肺连于呼吸机试通气，各参数运转
正常后，连接患儿气管插管，固定管道，通气支持
           │
           ▼
听诊双肺呼吸音是否对称，评估通气效果
           │
           ▼
安置患儿合适体位，观察病情并记录
```

图 2-2-1　有创呼吸机使用术流程

（6）加强呼吸机运行管理。湿化罐内湿化水应适量（低于刻度线），并开启加湿器，呼吸机内冷凝水应及时倾倒，防止逆流。定期清理空气过滤网。注意固定各管道，防止过分牵拉。

（7）未用过的呼吸机应先充电 10h，并在使用过程中注意及时充电，以保证突然断电时呼吸机能正常工作。

二、吸痰术

（一）气管插管吸痰术

1. **概述**　气管插管吸痰术是指使用吸痰装置，利用负压吸引的原理，经人工气道（气管插管）将呼吸道的分泌物吸出，以保持呼吸道通畅，保证有效通气，预防吸入性肺炎、肺不张、窒息等并发症的一种方法。通过吸痰可达到及时清除呼吸道分泌物，保持呼吸道通畅，促进呼吸功能，改善肺通气的目的。气管插管是临床急救工作中常用的重要抢救措施，这一技术能为气道通畅、通气供氧、呼吸道吸引和防止误吸等提供最佳条件。紧急气管插管技术已成为心肺复苏及伴有呼吸功能障碍的急危重症患儿抢救过程中的重要措施，是呼吸道管理中应用广泛、有效、快捷的手段之一。但插管后，患儿呼吸道"纤毛摆动"功能减弱，正常的咳嗽机制被破坏，因而及时清除呼吸道分泌物，保持气道通畅是呼吸道管理中的重要环节。有效的气管插管内吸痰可以保持呼吸道通畅，保证有效通气。根据不同情况，可采用非定时性吸痰，吸痰时负压不宜过高，以防止气道黏膜损伤；负压也不宜过低，低压只

能吸出稀薄的痰液。平时要做好呼吸道黏膜的湿化护理。

2. 应用指征 ①适用于气管插管痰多的患儿,呼吸道阻塞患儿;②呛咳、气管导管内可见分泌物;③呼吸音为痰鸣音;④上呼吸机患者出现气道压力增高、峰压报警(排除管路扭曲等原因);⑤氧合水平突然下降;⑥可能发生胃内容物误吸;⑦导管气囊放气后。

3. 操作流程见图2-2-2。

4. 注意事项

(1)吸痰时严格无菌操作,动作轻、稳、快、准。一次性吸痰时间应小于15s。吸痰时压力:婴儿8～13.3kPa;儿童13.3～20kPa。进食1h内禁止吸痰,以防反流窒息(除抢救外)。

(2)吸痰管型号的选择,以气管插管内径的1/2或2/3为宜,防止吸痰管过细,不能充分吸净痰液,过粗易堵塞气道。

(3)插入吸痰管致患儿出现轻咳反应时,需向上稍微提拉吸痰管,防止损伤气道黏膜,之后打开负压,缓慢旋转、提拉,避免反复抽吸,动作轻柔并注意无菌操作。

(4)吸痰顺序:口咽部 - 气管导管内 - 气囊放气后吸深部痰液。危重和分泌物较多的患儿,吸痰时不应一次吸尽,吸痰与吸氧交替进行。

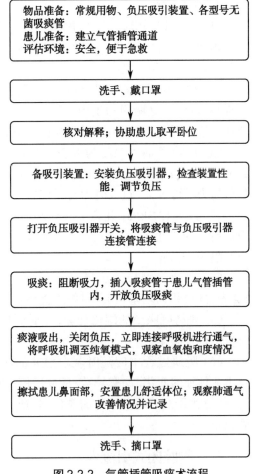

图2-2-2 气管插管吸痰术流程

(5)吸痰过程中随时观察患儿生命体征、血氧饱和度变化,如有异常,立即停止吸痰;吸痰前后给予纯氧吸入2min,以减少由于吸引引起低氧血症。

(6)注意观察痰液的性质、量和颜色,并准确记录。判断痰液的黏稠度。痰液黏稠者气管插管内缓慢注入湿化液,再次加压给氧,婴儿每次0.5～1ml,儿童每次1～2ml。

(7)贮液瓶内吸出液不能过满,超过2/3时及时倾倒,以免吸入机内损坏机器。

(二)气管切开吸痰术

1. 概述 气管切开吸痰术是使用吸痰装置,将吸痰管经气管切开套管处插入,利用负压原理吸出呼吸道内痰液及分泌物的一种排痰方法,从而保持呼吸道通畅,减少气道阻力,改善肺通气。由于气管切开后,呼吸道失去了湿化功能,易导致痰液黏稠堵塞气道及吸痰困难。条件许可时,应保持室温在21℃,湿度60%左右,室内经常洒水或应用加湿器,定时以紫外线消毒室内空气。气管套管口覆盖2～4层温湿纱布,以保持气道温化。吸痰时需要评估患儿的病情、意识状态、生命体征、血氧饱和度(SpO$_2$)、痰液的量和黏稠度等情况,了解患儿的呼吸状况,判断有无呼吸困难和发绀,听诊有无痰鸣音等。密切观察气管套管固定情况,保持气道通畅。

2. 应用指征 适用于痰及分泌物多的气管切开患儿。

3. 操作流程见图2-2-3。

4. 注意事项

（1）气管切开吸痰时，应严格无菌操作原则，所用治疗盘应保持无菌；先吸气管切开处，再吸口鼻处，吸痰管一用一换。

（2）插入吸痰管时应阻断负压，缓慢旋转、向上提拉吸痰管，边吸引边退出。注意动作轻柔，避免在气管内反复上下提插，以免损伤气道黏膜。

（3）吸痰管插入深度为吸痰管插入气道至遇到阻力再上提 1cm 左右后，再行负压吸引。负压吸引压力不可过大，过大时则易损伤患儿的气管黏膜。婴儿 8～13.3kPa；儿童 13.3～20kPa。一次性吸痰时间应小于 15s，婴儿不超过 10s。多次吸痰应间隔 3～5min。

（4）吸痰管型号的选择，以气管套管内径的 1/2 为宜，过粗易堵塞气道，过细不能将痰液吸净。

（5）维持呼吸道的湿化功能，定时滴加湿化液对气道进行湿化。

（6）吸痰过程中应随时观察患儿的病情变化及生命体征的变化，如有异常，应立即停止吸痰。

（7）严密观察患儿痰液的颜色、性质、量，并准确记录。

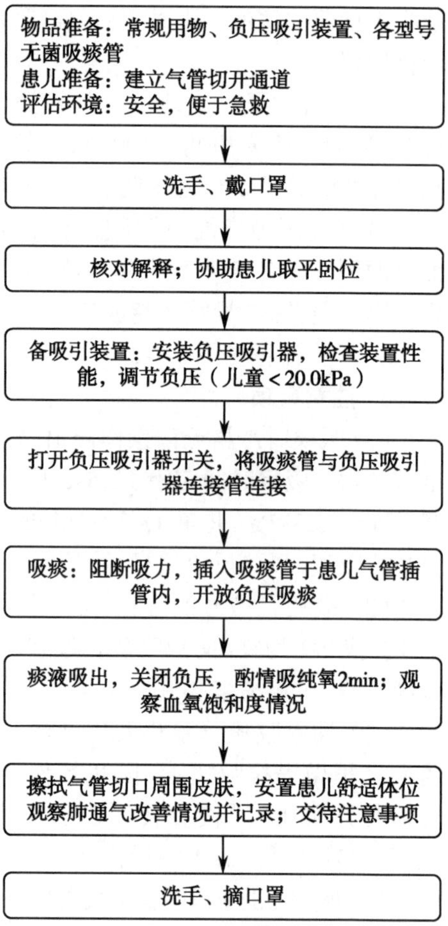

物品准备：常规用物、负压吸引装置、各型号无菌吸痰管
患儿准备：建立气管切开通道
评估环境：安全，便于急救

↓

洗手、戴口罩

↓

核对解释；协助患儿取平卧位

↓

备吸引装置：安装负压吸引器，检查装置性能，调节负压（儿童＜20.0kPa）

↓

打开负压吸引器开关，将吸痰管与负压吸引器连接管连接

↓

吸痰：阻断吸力，插入吸痰管于患儿气管插管内，开放负压吸痰

↓

痰液吸出，关闭负压，酌情吸纯氧2min；观察血氧饱和度情况

↓

擦拭气管切口周围皮肤，安置患儿舒适体位观察肺通气改善情况并记录；交待注意事项

↓

洗手、摘口罩

图 2-2-3 气管切开吸痰术流程

三、胸腔闭式引流术

1. 概述 胸腔闭式引流术是胸外科应用较广泛的技术，以重力引流为原理，通过外科手术置入的管腔，使液体、血液和气体从胸膜腔排出，并预防其反流，重建胸膜正常的负压，预防纵隔移位，使得肺组织重新张开而恢复功能。积液（或积血）引流选腋中线第 6～7 肋间，气胸引流选锁骨中线第 2～3 肋间。胸腔闭式引流作为一种治疗手段，广泛地应用于血胸、气胸、脓胸的引流及开胸术后的胸腔引流，对于疾病的治疗起着十分重要的作用，因此，牢固掌握胸腔闭式引流术的护理技术具有十分重要的意义。对胸腔闭式引流的护理重点应做好：①保持管道密封。②妥善固定胸腔闭式引流管并保持引流通畅。③观察引流液的量、性质。④预防胸腔感染。⑤选择合适时机拔管。

2. 应用指征 ①气胸：中等量气胸或张力性气胸。②外伤性中等量血胸。③持续渗出的胸腔积液。④脓胸，支气管胸膜瘘或食管瘘。⑤开胸术后患儿。

3. 操作流程见图 2-2-4。

4. 注意事项

（1）保持引流管道密封、通畅。水封瓶长玻璃管以浸入水面下 3～4cm 为宜。保持玻璃管中的水柱随呼吸上下波动，波动幅度为 4～6cm。

（2）密切观察血压、脉搏变化，注意有无失血性休克发生。出血量多于 100ml/h，呈鲜红色，有血凝块，同时伴有脉搏增快，提示有活动性出血的可能，及时通知医生。

（3）水封瓶打破或接头滑脱时，要立即夹闭或反折近胸端胸腔引流管。

（4）引流管自胸壁伤口脱出，要立即用手顺着皮肤纹理方向捏紧引流口周围皮肤（注意不要直接接触伤口），并立即通知医生处理。

（5）患儿下床活动时，引流瓶的位置应低于膝盖且保持平稳，保证长管没入液面下；外出检查前须将引流管夹闭，漏气明显的患儿不可夹闭胸腔引流管。

（6）拔管后 24h 内要注意观察患儿有无胸闷、憋气，皮下气肿，伤口渗液情况及有无出血等症状，有异常及时通知医生。

四、心电监护技术

1. **概述** 心电监护是监测心脏电活动的一种手段。普通心电图只能简单观察描记心脏当时短暂的心电活动情况，而心电监护则是通过显示屏连续观察监测心脏电活动情况的一种无创监测方法，可适时观察病情，提供可靠的有价值的心电活动指标，并指导实时处理，因此对于有心电活动异常的患者，如急性心肌梗死、各种心律失常等有重要使用价值。它是通过检测心脏电活动在人体体表特定两点间的电位差（即导联）变化，来反映心脏工作状态的。心电监护系统种类很多，一般均包括心电示波屏、记录装置、心率报警和心律失常报警等几个部分，可持续监测心率和心律的变化。临床上，通过使用心电监护仪监测，可以实时、动态、连续监测到患儿心电图、血压（有创或无创）、呼吸、经脉搏血氧饱和度、中心静脉压、肺动脉楔压等指标。

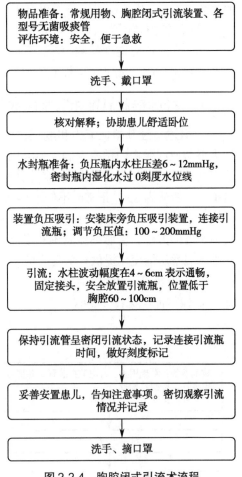

图 2-2-4 胸腔闭式引流术流程

流程中各框内文字：

物品准备：常规用物、胸腔闭式引流装置、各型号无菌吸痰管 评估环境：安全，便于急救

洗手、戴口罩

核对解释；协助患儿舒适卧位

水封瓶准备：负压瓶内水柱压差6～12mmHg，密封瓶内湿化水过 0 刻度水位线

装置负压吸引：安装床旁负压吸引装置，连接引流瓶；调节负压值：100～200mmHg

引流：水柱波动幅度在4～6cm 表示通畅，固定接头，安全放置引流瓶，位置低于胸腔60～100cm

保持引流管呈密闭引流状态，记录连接引流瓶时间，做好刻度标记

妥善安置患儿，告知注意事项。密切观察引流情况并记录

洗手、摘口罩

2. **应用指征** ①危重症患儿生命体征监测，如心肌炎、心肌病、心力衰竭、心源性休克、严重感染、预激综合征和心脏手术后等。②某些诊断、治疗操作。如气管插管、心导管检查，心包穿刺时，均可能发生心律失常，导致猝死，必须进行心电监护。③心肺复苏过程中的心电监护。心肺复苏过程中的心电监护有助于分析心搏骤停的原因和指导治疗（如除颤等）；监测体表心电图可及时发现心律失常；复苏成功后应监测心律、心率变化，直至稳定为止。

3. 操作流程见图 2-2-5。

4. **注意事项**

（1）注意电极片、血氧饱和度接头、袖带、动脉测压针与皮肤接触部位的皮肤情况，电极片每24h 更换 1 次。

（2）选择合适的袖带，袖带缠绕应距肘关节上 1～2cm，连续监测者 6～8h 更换部位 1 次；血氧饱和度探头不应与血压袖带在同一侧，每 1～2h 更换部位 1 次。

（3）每班交接深静脉置管和动脉测压管的固定情况，保证通畅在位，波形不佳时可用 1IU/ml 的肝素盐水脉冲式推注，或点击波形区域的最佳波形选项进行调整。

（4）休克、体温过低或过高、低血压、使用血管收缩药物、贫血、偏瘫、指甲过长、环境光照太强、电磁干扰等都对监测结果有影响。

（5）报警限范围为各年龄段正常值±10%；禁止随意调节报警限及关闭报警提示。

（6）监护仪应定期检测、清洁消毒，尤其是终末消毒，机身用物品表面消毒剂擦拭，屏幕及导线用75%乙醇擦拭，待干备用。

五、经脉搏血氧饱和度监测术

1. **概述**　经脉搏血氧饱和度（SpO_2）测定是将探头指套固定在患者指端甲床，利用手指作为盛装血红蛋白的透明容器，使用波长660nm的红光和940nm的近红外光作为射入光源，测定通过组织床的光传导强度，来计算血红蛋白浓度及血氧饱和度。可用于各种患者血氧的监护。一般认为SpO_2正常应不低于94%，在94%以下为供氧不足，有学者将$SpO_2<90\%$定为低氧血症的标准。应用经脉搏血氧饱和度监测，是以无创方式测量血氧饱和度或动脉血红蛋白饱和度的方法。经脉搏血氧饱和度监测具有正确、安全、无创、有效、操作简单等优点。可为临床观察病情变化提供有意义的指标，避免患儿反复采血，也可减少护士的工作量。

2. **应用指征**　应用于手术中、手术后、抢救及危重症患儿的血氧饱和度监测。

3. 操作流程见图2-2-6。

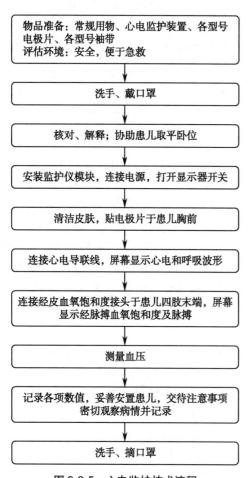

图 2-2-5　心电监护技术流程

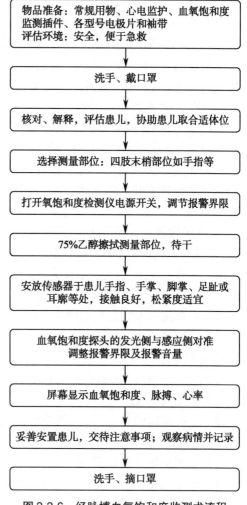

图 2-2-6　经脉搏血氧饱和度监测术流程

4. 注意事项

（1）下列情况影响监测结果：休克、体温过低、黄疸、皮肤色素沉着，局部动脉受压及周围环境光照太强、电磁波干扰等。

（2）患儿体温过低时，采取保暖措施。

（3）观察患儿局部皮肤情况，定时更换传感器探头位置，防止局部皮肤损伤。

（4）SpO$_2$监测报警低限设置为90%，发现异常及时通知医生。

六、血糖监测术

1. **概述**　血液中的糖分称血糖，绝大多数情况下都是葡萄糖（Glu）。体内各组织细胞活动所需的能量大部分来自葡萄糖，所以血糖必须保持一定的水平才能维持体内各器官和组织的需要。正常人在空腹血糖浓度3.9～6.1mmol/L。空腹血糖浓度超过7.0mmol/L称高血糖。血糖浓度低于3.9mmol/L称为血糖减低，血糖浓度低于2.8mmol/L称为低血糖。血糖监测术就是对于血糖值的定期检查。实施血糖监测可以更好地掌握患儿的血糖变化，对生活规律、活动、饮食及合理用药具有重要的指导意义，并可以帮助患儿家长随时发现问题，及时就医。

2. **应用指征**　适用于糖尿病患儿及其他需要血糖监测的患儿。

3. 操作流程见图2-2-7。

4. **注意事项**

（1）每次测血糖时应轮换采血部位，以免引起明显疼痛。最佳的采血部位是手指的两侧，首选无名指。

（2）采血时，不要用力挤血或过分按摩手指，以免造成所测得血糖值偏低或不准确。

（3）不同手指指端的血糖值是有差异的。因此，在一段时间内应相对固定在一个手指指端采血。

（4）血糖仪应按生产商使用要求，定期进行标准液校正。

（5）避免试纸受潮、污染。

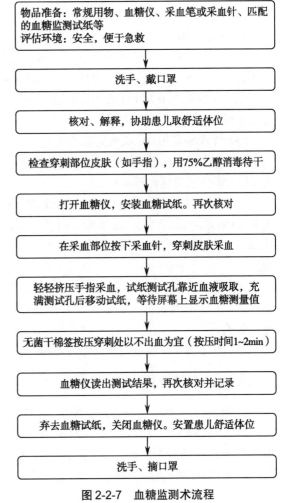

图2-2-7　血糖监测术流程

七、留置导尿术

1. **概述**　留置导尿术是在严格无菌操作下，用无菌导尿管经尿道插入膀胱，并将导尿管保留在膀胱内以引流尿液的一种方法。通过留置导尿，可协助临床诊断，方便留取尿标本,测定残余尿量、膀胱容量及膀胱测压,进行尿道或膀胱造影等;同时亦可治疗膀胱及尿道疾病,为尿潴留患儿顺利地从膀胱排出尿液,缓解患儿痛苦,为尿失禁患儿保持会阴清洁干燥。在抢救危重症、休克患儿时,可准确记录尿量,便于观察患儿病情变化。

2. **应用指征** ①尿潴留;②危重患儿(昏迷、休克等)的尿量监测或需要及时了解尿量的患儿;③留取无菌尿标本做培养或其他检查;④注入造影剂、进行膀胱冲洗、探测尿道有无狭窄、术前准备的患儿。

3. 操作流程见图2-2-8。

4. **注意事项**

(1)导尿过程中严格无菌操作。小婴儿留置导尿时应注意避免粪便污染,保持外阴部清洁。

(2)女性患儿导尿管误插入阴道时,要重新更换导尿管。

(3)合理暴露患儿,以免受凉。

(4)选择光滑、粗细适宜的导尿管,动作轻柔,以免损伤尿道路黏膜。

(5)儿童导尿管气囊一般注入3ml的0.9%氯化钠溶液,且注水时要缓慢,避免引起膀胱痉挛,有效地减少漏尿、脱管、血尿现象的发生。

(6)导尿管固定牢固,管道勿牵拉、无扭曲、无打折,保持引流袋位置低于引流口部位,防止逆行感染。

(7)患儿发生急性尿道炎时禁行导尿术。

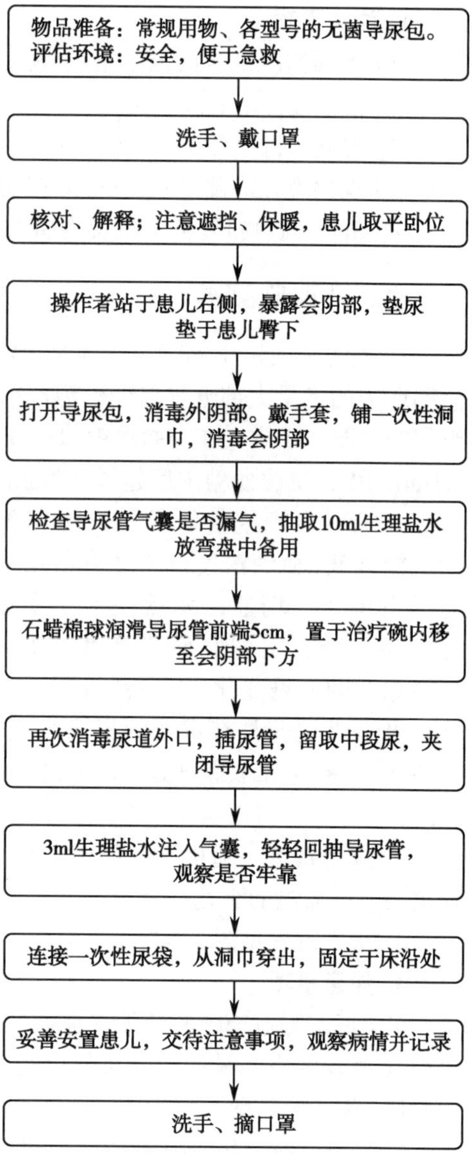

物品准备:常规用物、各型号的无菌导尿包。
评估环境:安全,便于急救

↓

洗手、戴口罩

↓

核对、解释;注意遮挡、保暖,患儿取平卧位

↓

操作者站于患儿右侧,暴露会阴部,垫尿垫于患儿臀下

↓

打开导尿包,消毒外阴部。戴手套,铺一次性洞巾,消毒会阴部

↓

检查导尿管气囊是否漏气,抽取10ml生理盐水放弯盘中备用

↓

石蜡棉球润滑导尿管前端5cm,置于治疗碗内移至会阴部下方

↓

再次消毒尿道外口,插尿管,留取中段尿,夹闭导尿管

↓

3ml生理盐水注入气囊,轻轻回抽导尿管,观察是否牢靠

↓

连接一次性尿袋,从洞巾穿出,固定于床沿处

↓

妥善安置患儿,交待注意事项,观察病情并记录

↓

洗手、摘口罩

图2-2-8 留置导尿术流程

八、约束具使用术

1. **概述** 约束具使用术是指使用任何物理或机械性设备、材料或工具附加在患儿身体上,患儿不能轻易将其移除,限制其自由活动,或使患儿不能正常接近自己的身体,以保证患儿的治疗护理顺利实施,减少因意外而造成的自害或他伤。对约束的患儿应经常巡视,及时对受约束的肢体给予功能运动,必要时进行局部按摩,促进血液循环,防止因保护不当(如用力过猛、松紧度不适当等)而损伤其肢体。常见的约束具有宽绷带约束带、膝部约束带、肩部约束带、全身约束带、尼龙搭扣约束带及其他各种改良的约束带等。临床工作中可根据患儿情况选择合适的约束部位,如腕、踝关节,膝关节,肩部或全身等,进而选择相应的约束具对患儿进行约束。约束具用于躁动、不配合的患儿,使医疗过程得以有效实施,是保障患儿安全的一种保护性措施。

2. **应用指征** ①极度兴奋躁动、行为紊乱,用药一时难以控制的患儿;②各种治疗不配

合的患儿；意识障碍、谵妄躁动患儿防止坠床；③其他特殊操作期间的临时制动，如静脉穿刺等；④特殊情况为保证安全需采取措施的患儿。

3. 操作流程见图2-2-9。

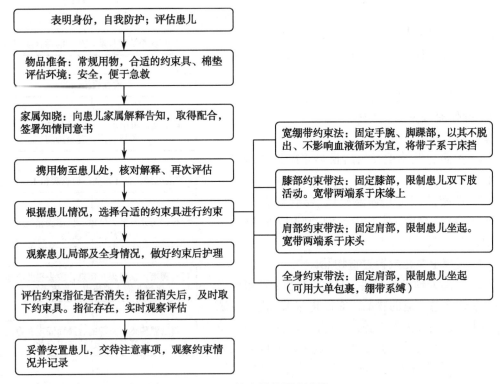

图2-2-9 约束具使用术流程

4. 注意事项

（1）被约束的患儿的病房内应清除危险物品和一切可搬运物品，以防患儿自行解除约束后出现过激行为。

（2）约束体位应舒适，将患儿肢体处于功能位。

（3）保护性约束属于制动措施，故使用时间不宜过长，病情稳定或治疗结束后应及时解除约束。

（4）需较长时间约束的患儿，应每隔15～30min观察约束部位的末梢循环情况，以及约束带的松紧程度，定时更换约束肢体，每2h活动肢体或放松约束带1次，必要时进行局部按摩，促进血液循环。

（5）为患儿实施约束时，必须有礼貌地对待患儿，注意保护其隐私，为患儿提供一个安全舒适的环境，利于患儿有效治疗。

（6）应用保护性约束应通知家属，说明约束的目的和意义，取得家属的理解和配合，并签署知情同意书。

（7）正确使用约束具，在发生火灾或其他紧急情况时易于取下。

（8）记录好约束的原因、开始及终止时间，约束部位、数量、约束具类型，约束部位血运及功能情况。

九、保温箱(暖箱)使用术

1. **概述** 暖箱使用术是为需要治疗的新出生患儿提供适宜的温度及湿度环境,保持患儿体温恒定的一种方法。此法可为患儿提供一个恒定温度的治疗空间,利于新出生患儿的生长发育,避免与外界接触而发生感染,同时便于医护人员对患儿进行观察与治疗。

2. **应用指征** 适用于早产儿、危重症新生儿。

3. 操作流程见图2-2-10。

4. **注意事项**

(1)按照患儿体重及生后日龄正确设置暖箱温度与湿度。

(2)严密监测患儿体温变化,结合患儿自身情况调节暖箱温湿度,使其中性温度维持在36.7～37.3℃。

(3)暖箱上禁止放置过重物品。

(4)正确处理各种报警:①风机报警:暖箱风道阻塞,拿开堵塞风道的物品。②断电报警:供电电源线未连接,连接好供电电源。③超温报警:周围环境温度过高,箱内处于高湿度情况,远离热源或降低环境温度,降低箱内湿度。④上偏差报警:本机附近有热源、环境温度变化很大,将暖箱远离热源,检查周围环境的温度情况。⑤下偏差报警:恒温罩的门或窗未关闭,环境温度变化很大,关闭恒温罩的门或窗,检查周围环境温度。

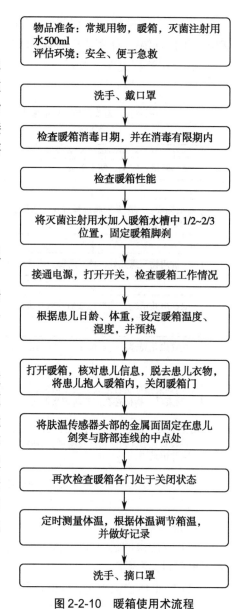

图2-2-10 暖箱使用术流程

第三节 儿童救援院内护理操作技术

一、常用护理操作技术

(一)输血术

1. **概述** 输血术是指为患儿静脉输注全血或血液成分,以补充血液或血液成分的丢失、缺乏或过多破坏,达到维持有效循环血量和恢复血液携氧能力,提高血浆蛋白,增加凝血功能的治疗方法。输血包括输全血、成分输血和自体输血等。成分输血指将供者血液的成分应用科学方法分开,依据患儿病情实际需要,分别输入相应的血液成分。成分输血具有疗效好、副作用小、节约血液资源及便于保存和运输等优点;自体输血有3种方法:贮血式自身输血、急性等容血液稀释及回收式自体输血。其中回收式自体输血目前在儿童神经外科、先天性心脏病体外循环手术、脊柱侧弯等出血较多的大手术中使用较广泛，是把无污染的自身术中血液回收、离心后将红细胞重新输入体内，需在 6h 内输完。该方法有效达到了手术少输血、不输血的目的。

2. 应用指征 ①主要适用于急性出血，特别是严重创伤和手术时的出血。如急性大量血液丢失出现低血容量休克者；持续活动性出血，失血量超过 30%；血红蛋白<70g/L 或血细胞比容<0.22，或出现失血性休克时。②贫血或低蛋白血症的患儿。③重症感染需通过输血提供抗体和补体的患儿。④凝血功能障碍需补充各种凝血因子和血小板的患儿。⑤重症新生儿溶血和溶血性输血反应。

3. 操作流程见图 2-3-1。

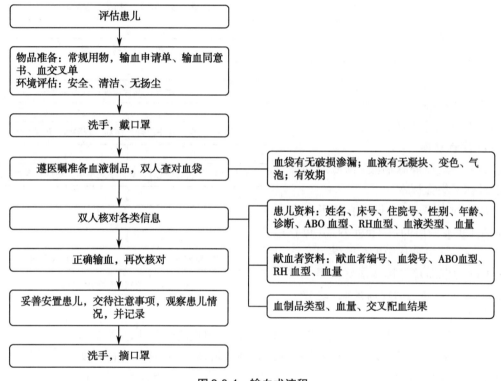

图 2-3-1 输血术流程

4. 注意事项

（1）血液制品从血库取出后 30min 内输注，一般全血或红细胞悬液应在 4h 内输完；血小板应立即输注并尽快输完（30min），浓缩血小板和新鲜冷冻血浆根据患儿的最大耐受度输注。

（2）选择粗大的血管输注，输血顺序为：血小板、血浆、红细胞。

（3）输血前将血液轻轻摇匀，避免剧烈震荡。

（4）血液内不得加入其他药物，如需稀释只能用 0.9% 氯化钠溶液。

（5）输血前后及连续输注不同供血者的血液时，需用 0.9% 氯化钠溶液冲洗输血管道。

（6）输血前、开始输血后 15min、输血结束 15min 均需测量并记录生命体征、输血速度、体液平衡、输血反应、穿刺局部情况等，特别是体温、血压情况。加强巡视，尤其是输血开始后 15min,严密观察有无局部疼痛及输血反应,如出现异常情况应及时处理。

(二)静脉采血术

1. 概述 静脉采血术是指通过外周静脉留取血液标本的一种技术。采全血标本可用于测定红细胞沉降率、血常规及血液中某些物质如血糖、尿素氮、肌酐、肌酸、血氨的含量;采血清标本可用于测定肝功能、血清酶、脂类、电解质等;采血培养标本可用于培养检测血液中的病原菌,此技术可为患儿病情诊断和治疗提供参考或依据。选择明显的静脉作为穿刺血管,常用静脉包括:①四肢浅静脉:上肢常用肘部浅静脉(贵要静脉、肘正中静脉)、腕部及手背静脉;下肢常用大隐静脉、小隐静脉及足背静脉。②颈外静脉:婴幼儿在颈外静脉采血。③股静脉:股静脉位于股三角区,在股神经和股动脉的内侧。

2. 应用指征 ①需要采集静脉血标本的患儿。②采集部分静脉血丢弃,治疗新生儿红细胞增多症等。

3. 操作流程见图 2-3-2。

4. 注意事项

(1)严禁在静脉输液、输血及偏瘫一侧肢体采集血标本。

(2)肘部采血时不宜拍打患儿前臂,结扎止血带时间以 1min 为宜,过长可导致血液成分变化影响检验结果。

(3)留取血培养标本最好在患儿发热期间及抗菌药物治疗前采血,遵守无菌操作原则。

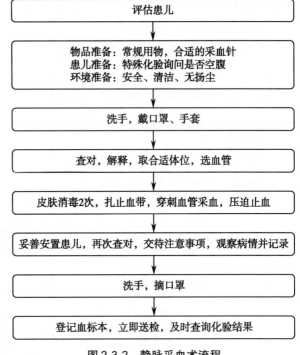

图 2-3-2 静脉采血术流程

(4)儿童血培养留取血量应遵照说明书提示。向血培养瓶中注入血标本时,先用消毒溶液消毒血培养瓶橡皮塞,用无菌干棉签清除残余液体,之后更换无菌针头,将适量的血液注入血培养瓶中,缓慢摇匀。

(5)采集完成后尽快送检,如无法及时送检,需室温(20~25℃)保存,保存最长时间不能超过 2h,切忌冷藏。

(6)同时抽取几项血液标本时,注入血标本的顺序为:血培养皿、抗凝管,最后注入干燥管。用抗凝管收集血标本后,立即将管子轻轻倒置 8 次,将血液与抗凝剂充分混匀,避免血液凝固。

(7)采血时间正确,以上午 7~9 时较为适宜。静脉血液标本最好于起床 1h 内采集。用于生化、肝功能等检测需要空腹采集。

(三)动脉采血术

1. 概述 动脉采血术是指通过外周动脉留取血液标本的一种技术,常用于采集动脉血标本作血气分析。动脉血中的 pH、氧分压(PO_2)和二氧化碳分压(PCO_2)等指标直接反映了机体的呼吸功能和血液酸碱平衡状态,它能客观地反映患者呼吸衰竭的性质和程度,对指导氧疗、调节机械通气参数、纠正酸碱失衡具有重要意义。同时，动脉血气分析具有实时、快速检测的优势，在临床中得到越来越广泛的应用。动脉采血可通过直接动脉采血、动脉留置导管采血、毛细血管采血3种方式获得。选择采血部位时，应考虑穿刺的难易程度（如血管直径，是否易于暴露、固定或穿刺等）及可能导致周围组织损伤的危险度。桡动脉因其部位表浅，穿刺易于成功，便于固定，而且手掌有桡、尺动脉双重血液供应等原因成为最常用的采集部位，其他部位如肱动脉、足背动脉、股动脉、头皮动脉等也可作为采集部位。

2. 应用指征　①用于呼吸衰竭患儿。②用于各种创伤、手术、疾病所导致的呼吸功能障碍者；使用机械通气者。③抢救、心肺复苏后对患儿的继续监测。④静脉采血条件受限的患儿。

3. 操作流程见图2-3-3、图2-3-4。

4. 注意事项

（1）桡动脉为首选动脉采血部位，穿刺前须做艾伦试验；肱动脉不作为儿童动脉采血的首选部位，尤其是婴幼儿；婴幼儿常选头皮动脉采血；股动脉通常是动脉采血最后选择的部位，新生儿禁忌选择股动脉进行穿刺。

（2）动脉采血器具的选择：推荐使用含有冻干肝素盐或其他适当抗凝剂的自充式、塑料、一次性专用动脉采血器具。不推荐使用肝素钠作为抗凝剂，避免影响钠、镁、钙等离子检测结果的准确性。

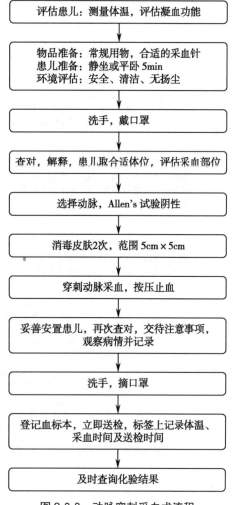

图2-3-3　动脉穿刺采血术流程

（3）采集完成后尽快送检，并在30min内完成检测。如进行乳酸检测，需在15min内完成检测。如无法在采血后30min内完成检测，应在0～4℃低温保存。

（4）根据患儿的凝血功能情况在拔针后对抽血部位进行充分按压3～5min，对凝血功能较差患儿，需适当延长按压时间。

（5）动脉采血时存在皮下血肿、动脉痉挛、血栓或栓塞、感染等风险，应加强观察并给予正确处置。

（四）骨髓腔输液术

1. 概述　骨髓腔输液（intraosseous infusion，IOI）是经骨髓腔内给药，是一种安全、有效、快速的紧急输液方法，是利用长骨骨髓腔中丰富的血管网将药物和液体经骨髓腔输入血液循环，是急危重症患儿在需要紧急输液和给药而又无法及时建立常规输液通道时抢救生命的绿色输液通道。骨髓腔输液术操作简单，穿刺成功率高，建立输液通道迅速，静脉内输注的药物均可经骨髓腔内输液，也可作为标本采集的途径。穿刺部位常选择胫骨近端、胫骨远端、股骨远端、髂前上棘、肱骨近端，其中胫骨近端是儿科最常用部位，为胫骨粗隆下1～3cm（约1横指）内侧平台。

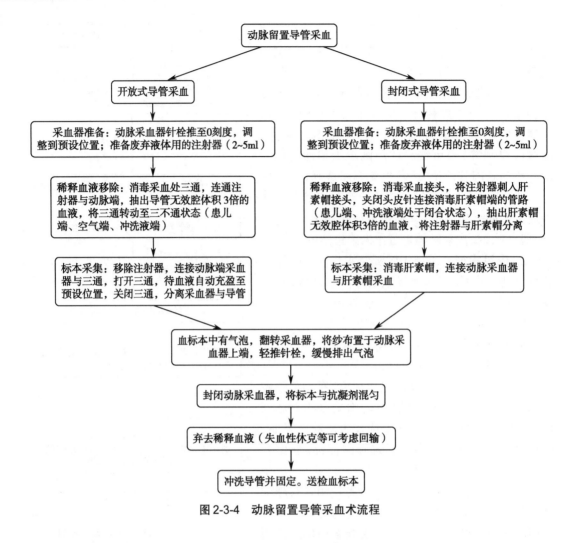

图 2-3-4　动脉留置导管采血术流程

2. **应用指征**　①在紧急情况下如心肺复苏、休克、严重烧伤时需要开通静脉但又不能迅速建立静脉通路时。②经过数次周围静脉穿刺未能成功建立静脉通路者。③紧急采集血化验，除血常规外。

3. 操作流程见图 2-3-5。

4. **注意事项**

（1）穿刺时如果抽不到骨髓，可一次性推注 5～10ml 的 0.9% 氯化钠溶液，检查有无阻力增加或周围软组织肿胀变硬；若穿刺失败，立即拔针，换对侧再穿刺。

（2）穿刺针固定的原则是最大程度保证穿刺针直立，并固定妥当，避免活动过度。

（3）骨髓腔穿刺禁忌证有穿刺部位骨折、感染（蜂窝织炎）、烫伤、烧伤、骨质疏松、骨形成不良、骨盆骨折及腹部外伤等；穿刺区域曾进行过重大的矫形手术，或软组织过多，缺乏明显的解剖标志。

（4）骨髓腔输液可维持使用 3～4h，一般不超过 24h。拔除穿刺针后，应用无菌纱布按压 1～2min，再予无菌纱布覆盖 24h。

（5）严密观察并发症，最常见的并发症是由于针头脱落致浸润、外渗和骨筋膜室综合征，婴幼儿由于骨头小而针头相对太长更易发生，需密切观察。

（五）洗胃术

1. **概述** 洗胃术（stomach lavage）是指将胃管由口腔或鼻腔插入胃内，先抽出毒物和胃内容物后再注入洗胃液，如此反复注入及吸出溶液以达到冲洗并排除胃内容物的一种方法。一般用于清除胃部毒物、胃内潴留物和刺激物；胃部手术、检查前准备；协助医生明确诊断和确定治疗方案。通过洗胃可以清除胃内容物和胃内刺激物，缓解呕吐症状，减少和避免毒物吸收，减轻胃黏膜炎症、水肿和损伤。

2. **应用指征** ①摄入毒物4～6h内。②通过消化道进入的非腐蚀性毒物中毒，如有机磷、安眠药、重金属类、生物碱及食品中毒等。③新生儿羊水咽下综合征、胎粪吸入综合征等。④新生儿消化道钡餐造影后清除钡剂。

3. 操作流程见图2-3-6。

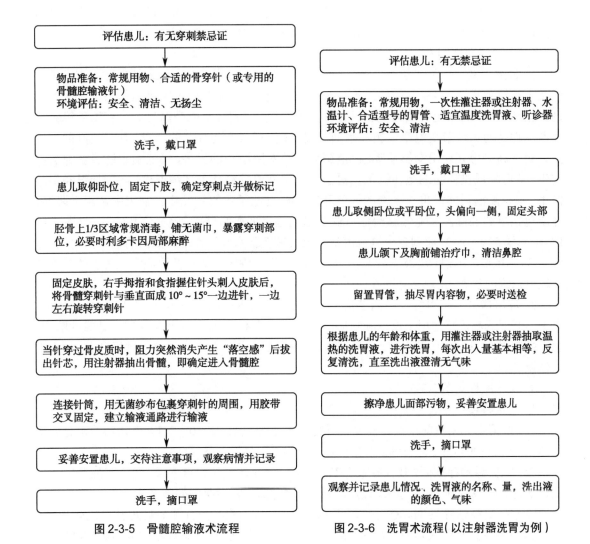

图 2-3-5 骨髓腔输液术流程　　　图 2-3-6 洗胃术流程（以注射器洗胃为例）

4. **注意事项**

（1）洗胃的禁忌证：①强酸、强碱中毒；②汽油、煤油等口服中毒；③昏迷；④近期内有上消化道出血及胃穿孔；⑤食管静脉曲张、胃癌、胸主动脉瘤。

（2）洗胃液温度保持 38℃左右，根据患儿年龄调整每次注入的液量，新生儿每次注入 5～10ml，其他患儿每次注入 50～100ml（一般不超过 200ml）。

（3）选择合适的洗胃液：消化道造影检查后用 0.9% 氯化钠溶液。毒物不明时用 0.9% 氯化钠溶液。毒物明确者用拮抗剂或保护剂，如酸性物可选择牛奶、蛋清、镁乳；碱性物可选择 5% 醋酸、白醋、牛奶、蛋清；氰化物、敌敌畏、敌百虫、苯巴比妥、灭鼠药可用 1∶15 000～1∶20 000 高锰酸钾溶液洗胃；乐果可用 2%～4% 碳酸氢钠溶液；强酸可用弱碱类如镁乳、氢氧化铝凝胶溶液，避免使用碳酸氢钠溶液洗胃引起的胃胀气穿孔。

（4）抽取胃内容物时吸力不可过大。婴幼儿禁止使用洗胃机洗胃。

（5）洗胃完毕胃管宜保留一定时间以利再次洗胃，尤其有机磷农药中毒者保留 24h 以上，便于反复洗胃。

（6）洗胃并发症包括黏膜损伤、肺部感染、窒息、胃穿孔等，洗胃过程中注意患儿是否有面色改变、呕吐、腹痛、血性洗出液等情况，如有异常则停止洗胃并处理。

（六）变温毯使用术

1. **概述**　变温毯又名超级恒温系统，医用控温仪。可通过热传导器接触体表来改善体温及末梢组织灌注，将患儿的体温维持在某一指定值，也就是通过主机工作与毯子内的水进行循环交换，促使毯面接触皮肤进行散热或升温，达到降温或升温目的。变温毯降温或升温原理是通过调节变温毯中循环水的温度，来降低或升高患儿的体温，具有很好的可控性。对于高热患儿使用变温毯降温，能降低高热对脑组织的损害，降低脑水肿及脑缺氧的发生，从而降低机体脑细胞耗氧量。对于低温患儿可提高体表环境温度，起到加温和保温作用，减少复温后体温再次下降的幅度和因体温过低所致的并发症。临床中常用于降温，降温包括单纯性降温和亚低温治疗。亚低温通过降低血脑屏障、脑血流和脑代谢（每下降 1℃可降低 5%～6%），起到减少氧自由基生成及减轻脑水肿的作用。低温的划分区间，轻度低温 33～35℃，中度低温 28～32℃，重度低温＜28℃，临床中的亚低温通常让患者体温维持在轻度低温的状态。

2. **应用指征**　①单纯性降温法适用于高热及其他降温效果不佳的患儿，如持续高热、中暑。②亚低温治疗适用于重型颅脑损伤及心肺复苏术后患儿，如新生儿缺血缺氧性脑病、急性颅脑损伤、脑卒中、脑水肿、心肺复苏后、溺水等。③各类低体温患儿进行升温，如术后低体温。

3. **操作流程**见图 2-3-7。

4. **注意事项**

（1）根据患儿主机的温控面板上设置初始水温，一般体重 10～35kg 患儿初始水温为患儿体温－（10～20）℃；1.8～10kg 患儿初始水温为患儿体温－（5～15）℃。

（2）亚低温治疗期间，联合冬眠合剂或镇静剂，使体温调定点下调，避免寒战发生。冬眠合剂可致呼吸抑制、心率增快、血压降低，使用时需稀释后缓慢静脉滴注。

（3）亚低温治疗期间，密切监测患儿体温变化，若体温＞36℃，亚低温治疗效果差。＜33℃，易发生循环呼吸功能异常，严重时会发生心室颤动，要注意观察呼吸、循环功能。

（4）复温时速度不可过快，体温回升速度控制在每小时 0.5℃，过快会出现低血压、颅内压增高、急性肺炎、肺水肿、反弹性高温等。

（5）低温的并发症有心律失常、低血压、肺部感染、凝血功能障碍、高血糖、电解质紊乱、代谢性酸中毒、压疮等，要注意观察。

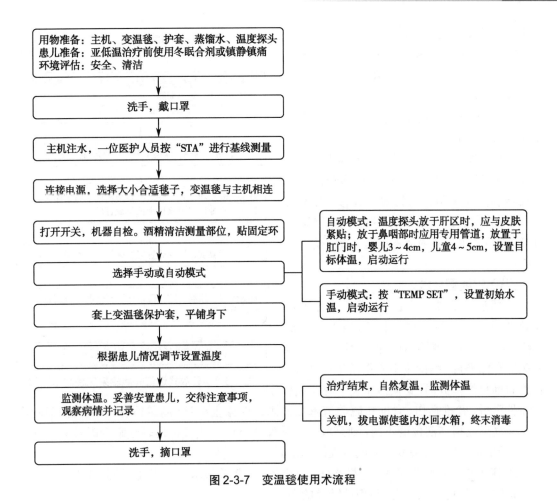

图 2-3-7　变温毯使用术流程

（6）对全身衰竭的终末期患儿、合并低血压或休克未纠正者、疑有颅内出血未确诊者、有严重心功能不全者应慎用或禁用变温毯。

（七）开放式远红外线辐射床使用术

1. **概述**　远红外线辐射床顶部安装有远红外线加热元件，通过远红外线产生的热量使患儿体表温度升高，且能渗入体内达到保暖的功能，适用于危重新生儿的抢救、观察与保温。分为人工控制和伺服控制 2 种模式：人工控制模式适用于为短时间内的复苏、抢救提供保暖措施；伺服控制模式是通过固定在患儿腹壁的温度探头调节加热器输出的热量，具有感知皮肤温度和根据设定的皮肤温度调控加热器输出热量的双重作用，临床上多使用伺服控制模式。当温度探头的监测温度低于辐射床的设置温度时，加热器输出的热量增加，用于维持患儿的正常体温。当温度传感器的监测温度等于或高于辐射床的设定温度时，加热器不再输出热量。

2. **应用指征**　①低体温患儿；②需要密切监护与抢救的危重患儿；③新生儿检查、操作时；④带有体内外各种引流管较多的患儿。

3. 操作流程见图 2-3-8。

4. **注意事项**

（1）远红外线辐射床不宜放在阳光直射、有对流风或取暖降温设备附近。

（2）使用中密切观察床温变化，一般每 2h 监测患儿体温，并记录。严禁用手触摸远红外线加热元件以免烫伤。

（3）人工控制床温时传感器探头必须放置在床面上，严禁物品覆盖及掉离床面以免床温过高。

（4）长时间的辐射床使用会增加患儿不显性失水，应适当增加补液量。

（5）及时处置报警。断电报警时检查电源线有无松脱，及时插上电源；传感器报警时检查传感器探头是否与辐射床连接，有无松脱，如重新安插探头后无效，考虑传感器探头故障，为患儿更换辐射床的同时，通知设备科维修。

（八）轴线翻身术

1. **概述**　轴线翻身是指医务人员为患儿翻身时，头部、颈部、肩部、腰部、脚保持一条直线，同时向另一侧翻动。轴线翻身的目的是保持脊椎平直，维持躯干的正常生理弯曲，防止加重脊椎骨折、脊髓损伤和关节脱位；协

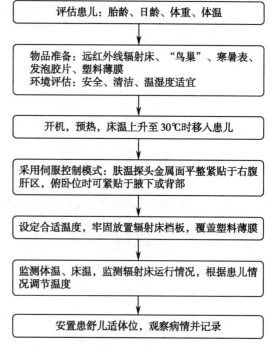

图 2-3-8　开放式远红外线辐射床使用术流程

助颅骨牵引、脊椎损伤、脊椎和髋关节术后的患儿在床上翻身，满足检查、治疗、护理的需要。根据患儿损伤部位的不同，则采取不同的操作方法。颈椎损伤轴线翻身时按三人法操作，无颈椎损伤时，可采取双人或单人操作法。

2. **应用指征**　颅骨牵引、脊椎损伤、脊椎手术、髋关节术后的患儿，预防脊椎再损伤及关节脱位，预防压力性损伤、坠积性肺炎的发生。

3. 操作流程见图 2-3-9。

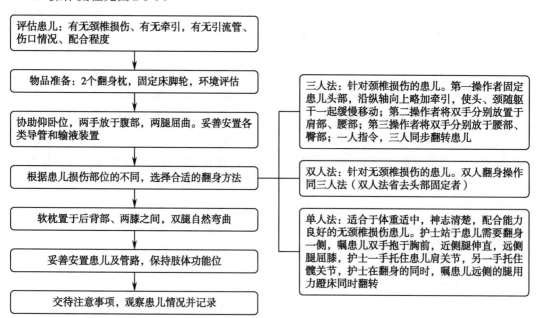

图 2-3-9　轴线翻身术流程

4. 注意事项

（1）翻身时患儿头、颈、肩、腰、髋必须保持在同一水平线上，脊椎平直。一人指令，三人同步发力。颈椎损伤的患儿必须有 1 名护士固定其头部。

（2）翻身时避免拖、拉而擦伤皮肤；翻转角度不超过 60°，避免脊柱负重增大引起关节突骨折。

（3）翻身时尽量让患儿靠近护士，缩短重力臂而省力。

（4）翻身过程中防止坠床。防止各类管道扭曲、受压、移位、脱落。保持牵引患儿牵引方向、位置和牵引力正确，不能放松牵引。

（5）翻身后检查受压部位皮肤，患儿背部垫软枕，双腿之间放软枕，双膝自然弯曲，确保安全、舒适、卧位稳定。

（6）颅脑损伤者应卧于健侧或平卧，避免头部转动过剧，防止脑疝；石膏固定者注意翻身后患处位置及局部肢体血运情况，防止受压。

二、穿刺置管术

（一）中心静脉置管术

1. 概述　中心静脉置管（central venous catheter，CVC）是将导管经颈内静脉、锁骨下静脉、股静脉等穿刺留置于上下腔静脉内，是危重症患儿急救和中长期静脉治疗的一种血管通路。CVC 的使用在医学领域里具有里程碑式的意义，在儿科临床的应用也日益广泛。CVC可提供急救和中长期静脉治疗，如快速补充血容量，监测中心静脉压；适用于需较长时间静脉治疗的患儿如肠外营养、长时间化疗等，可减少患儿静脉穿刺频率，减少药物尤其高渗性液体或有刺激性药物对血管壁的损伤，保证静脉输注顺利进行，保护外周静脉，降低外周静脉治疗相关并发症，减轻患儿痛苦。

2. 应用指征

（1）用于治疗：外周静脉穿刺困难；长期输液治疗，胃肠外营养治疗，特殊药物治疗（如化疗、高渗溶液、刺激性药物）；大量、快速扩容；血液透析、血浆置换、连续性肾脏替代治疗等。

（2）用于检查与监测：中心静脉压、Swan-Ganz 导管及脉搏指示持续心排血量（PiCCO）监测；心导管检查与介入术。

3. 操作流程见图 2-3-10。

4. 注意事项

（1）选择正确的定位及穿刺方法：一般选择颈内静脉、锁骨下静脉、股静脉，可使用超声

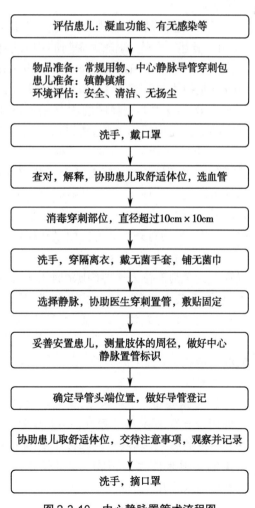

图 2-3-10　中心静脉置管术流程图

引导下行中心静脉置管术。

（2）儿童一般选择20～24G型号的导管，在满足治疗的前提下，选择最细、管腔最少的导管。

（3）每周更换敷贴2次，每班评估穿刺部位皮肤情况，如有渗血、敷贴潮湿、敷贴卷边等，及时更换敷贴。

（4）中心静脉置管后，注意观察置管侧肢体有无肿胀，检查肢端循环温度、皮肤颜色；注药前抽回血；测量腿围、臂围；如有异常，及时超声筛查血栓。

（5）严密观察并发症：常见并发症有出血与血肿、感染、血管损伤、血气胸、空气栓塞、血栓与栓塞等，一旦发现可疑征象，及时通知医生处理。

（6）每班评估导管的必要性，及时拔除导管。导管留置时间根据说明书要求，一般不超过1个月。拔管后用闭合性敷料加压包扎避免空气栓塞，并仔细检查导管的完整性。

（7）局部穿刺部位感染、穿刺静脉血栓形成、C反应蛋白缺乏症、凝血功能障碍者尽量避免中心静脉置管；肾病综合征患儿避免股静脉穿刺置管。

（二）经外周静脉穿刺的中心静脉置管术

1. **概述**　经外周静脉穿刺的中心静脉导管（peripherally inserted central catheters, PICC）是指由外周静脉穿刺插入导管，沿血管走行最终到达上腔静脉的中下1/3处，导管头端的最佳位置为上腔静脉与右心房的交界处。PICC可提供中长期的静脉治疗通路，导管最长可留置1年，有效减少了频繁穿刺的痛苦。能将各种药物直接输送到中心静脉处，中心静脉有丰富的血流，能迅速稀释药物浓度，降低药物对外周血管的刺激和损伤，有效保护外周静脉，达到安全治疗目的。PICC置管常见穿刺部位为贵要静脉、肘正中静脉、头静脉、头皮静脉等，减少了经胸部、颈部穿刺置管的严重并发症，如：血胸、气胸等。如穿刺部位选择手臂，则皮肤相对于躯干属于低温低湿状态，且远离口腔、鼻腔等部位，感染发生率低。

2. **应用指征**　①早产儿及危重症患儿；②外周静脉穿刺困难的患儿；③需要中长期静脉输液的患儿，输液时间超过1周以上者；④需输注刺激性强的药物；⑤胃肠外营养；⑥家庭病床患儿。

3. 操作流程见图2-3-11。

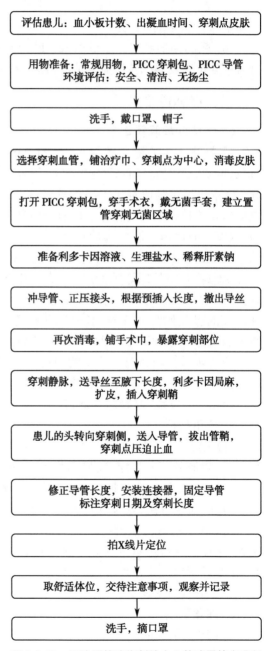

图2-3-11　经外周静脉穿刺的中心静脉置管术流程

4. 注意事项

（1）PICC 的导管头端送至腋静脉时嘱患儿头转向静脉穿刺侧并将下颌压向肩膀，以防导管误入颈静脉。

（2）放置导管前勿修剪导管头端以免增加血栓的危险；避免使用止血钳或有齿镊子送入导管；冲管时压力不要过大，防止导管破裂。

（3）置管后压迫伤口 15min，血小板低下或凝血功能异常患儿适当延长止血时间。

（4）告知患儿和家长置管后不可过度活动置管侧手臂，衣袖宜宽松，注意保护外露导管以防导管滑出。

（5）避免奔跑、大声叫喊、哭闹、打喷嚏、剧烈咳嗽等增加胸内压的因素，导管内避免输血或黏稠的液体，以免引起堵管。

（6）PICC 置管常见的并发症有穿刺局部渗血渗液与血肿、感染、神经及血管损伤、乳糜胸、空气栓塞、血栓形成、心律失常、导管异位等，在导管穿刺及留置期间应严密观察，及时处理异常情况。

（三）外周动脉置管术

1. **概述** 外周动脉置管是经皮穿刺动脉并留置导管于动脉腔内，起到监测和治疗作用的一种血管通路。此通路可直接、连续监测患儿的动脉血压，并通过动脉压的波形间接判断心脏功能；反复抽取动脉血气标本及其他血液标本；必要时可通过动脉内置管直接进行动脉输血及新生儿换血；还可用于经动脉施行的某些检查和治疗。穿刺部位以桡动脉最常用，因其部位表浅，穿刺易于成功，便于固定，而且手掌有桡、尺动脉双重血液供应。选择桡动脉置管前应先行艾伦试验（Allen's 试验），确定有良好的尺动脉侧支循环，Allen's 试验阴性方可行桡动脉置管，以防止肢体坏死的发生。其他部位也可选用股动脉、腋动脉、足背动脉或肱动脉进行置管。

2. **应用指征** ①危重患儿需行有创血流动力学监测者。②需频繁测量血压或反复抽取动脉血样做血气分析的患儿。③经动脉施行的某些检查和治疗，如选择性动脉造影及左心室造影，经动脉行区域性化疗等。④需外周动静脉换血的新生儿。

3. 操作流程见图 2-3-12。

4. **注意事项**

（1）Allen's 试验阳性时禁止该侧桡动脉置管。高凝状态，有出血倾向或抗凝治疗期间的患儿不宜进行动脉置管。

（2）同一动脉避免反复穿刺。以免引起局部血肿和水肿，穿刺困难时可在超声引导下进行。

（3）外周动脉置管时，除了维持导管通畅的肝素盐水外，一般不能输注任何药物。

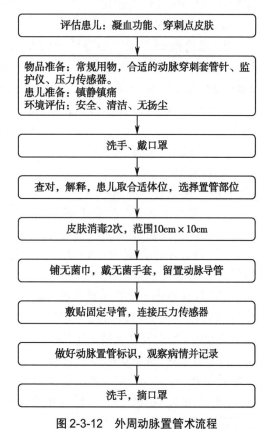

评估患儿：凝血功能、穿刺点皮肤

↓

物品准备：常规用物，合适的动脉穿刺套管针、监护仪、压力传感器
患儿准备：镇静镇痛
环境评估：安全、清洁、无扬尘

↓

洗手、戴口罩

↓

查对，解释，患儿取合适体位，选择置管部位

↓

皮肤消毒2次，范围10cm×10cm

↓

铺无菌巾，戴无菌手套，留置动脉导管

↓

敷贴固定导管，连接压力传感器

↓

做好动脉置管标识，观察病情并记录

↓

洗手，摘口罩

图 2-3-12　外周动脉置管术流程

（4）密切观察穿刺部位皮肤情况，如有渗血，敷贴潮湿、卷边、松脱等，及时更换敷贴，防止脱管。

（5）密切观察并发症并及时处理。常见并发症有出血及血肿、血栓、血管痉挛、肢体肿胀、感染等。

（6）观察并记录动脉置管远端肢体循环情况，如肢体有无肿胀，颜色、温度变化，注意局部不宜包扎过紧，以免发生肢端坏死。

（7）外周动脉置管拔管后双人评估导管完整性，按压 10～15min 至无出血，再加压包扎。

（四）中心静脉导管维护术

1. 概述　中心静脉导管具有管径粗、血流快、穿刺成功率高、血管并发症少、留置时间长等优点，广泛应用于抢救、中长期输液及输注静脉高营养等。但是，留置中心静脉导管也有较多并发症，如导管相关性血流感染、非计划性拔管等。出现并发症可能延长患儿病程，增加患儿家庭负担，甚至会导致死亡。规范化的日常维护可以降低中心静脉导管相关并发症的发生。中心静脉导管维护内容包括：①冲洗导管，保持导管通畅；②保证导管穿刺点的无菌状态；③固定导管，避免导管移位，预防并降低相关并发症发生率。

2. 应用指征　①中心静脉导管正常情况下每 7d 维护 1～2 次。②适用于：置管后24h；敷贴出现潮湿、卷曲、滑脱、污染或敷贴失去完整性、移位时；穿刺部位出现渗液、疼痛或感染等时。

3. 操作流程见图 2-3-13。

4. 注意事项

（1）严格执行无菌操作。

（2）脉冲式冲管，冲管不畅遇阻力时，忌强行推注。冲封管必须使用 10ml 以上的注射器，内径小的注射器压强过大容易损伤导管。

（3）任何原因下的正压接头被移除、接头中有残留血液或其他残留物，以及确定接头受到污染时，均应及时更换正压接头。

（4）因年龄、关节运动和水肿等容易引起皮肤损伤者，可局部使用无菌皮肤保护剂。

（5）低角度（0°或 180°）、慢速揭除敷贴，防止黏胶相关性皮肤损伤的发生，必要时使用无菌液体敷料保护穿刺周围皮肤。

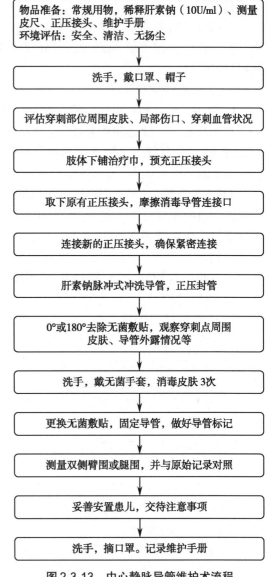

物品准备：常规用物，稀释肝素钠（10U/ml）、测量皮尺、正压接头、维护手册
环境评估：安全、清洁、无扬尘

↓

洗手，戴口罩、帽子

↓

评估穿刺部位周围皮肤、局部伤口、穿刺血管状况

↓

肢体下铺治疗巾，预充正压接头

↓

取下原有正压接头，摩擦消毒导管连接口

↓

连接新的正压接头，确保紧密连接

↓

肝素钠脉冲式冲洗导管，正压封管

↓

0°或180°去除无菌敷贴，观察穿刺点周围皮肤、导管外露情况等

↓

洗手，戴无菌手套，消毒皮肤 3 次

↓

更换无菌敷贴，固定导管，做好导管标记

↓

测量双侧臂围或腿围，并与原始记录对照

↓

妥善安置患儿，交待注意事项

↓

洗手，摘口罩。记录维护手册

图 2-3-13　中心静脉导管维护术流程

三、呼吸支持护理术

(一)高频呼吸机通气术

1. **概述**　高频通气(HFV)是通过小的潮气量(小于或等于解剖无效腔)、高的通气频率(≥正常频率1倍以上),在较低的气道压力下而达到气体交换作用的一种特殊通气方法,氧合作用是依赖呼吸机提供相对恒定的扩张压,以维持一定的功能残气量而达到最佳的气体交换效果。通常将高频通气分为高频正压通气、高频喷射通气、高频振荡通气、高频阻断通气、高频叩击通气,其中高频振荡通气(high frequency oscillation ventilation,HFOV)是目前所有高频通气中频率最高的一种,可达15～17Hz,也是目前HFV应用中最有效的类型,HFOV作为一种肺保护策略,现被广泛应用于临床,取得较好的临床效果。新生儿高频呼吸机常用SLE5000,儿童以3100A为主。HFOV在肺膨胀的基础上振荡,肺泡更稳定,肺内压力和容积波动极小,降低肺组织过度牵张的发生率,避免气压伤和高容量伤;复张陷闭的肺泡;振荡排出CO_2。用特殊的气体传递方式改善弥散,改善通气血流比例($\dot{V}/\dot{Q}$)。高频通气由于不易发生气压伤、对心血管系统影响较小,故在儿科有广泛的应用前景。

2. **应用指征**　①对于弥漫性肺损伤或肺实质、间质病变,现有的常规通气策略无法更有效地改善婴儿氧合的疾病,如呼吸窘迫综合征;②顽固性肺动脉高压;③气漏;④呼吸机相关性肺损伤;⑤膈疝。

3. 操作流程见图2-3-14。

4. **注意事项**

(1)气管插管需选用相对大号插管,小号插管压力衰减更多,振荡压力会随着插管长度而衰减;通气管路尽可能短,并选择管壁顺应性低的管道以减少压力衰减。

(2)3100A高频振荡呼吸机偏流的设置为20～40L/min,如偏流不够,会增大患儿管路无效腔以至于在增加振幅时影响

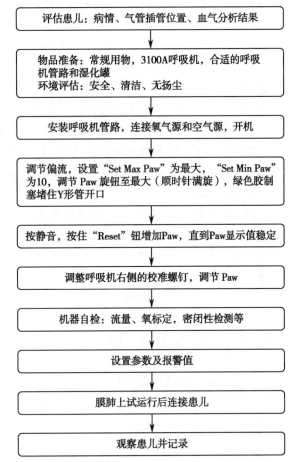

图2-3-14　高频呼吸机通气术流程(以3100A为例)

通气改善的效果。频率设置一般新生儿8～12Hz,婴儿12～15Hz,儿童8～18Hz,青春期患者5～8Hz。吸气时间设置为30%～50%(1个呼吸周期中所占百分比)。

(3)3100A高频振荡呼吸机主要是气道压力监测,无法监测潮气量和每分通气量,故上机后30～60min复查血气分析和胸部X线片,结合检查结果调整通气参数。

(4)3100A高频振荡管路上有3个主要阀门,平均气道压力控制阀、压力限定阀、压力释放阀,当机器突然停止工作,很可能和3个阀门松动有关,注意检查阀门有无松动,膜有

无破损。

（5）按需吸痰，给予密闭式吸痰管吸痰防止气道压下降。

（6）高频通气参数下调方法：$\triangle$ P 每次下调 3～5cmH$_2$O；MAP 每次下调 1～2cmH$_2$O；FiO$_2$ 每次下调 5%。

（7）常见并发症有低血压、脑室内出血、坏死性气管支气管炎、肺充气过度、气漏、肺不张等，应注意观察。

（二）体外膜氧合术

1. **概述**　体外膜氧合又称体外膜肺（extra corporeal membrane oxygenerator，ECMO）是一种改良的体外循环及呼吸支持系统，为常规治疗策略无效的心力衰竭或呼吸衰竭患儿提供体外心肺功能支持。ECMO 将血液从体内引到体外，经膜式氧合器氧合再用泵将血灌入体内，可进行长时间心肺支持。ECMO 治疗期间可以降低重症患者对其他常规心肺支持措施的要求，可减少血管活性药物及机械通气参数，使心脏和肺得到充分的休息，全身氧供和血流动力学处在相对稳定的状态。此时体外膜肺可进行有效的二氧化碳排出和氧的摄取，驱动泵使血液周而复始地在机体内流动，为可逆性的心肺功能衰竭患儿的心功能、肺功能恢复赢得宝贵时间。儿童体外膜肺一般采用静脉 - 静脉（veno-venous，V-V）模式和静脉 - 动脉（veno-arterial，V-A）模式 ECMO。V-V 模式 ECMO（V-V ECMO）能为严重呼吸衰竭患儿提供呼吸支持。V-V ECMO 能通过代替肺部的氧合和换气功能，下调呼吸机参数，避免进一步肺损伤发生，争取肺功能恢复的时间；V-A 模式 ECMO（V-A ECMO）能同时进行呼吸和循环支持，主要用于严重的呼吸衰竭和循环衰竭患儿。

2. **应用指征**

（1）循环支持：①心脏手术后的心源性休克；②心脏移植前的过渡桥梁；③急性重症心肌炎；④急性心肌梗死引起的心源性休克；⑤感染性休克等。

（2）呼吸支持：①重症肺炎；②急性呼吸窘迫综合征（acute respira-tory distress syndrome，ARDS）；③严重的新生儿呼吸系统疾病，如新生儿持续肺动脉高压等。

（3）普通体外循环的替代：①肺移植；②神经外科手术；③供体脏器支持；④急性肺栓塞的抢救等。

3. 操作流程见图 2-3-15。

4. **注意事项**

（1）插管前必须给予充分的镇静镇痛，以防患儿躁动引起插管意外滑脱。

（2）术后需制动 24h，身体受压局部予新型敷料保护，以预防压力性损伤。24h 后可协助翻身，但避免大幅度翻身。

（3）保持 ECMO 管路通畅，每班评估 ECMO 管路内有无凝血、抖动；肢体有无

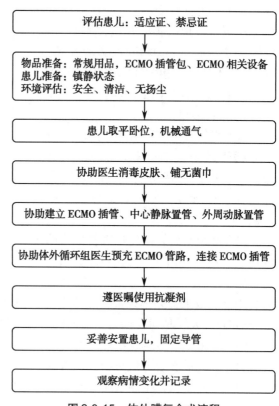

图 2-3-15　体外膜氧合术流程

苍白、肿胀，肤温有无改变；插管处有无渗血；水箱温度、出入量等；每天检测出凝血功能、血红蛋白、血小板计数、血细胞比容、心肝肾功能；如有异常，及时报告医生并处理。

（4）每小时检查记录离心泵转速及血流量，观察泵前压力及泵后压力，注意是否血流量不足或心脏压塞，如有异常及时报告医生。

（5）持续进行有创血压监测，每班及动脉置管抽血后及时进行较零。每日心脏超声监测心功能变化，根据心功能调整血管活性药物剂量。

（6）记录每小时出入量，严格控制输液总量及速度，维持尿量在 2ml/（kg·h），若<0.5ml/（kg·h）提示肾功能受损。

（7）加强呼吸道护理，密切观察患儿心率、SpO_2。应用密闭式吸痰管按需吸痰，压力控制在 −120～−80mmHg。

（8）严密观察有无出血、栓塞、感染、神经系统损伤等并发症发生。

（三）无创持续气道正压通气术

1. **概述** 持续气道正压通气（continuous positive airway pressure，CPAP）一般指无创持续气道正压通气（noninvasive continuous positive airway pressure，NCPAP），即在自主呼吸条件下，在整个呼吸周期过程中气道内保持持续正压的通气模式，有助于扩张整个气道，改善通气。

NCPAP 的功能主要是吸气期恒定的正压气流大于吸气气流，增加患儿的潮气量，减少吸气做功，提高患儿舒适性；呼气期气道内正压起到 PEEP 的作用，防止小气道闭合和肺泡萎陷，增加功能残气量，降低分流量。NCPAP 无需建立有创人工气道，减少有创通气的并发症，改善肺部通气及换气功能、降低呼吸功等，可起到辅助呼吸、提高患儿血氧含量，降低心脏后负荷，改善心排血量的作用。NCPAP 接入方法有鼻塞／鼻罩法、鼻／面罩法、头罩法。鼻塞／鼻罩法较多用于新生儿及小婴儿，通过固定帽使鼻塞／鼻罩紧贴鼻孔或鼻翼进行正压通气。鼻／面罩法通过面罩实施正压供气，适合于年长儿，呕吐患儿不适合此法。头罩法适用于新生儿及小婴儿，它的优点是气流接口不直接接触患儿面部避免皮肤损伤，舒适性好，患儿依从性高。

2. **应用指征** ①呼吸系统疾病伴缺氧症状或低氧血症。②新生儿疾病：早产儿呼吸暂停伴缺氧、新生儿肺透明膜病、胎粪吸入综合征、新生儿窒息。③上呼吸道部分梗阻、睡眠呼吸综合征。④撤机困难患儿的过渡期治疗。

3. 操作流程见图 2-3-16。

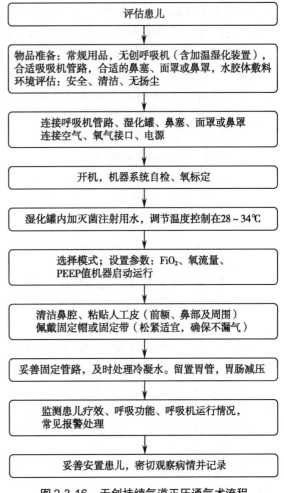

评估患儿

物品准备：常规用品，无创呼吸机（含加温湿化装置），合适吸吸机管路，合适的鼻塞、面罩或鼻罩，水胶体敷料
环境评估：安全、清洁、无扬尘

连接呼吸机管路、湿化罐、鼻塞、面罩或鼻罩
连接空气、氧气接口、电源

开机，机器系统自检、氧标定

湿化罐内加灭菌注射用水，调节温度控制在28～34℃

选择模式；设置参数：FiO_2、氧流量、PEEP值机器启动运行

清洁鼻腔、粘贴人工皮（前额、鼻部及周围）佩戴固定帽或固定带（松紧适宜，确保不漏气）

妥善固定管路，及时处理冷凝水。留置胃管，胃肠减压

监测患儿疗效、呼吸功能、呼吸机运行情况，常见报警处理

妥善安置患儿，密切观察病情并记录

图 2-3-16 无创持续气道正压通气术流程

4. 注意事项

（1）根据病情设置及调整参数，CPAP 每次调节的幅度不宜过大，一般每次调节 $1\sim 2cmH_2O$，氧浓度调节每次 5%～10%。

（2）密切监测患儿呼吸频率、节律、吸气性凹陷、SpO_2 等情况。观察管道有无堵塞、折叠、移位、脱落、湿化水是否充足、加温湿化器功能良好。

（3）监测动脉血气分析的变化，发生 CO_2 潴留后及时调整参数，必要时给予气管插管。

（4）选择大小合适的鼻塞、面罩或鼻罩，固定时避免加压太紧，在受压部位粘贴水胶体敷料，防止局部皮肤损伤。

（5）固定帽佩戴端正、管道处于中立位以免鼻塞、鼻罩移位，导致受力不均，而引起鼻中隔损伤甚至缺损。

（6）检查是否存在漏气，有漏气者调整鼻塞、面罩或鼻罩的位置，对于依从性差的患儿，适当应用镇静剂。

（7）避免参数设置不当、压力过高，造成患儿烦躁对抗，引起气压伤。

（四）头罩给氧术

1. 概述 头罩给氧使用时相对简便，在临床中仍是新生儿及婴儿的一种供氧方式，相比较鼻导管吸氧，头罩能够保证稳定的氧浓度，使用时固定方便，改善缺氧症状较快，对于鼻导管吸氧无法满足氧合的患儿有一定的使用价值。但由于缺乏空氧混合器，用氧安全上存在一定隐患。尤其是对于早产儿，容易因吸入氧浓度过高而发生视网膜病变、慢性肺部疾病等。有研究认为，3～5L/min 的头罩给氧，测得氧浓度<50%，用于新生儿，特别是早产儿较安全。大中号头罩一般不会造成患儿 CO_2 潴留，小号头罩给氧时可能造成患儿 CO_2 潴留。另有学者认为，呼吸频率对患儿吸入氧浓度会有影响，相同氧流量，不同呼吸频率，其吸入氧浓度不同，患儿呼吸频率越快，吸入氧浓度相对低，反之则较高。因此，应根据患儿病情、呼吸频率来调节氧流量。有条件时，使用氧浓度监测仪，定时测量氧浓度，定时复查患儿血气分析，保证用氧安全有效。

2. 应用指征 ①轻度呼吸窘迫使用鼻导管或面罩吸氧效果不佳的患儿。②撤除 CPAP 的患儿。

3. 操作流程见图 2-3-17。

4. 注意事项

（1）根据患儿头部大小选择合适头罩，由于小号头罩使用中容易引起 CO_2 潴留，一般推荐使用中号。

（2）头罩罩于患儿头面部，开口处无衣被阻挡，以免影响头罩内 CO_2 的排出。

（3）头罩顶部的孔按照病情需要保持开放状态，头罩顶部严禁搁放物品。

（4）避免头罩内氧气管的氧气直接吹到患儿面部。

（5）每班监测吸入氧浓度，避免高浓度高流量持续给氧。氧浓度监测时探头放置于患儿

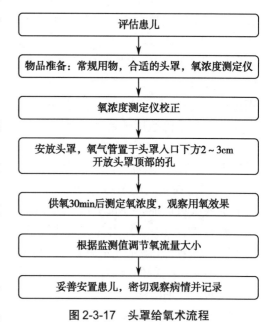

图 2-3-17　头罩给氧术流程

鼻翼旁或鼻前庭处,测量2～3min后待读数稳定记录测定值。

(6) 氧流量一般设置在3～5L/min较安全,最高不超过7L/min。

(五) 氧气雾化吸入术

1. **概述**　氧气雾化吸入术是呼吸系统相关疾病的重要治疗手段。与其他给药方式相比,雾化吸入疗法因药物直接作用于靶器官,具有起效迅速、疗效佳、全身不良反应少、对患儿的配合度要求不高等优势。目前临床上常用的雾化器主要有喷射雾化器、超声雾化器及振动筛孔雾化器3种,无论使用何种雾化器,只要患者正确使用装置,所达到的临床效果相似。雾化吸入时药物以气溶胶的形式输出,随呼吸气流进入体内,由于气溶胶具有很大的接触面,有利于药物与气道表面黏膜上皮细胞接触而发挥药效。而吸入微粒的直径会影响药物在气道内的分布,其中直径1～5μm大小的药雾微粒最为适宜,>5μm的微粒,绝大多数被截留在口咽部,最终经吞咽进入体内,而<0.5μm的微粒虽能达到下呼吸道,但在潮气呼吸时,90%药雾微粒又可随呼气而排出体外。以氧气作为驱动力做雾化吸入治疗时,不仅能提供直径适宜的药物微粒,还能改善由于通气不足而引起的低氧血症。

2. **应用指征**　①用于各种气道炎症、水肿和痉挛的治疗,如喉炎、哮喘。②预防机械通气、人工气道建立、长期卧床等患儿呼吸系统并发症。③用于检查项目,如支气管舒张/激发试验、痰标本采集等。

3. 操作流程见图2-3-18。

4. **注意事项**

(1) 根据年龄、病情选择合适的喷头,年幼儿及病情危重者可采用面罩式,≥3岁儿童或病情较轻者可采用口含式喷头。

(2) 雾化吸入前半小时避免进食,并尽量清除痰液等。使用面罩雾化吸入前不能涂抹油性面膏。

(3) 雾化吸入时,尽量采取坐位,无法坐位时可抬高床头30°～50°;面罩紧贴口鼻部,年长儿鼓励深呼吸,对无法主动配合婴幼儿等建议在睡眠或安静时进行;防止药物进入眼睛。

(4) 雾化过程中注意观察患儿面色、有无剧烈咳嗽、呕吐、支气管痉挛、呼吸困难、痰液堵塞等情况。

(5) 雾化吸入后及时用清水漱口或喝水,面罩雾化吸入者立即清洗脸部减少药物经皮肤吸收。

(6) 怀疑有气道异物的患儿避免雾化吸入。

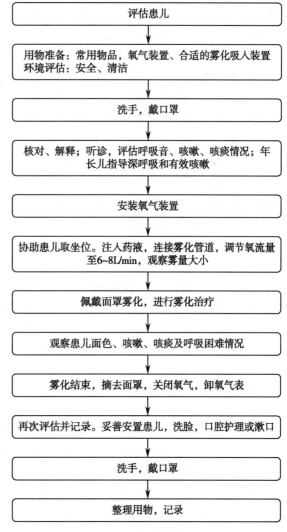

图2-3-18　氧气雾化吸入术流程

（六）呼气末二氧化碳分压监测术

1. 概述 呼气末二氧化碳分压监测（end-tidal carbon dioxide partial measurement，$ETCO_2$ 监测）是无创性持续监测呼气末 CO_2 压力或浓度。正常值为 $35\sim45mmHg$。$ETCO_2$ 监测不仅可以无创监测通气功能，也可反映循环功能和肺血流情况。$ETCO_2$ 的监测方法有质谱仪法、比色法、红外线监测法。质谱仪法反应快，能连续监测，但仪器价格昂贵；比色法简便有用，但精确性欠佳；红外线监测法使用较广泛，是利用 CO_2 吸收红外线的特性，测量吸收前后红外线强度变化，然后计算出呼出 CO_2 浓度。通气血流比例正常时，动脉血与肺泡中 CO_2 分压几乎完全平衡，可以用 $ETCO_2$ 反映动脉血二氧化碳分压。$ETCO_2$ 还可用于：评估气道通畅程度、气管插管位置是否正确；指导机械通气治疗和麻醉手术过程中的潮气量和呼吸频率的调节；评估肺血流状态，低血压、低血容量、休克、肺栓塞等时肺血流减少，$ETCO_2$ 降低；评估无效腔量，$ETCO_2$ 与动脉二氧化碳分压差超过 $5mmHg$ 时提示无效腔增大，可见于肺血流和心排血量降低。

2. 应用指征 ①指导撤机和调节呼吸机参数；②各类呼吸功能不全；③监测心肺复苏是否有效；④严重休克；⑤心力衰竭和肺梗死；⑥确定气管插管的位置。

3. 操作流程见图 2-3-19。

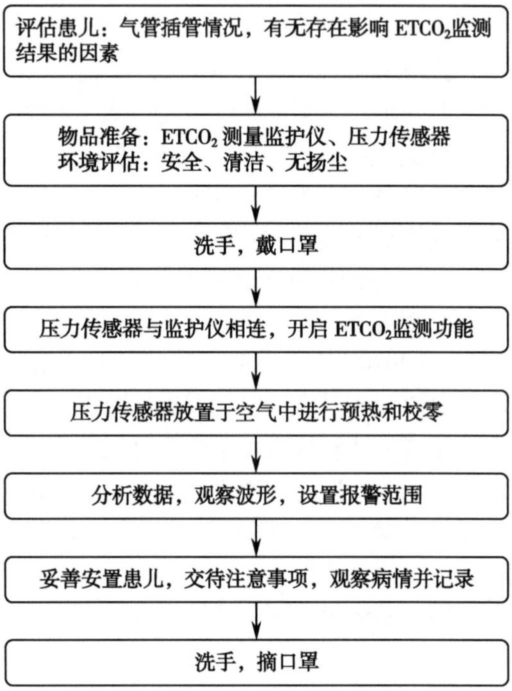

4. 注意事项

（1）保持传感器连接附件通畅、清洁，冷凝水或气道分泌物流入监测装置会影响监测数字的准确性。

（2）保持呼吸管路和气管插管通畅，当气管插管发生堵塞、呼吸管路发生扭曲、阻塞或脱开时监测数值和波形会发生变化。

（3）当传感器与模块连接时至少每天 1 次准确度检查，如通不过准确度检查，则需校正标定。

（4）静脉滴注碳酸氢钠液体过快、过多可引起 $ETCO_2$ 升高。

（5）非气管插管患儿监测的 $ETCO_2$，当结果与病情不相符时需通过血气中的 CO_2 来比对。

评估患儿：气管插管情况，有无存在影响 $ETCO_2$ 监测结果的因素

↓

物品准备：$ETCO_2$ 测量监护仪、压力传感器
环境评估：安全、清洁、无扬尘

↓

洗手，戴口罩

↓

压力传感器与监护仪相连，开启 $ETCO_2$ 监测功能

↓

压力传感器放置于空气中进行预热和校零

↓

分析数据，观察波形，设置报警范围

↓

妥善安置患儿，交待注意事项，观察病情并记录

↓

洗手，摘口罩

图 2-3-19 呼气末二氧化碳监测术流程

（七）经皮二氧化碳分压及氧分压监测术

1. 概述 经皮二氧化碳分压（transcutaneous monitoring of carbon dioxide pressure，$PtcCO_2$）及氧分压（transcutaneous monitoring of oxygen pressure，$PtcO_2$）监测是通过经皮监测皮肤表面的二氧化碳分区和氧分压来估计动脉血二氧化碳分压和氧分压，是一种无创、持续、动态监测手段，能客观反映呼吸衰竭的性质和程度，是判断患儿有无缺氧和 CO_2 潴留的一种方法。能反映患儿病情动态变化，指导呼吸机参数及治疗方案的调整。$PtcCO_2$ 和 $PtcO_2$ 在儿科应用较广泛，患儿年龄越小，皮下脂肪越薄，所测得结果越可靠。如患儿严重水肿、心脏灌注指数低、休克、低体温、严重酸中毒、使用血管活性药物、动脉闭塞性疾病

等,局部皮肤血流量减少,又影响氧弥散,所测得 PtcO$_2$ 值往往偏低,PtcCO$_2$ 往往偏高。此时,PtcCO$_2$ 及 PtcO$_2$ 可作为参考,要获得精准数据,需要有创动脉采血进行对比。

2. 应用指征　①需要依据 PtcCO$_2$ 和 PtcO$_2$ 进行诊断和治疗。②动态评估患儿的呼吸、循环及代谢状态。③危重患儿的无创伤监测。

3. 操作流程见图 2-3-20。

4. 注意事项

(1)测量部位宜选择皮肤完整、角化薄、平坦的部位,既避开大血管又有良好毛细血管网之处。

(2)固定环贴之前用酒精棉球擦拭监测部位,先按压固定环中央,再沿环边缘按压一圈,以防漏气。

(3)安装电极时接触液内不能有气泡,连接不紧密导致结果不准确。

(4)监测的主要并发症为局部皮肤损伤,表现为红斑、水疱、烧伤、皮肤撕裂伤等,需持续监测时每 2h 更换电极位置,查看局部皮肤颜色,可在皮肤上粘贴 2～3 个固定环,在固定环之间改变电极位置,以避免患儿皮肤损伤。

(5)高氧血症、低灌注状态(休克、酸中毒)、电极应用或位置不正确、血管活性药物的使用、皮肤的厚度、皮肤水肿等可影响检测的结果。如测量部位面积小、皮肤水肿、皮肤破损、皮肤异常,不建议使用此技术。

(6)避免在同侧肢体测血压,否则影响数据的准确性。

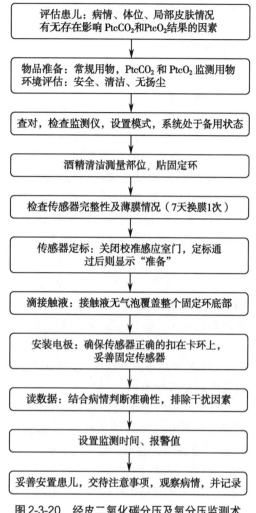

图 2-3-20　经皮二氧化碳分压及氧分压监测术流程

四、血流动力学监测术

(一)有创动脉血压监测术

1. 概述　有创动脉血压监测(invasive arterial blood pressure monitoring,IABPM)又称直接测压法,是指动脉穿刺置管后通过压力传感器进行实时的动脉内测压的方法。适用于血流动力学不稳定的危重症患儿,正常情况下其值略高于无创血压。其抗干扰能力较无创血压监测好,不受袖带宽度、松紧度,以及患儿脉搏强弱和快慢的影响,测量结果可靠。可为各类危重症患儿的病情评估、判断、治疗提供可靠数据。有创动脉血压监测是穿刺桡动脉、股动脉、足背动脉或肱动脉插管直接测压的方法。经皮直接穿刺动脉插管,连接压力感受器,并与监护仪连接,可连续、准确、动态地测量监测动脉收缩压、舒张压以及平均动脉压;通过动脉压的波形间接判断心脏功能。

2. 应用指征　①休克及各种重症疾病。②大手术或有生命危险的手术患儿术中和术后监护。③低温治疗或需要控制性降压的手术。④血流动力学波动大，使用血管活性药物治疗时。

3. 操作流程见图2-3-21。

4. 注意事项

（1）选择最佳穿刺部位，通常首选桡动脉，在桡动脉置管前应先行Allen's试验。

（2）选择合适的留置穿刺套管针：儿童选用16～22G，婴幼儿常选用20G，大龄儿童选用16～18G；桡动脉置管一般采用22G。

（3）患儿体位改变时，应重新调试零点，压力传感器位置与右心房同一水平。

（4）保持管路连接紧密、通畅，避免测压管路受压或扭曲。发生血栓堵塞时，首先回抽动脉血避免血栓进入，然后再给予肝素钠生理盐水溶液（每1ml生理盐水含1U肝素）冲洗管路。

（5）采取标本或者校零时，防止空气进入血管引起空气栓塞。

（6）测压管选用大口径且尽可能短的硬质导管，不用三通开关直接与传感器相连。选择高频效应传感器，内径为2.0～3.0mm、长约60cm，不超过120cm。

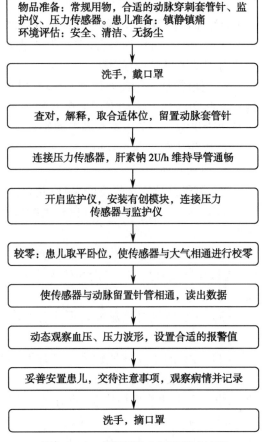

图 2-3-21 有创动脉血压监测术流程

（二）中心静脉压（CVP）监测术

1. **概述** 中心静脉压（central venous pressure，CVP）是指右心房或上下腔静脉近右心房处的压力。正常值为0.49～1.18kPa（5～12cmH$_2$O），由右心室充盈压、静脉内壁压、静脉收缩压和张力、静脉毛细血管压组成。常用于判断患儿血容量、心功能与血管张力，不同于周围静脉压力易受影响。测定CVP对了解有效循环血容量和右心功能有重要意义。中心静脉压升高与降低均有重要临床意义，必须观察其动态变化：①中心静脉压升高常见于补液量过多或过快、右心衰竭、血管收缩、心脏压塞、血气胸，循环阻力升高如肺动脉高压、右室流出道狭窄、肺水肿等。②中心静脉压降低主要原因为血容量不足、大量失血、利尿而未得到及时补充液体、血管扩张及血管收缩扩张功能失常（如败血症）、应用血管扩张药物和镇静药物等。

2. **应用指征** ①严重创伤、各种休克及急性循环功能衰竭等危重患儿。②各类大、中手术，尤其是心血管、脑和腹部大手术的循环监测。③需长期输液或完全胃肠外营养治疗的患儿。④需大量、快速输血及补液的患儿。

3. 操作流程见图2-3-22。

4. 注意事项

（1）选择最佳穿刺部位及置管深度。一般选择颈内静脉、颈外静脉、锁骨下静脉、股静脉，首选颈内静脉。上腔静脉较下腔静脉测压更能准确反映右心房压力。

（2）每班检查穿刺部位皮肤情况，有无渗血、红肿、脓性分泌物等，测压管留置时间一般不超过 5d，时间过长易发生静脉炎或血栓性静脉炎。

（3）妥善固定压力传感器，避免测压管路受压或扭曲，保持管路连接紧密、通畅，避免空气进入。

（4）患儿体位改变时，应重新调试零点，保持压力传感器位置与右心房同一水平。

（5）持续测压时每班调整测压零点，间断测压时每次测压前调整测压零点，监测的数据、波形有异常时随时调零。

（6）观察有无心律失常、出血和血肿、气胸、血管损伤、感染等并发症。

（7）患儿在咳嗽、吸痰、呕吐、躁动、抽搐时均影响 CVP 数值，应在安静后 10～15min 测量。

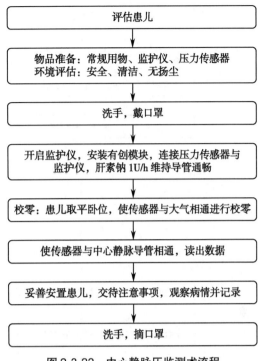

图 2-3-22　中心静脉压监测术流程

（三）无创心排血量监测术

1. **概述**　无创心排血量监测（noninvasive cardiac output monitoring, NICOM）通过发射电极释放瞬间高频电流，通过接受被监测者胸部的高频电流位相变化计算出经胸廓电阻峰值，结合心率及心室射血时间计算心排血量。无创心排血量监测仪是一种便携式、无创的血流动力学和心排血量监测设备，能够监测并显示患儿的心排血量（CO，单位为 L/min），并以无创的方式测量和显示血压（舒张压、收缩压和平均动脉压）、心率，反映患儿的心功能变化。与经肺动脉导管测得的心排血量相比，NICOM 的敏感性及特异性为 81%～86%。该技术信号较精确，不易被干扰，且可连续监测，动态监测意义显著。NICOM 具有准确性、无创性、经济性等特点，使其成为监护室中重要的监测手段，通过监测心排血量，可动态反映心力衰竭患儿的心功能变化，指导临床治疗、用药。

2. **应用指征**　①ICU 内危重症患儿。②需要监测心排血量的患儿。

3. 操作流程见图 2-3-23。

4. **注意事项**

（1）清洁电极片粘贴部位的皮肤，避开破损、感染部位。

（2）贴电极片时，避开其他电极片 2～3cm 距离。如有伤口，避开伤口 1～2cm，并确保传感器上 4 片电极将心脏包裹住。

（3）校准期尽量让患儿保持安静，否则系统会自动延长校准期，校准时间为 90s。测试过程中尽量避免过分晃动导联线，保持电极片粘贴正确，避免脱落。

（4）对于存在严重心功能不全、肺水肿的患儿避免应用被动直腿抬高试验（PLR）。

（5）密切监测各类参数的变化，发现异常及时处理。

（四）脉搏指示持续心排血量监测术

1. **概述**　脉搏指示持续心排血量（pulse index continuous cardiac output, PiCCO）监测术是一种容量监测技术，是脉搏轮廓连续心排血量和肺热稀释心排血量两者联合的应用技术。

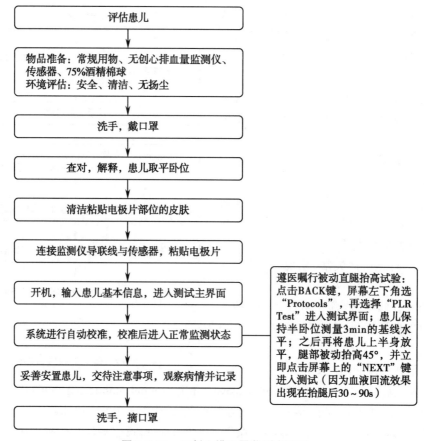

图 2-3-23　无创心排血量监测术流程

主要涉及 2 种基本技术：①经肺温度稀释技术；②动脉脉搏轮廓分析技术。该技术可监测常规血流动力学参数，还可监测以容积变化反映心脏前负荷以及肺血管通透性的参数变化。PiCCO 监测的胸腔内血容量（ITBV）、胸腔内血容量指数（ITBI）是反映心脏前负荷指标，数值过高提示血容量过多，给予强心、利尿、扩血管等治疗；数值过低提示血容量不足，给予扩容、升压等对症治疗。血管外肺水（EVLW）指的是分布于肺血管外的液体，是血液滤出进入组织间隙的量，是肺内含有的水量，数值增加提示有肺水肿的可能，对急性呼吸窘迫综合征（acute respiratory distress syndrome，ARDS）患儿有特殊意义。

2. **应用指征**　各种原因引起的血流动力学不稳定、血管外肺水增加，或存在可能引起血流动力学不稳定、血管外肺水增加的危险因素。尤其适用于肺动脉漂浮导管禁忌的危重患儿，如血流动力学不稳定及循环状态复杂、休克、脓毒血症、肺损伤、器官衰竭、严重烧伤患儿。

3. 操作流程见图 2-3-24。

4. **注意事项**

（1）每 8h 将进行股动脉传感器和中心静脉传感器调零，传感器位置应确保与右心房在同一水平，即腋中线第 4 肋间。

（2）每次以测得的 CVP 进行校正，稳定后每 8h 进行 1 次 PiCCO 定标操作，当患儿病情出现变化时（如休克液体复苏、心排血量变化、全身血管阻力变化），需每小时校正 1 次。

（3）患儿咳嗽、呕吐、躁动和体位变化会使传感器零点位置反复移动，影响测量值的准确性，所以应在患儿安静 15min 后再进行测压。

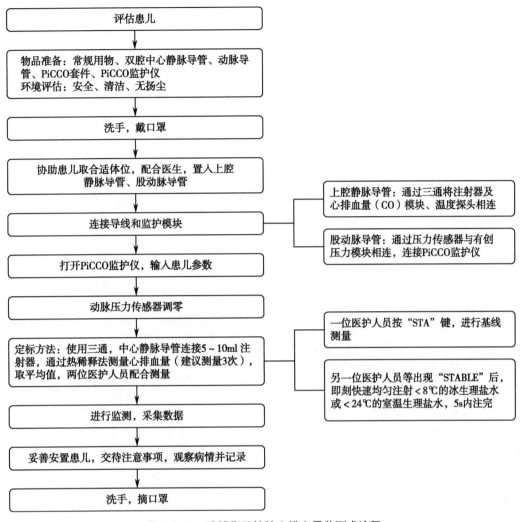

图 2-3-24 脉搏指示持续心排血量监测术流程

（4）动脉导管留置时间一般不超过 10d。动脉置管期间，注意肢体局部缺血和栓塞。

（5）静脉连接导管不能回抽血液，以防静脉传感器发生堵塞。

（6）常见并发症：穿刺部位出血、血肿；导管相关感染；血栓或空气栓塞；低血压；心律失常。

（7）对于肝素过敏；穿刺局部疑有感染或已有感染；严重出血性疾病，或溶栓及应用大剂量肝素抗凝药物；接受主动脉内球囊反搏（IABP）治疗的患儿，不能使用本设备的脉搏轮廓分析方式进行监测。

五、专科急救护理操作术

（一）连续性血液净化

1. **概述**　连续性血液净化（continuous blood purification，CBP）指连续、缓慢清除血液中水分和溶质分子、对脏器功能起支持作用的治疗方式总称。CBP 能模仿肾小球的滤过原理，通过对流、弥散及吸附作用清除外源性和内源性毒物、代谢废物，从而净化血液，达到治疗疾病的目的。弥散是指经过半透膜两侧的血液和透析液中的分子，在限定的空间内自由扩散,最终达到相同的浓度,弥散的驱动力是溶质分子的浓度差,其最终的结果是溶质从高浓度的一侧向低浓度的一侧转运,其对肌酐、尿素氮、尿酸等小分子物质的清除效果好,而对大分子溶质,如细胞因子等清除效果差;对流是指在跨膜压的驱动作用下,液体从压力高的一侧向压力低的一侧移动,液体中的溶质也随之通过半透膜,人的肾小球即通过对流作用清除溶质分子和水分;吸附是指通过将溶质吸附在滤器膜的表面,或吸附在滤器中的活性炭或吸附在树脂上,清除溶质分子,主要应用于血液灌流方式。通过连续不断、缓慢的弥散、对流或吸附作用清除溶质,控制体液平衡,从而净化血液,达到治疗疾病的目的。

2. 应用指征

(1)肾脏疾病:重症急性肾损伤、慢性肾衰竭。

(2)非肾脏疾病:①全身炎症反应综合征;②急性呼吸窘迫综合征;③心肺体外循环手术;④急性肝衰竭;⑤急性重症胰腺炎;⑥药物或毒物中毒;⑦严重水电解质和酸碱代谢紊乱;⑧挤压综合征、肿瘤溶解综合征;⑨先天性代谢疾病,包括甲基丙二酸血症、枫糖尿病、乳酸酸中毒。

3. 操作流程见图2-3-25。

4. 注意事项

(1)体外循环血容量(血浆过滤器 + 管路预冲量)小于总血容量的10%为宜,若超过10%则需给予血液或5%白蛋白预冲管路和过滤器以免出现血容量丢失。

(2)选择匹配的肝素注射器。肝素首剂一般为70~80U/kg,维持剂量为15~20U/(kg·h),根据患儿的凝血状态个性化调整。

(3)血流速一般为3~5ml/(kg·min),初始流量宜慢以免低血压。新生儿:10~20ml/min;婴幼儿:20~40ml/min;<20kg儿童:50~70ml/min;>20kg儿童:70~125ml/min。

(4)一般建议采用1/3前稀释、2/3后稀释的方式。液体清除(正超滤):一般可按每日尿量计算1~2ml/(kg·h),如肾功能正常,无水潴留时可采用"零超滤",如水潴留明显可采用到机器2~5ml/(kg·h)。加热设置温度在37~38℃。

(5)记录各参数的数值,积极处理各项报警。

(6)回输过程中,根据患儿的体重注意回输的速度,避免引起急性容量过多,可预防性使用速尿。

(7)预防并发症并及时处理:如低血

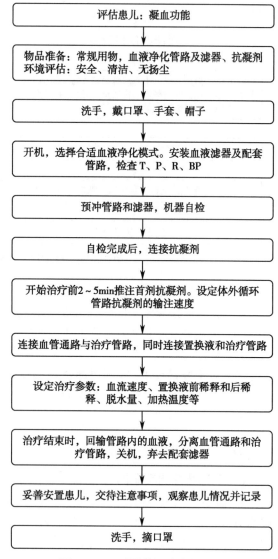

评估患儿:凝血功能

物品准备:常规用物,血液净化管路及滤器、抗凝剂
环境评估:安全、清洁、无扬尘

洗手,戴口罩、手套、帽子

开机,选择合适血液净化模式。安装血液滤器及配套管路,检查T、P、R、BP

预冲管路和滤器,机器自检

自检完成后,连接抗凝剂

开始治疗前2~5min推注首剂抗凝剂。设定体外循环管路抗凝剂的输注速度

连接血管通路与治疗管路,同时连接置换液和治疗管路

设定治疗参数:血流速度、置换液前稀释和后稀释、脱水量、加热温度等

治疗结束时,回输管路内的血液,分离血管通路和治疗管路,关机,弃去配套滤器

妥善安置患儿,交待注意事项,观察患儿情况并记录

洗手,摘口罩

图 2-3-25　连续性血液净化流程

压、出血与血栓、感染、生物相容性和过敏反应、低体温、堵膜、营养丢失、血糖与水电解质异常、肝素诱导性血小板减少症。

（二）血浆置换

1. 概述　血浆置换是清除血液中相对分子质量较大的一种血液净化疗法。是将患儿的血液经血泵引出体外，经过血浆分离器，分离血浆和细胞成分，去除致病血浆或选择性地去除血浆中的某些致病物质，然后将细胞成分、净化后血浆及所需补充的置换液回输到体内。血浆置换适用于清除与血浆蛋白结合率高且不易被血液透析或血液灌流所清除的药物、毒物或其他致病因子。目前血浆置换在急救领域的应用愈来愈广。血浆置换可清除堆积在体内的多种致病因子，阻断疾病的发生发展，如循环免疫复合物、自身抗体与蛋白结合的药物毒物（洋地黄、毒蕈等）；过量的低密度脂蛋白、各种副蛋白，如冷球蛋白、游离的轻链或重链等。血浆置换可快速清除这些物质，显效迅速，使患者病情得到缓解，为原发病的治疗奠定基础。

2. 应用指征

（1）神经系统疾病：如急性播散性脑脊髓炎、急性炎症性脱髓鞘、重症肌无力、多发性硬化等。

（2）肾脏疾病：如急进性肾小球肾炎、抗肾小球基底膜病、局灶节段性肾小球硬化、溶血性尿毒症综合征、血栓性血小板减少性紫癜。

（3）难治性类风湿关节炎、系统性红斑狼疮等结缔组织疾病。

（4）血液系统疾病：如自身免疫性溶血性贫血、自身免疫性血小板减少性紫癜、新生儿溶血病等。

（5）其他疾病：重症肝炎、高胆红素血症、多发性骨髓瘤、器官移植后排斥反应、蛋白结合率高的药物或毒物中毒、多器官功能障碍综合征。

3. 操作流程　见图 2-3-26。

4. 注意事项

（1）体外循环血容量（血浆过滤器＋管路预冲量）小于总血容量的 10% 为宜，若超过 10% 则需给予血液或 5% 白蛋白预冲管路和过滤器以免出现血容量丢失。

（2）按血液净化机要求，选择匹配的肝素注射器。

（3）肝素首剂一般为 0.5～1.0mg/kg，维

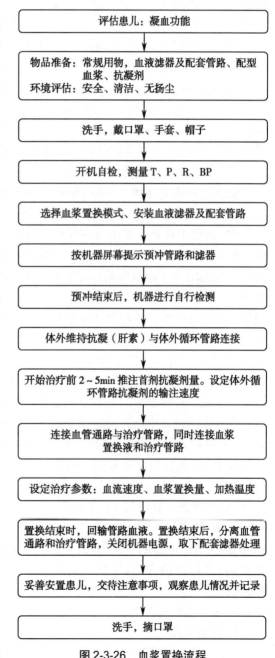

评估患儿：凝血功能

↓

物品准备：常规用物，血液滤器及配套管路、配型血浆、抗凝剂
环境评估：安全、清洁、无扬尘

↓

洗手，戴口罩、手套、帽子

↓

开机自检，测量 T、P、R、BP

↓

选择血浆置换模式、安装血液滤器及配套管路

↓

按机器屏幕提示预冲管路和滤器

↓

预冲结束后，机器进行自行检测

↓

体外维持抗凝（肝素）与体外循环管路连接

↓

开始治疗前 2～5min 推注首剂抗凝剂量。设定体外循环管路抗凝剂的输注速度

↓

连接血管通路与治疗管路，同时连接血浆置换液和治疗管路

↓

设定治疗参数：血流速度、血浆置换量、加热温度

↓

置换结束时，回输管路血液。置换结束后，分离血管通路和治疗管路，关闭机器电源，取下配套滤器处理

↓

妥善安置患儿，交待注意事项，观察患儿情况并记录

↓

洗手，摘口罩

图 2-3-26　血浆置换流程

持 0.3～0.5mg/(kg·h)，理想的状态为在血浆置换过程中，从管路的静脉端采集的样本 ACT/APTT 维持于正常值的 1.5～2 倍，治疗结束后从管路动脉端采集的样本 ACT/APTT 基本正常。

（4）血流速一般为 3～5ml/(kg·min)，初始流量宜慢，以免引起低血压；单次血浆置换宜在 2～2.5h 完成，机器加热设置温度为 37～38℃。

（5）记录各参数值，积极处理各项报警，如静脉压过高，考虑是否管路弯折、夹子未开放、堵管等；动脉压过高，考虑是否为采血不畅、置管不匹配、患儿低血容量或滤器凝血等。

（6）一般一次治疗血浆排出量为总血浆容量 65%～70%；儿童一次血浆置换量按 40～50ml/kg。回输过程中，根据患儿的体重注意回输的速度，避免引起急性容量过多，可预防性使用呋塞米。

（7）并发症的预防及处理：如过敏反应、出血、低血压、低钙血症、细胞成分丢失、血浆分离器或管路凝血。

（三）血液灌流

1. **概述** 血液灌流（hemoperfusion，HP）是借助体外循环，将患者血液引入装有固态吸附剂的灌流器中，通过吸附作用清除血液中内源性或外源性毒物或致病物质，然后将净化的血液重新返回患者体内。HP 是最早应用于临床的一种血液净化方法之一，主要用于抢救重症药物、毒物中毒及改善尿毒症症状。近年来随着医用高分子吸附材料的发展，在血液灌流技术基础上衍生了血浆吸附、免疫吸附等多种血液净化治疗模式，使如今在治疗许多慢性、顽固性和疑难性疾病中取得了满意效果。血液灌流对血液中脂溶性高、蛋白结合率高、相对分子质量较大的毒物的清除率远大于其他方式，故常成为急性药物或毒物中毒时首选的血液净化方式。血液灌流的基本原理是吸附。固体表面有吸附液体中溶解物质及胶体物质的能力，比表面积大的活性炭和树脂等具有很高的吸附能力，因此就用作吸附剂。吸附是利用吸附剂对液体或气体中某一组分具有选择性吸附能力，使其富集在吸附剂表面的过程。

2. **应用指征** ①急性药物和毒物中毒；②尿毒症；③肝性脑病；④败血症；⑤风湿免疫性疾病；⑥海洛因成瘾；⑦肺间质疾病和急性肺损伤。

3. 操作流程见图 2-3-27。

4. **注意事项**

（1）严密观察监测出凝血时间及时调整抗

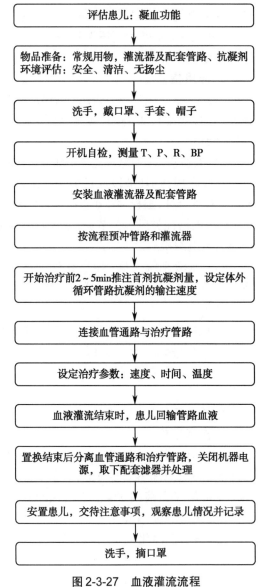

图 2-3-27 血液灌流流程

凝剂的用量。

（2）血液灌流时应注意对药物的影响，及时调整用药剂量。

（3）预防血压下降、发热、出血等并发症发生，给予及时处理。

（4）发生灌流器生物相容性差或热原反应时，患儿会出现寒战、发热、胸闷、呼吸困难等反应，可给予吸氧、地塞米松、异丙嗪等治疗，必要时停止灌流。

（5）其他：可参见血浆置换术注意事项第（2）～（5）条。

（四）腹膜透析

1. 概述　腹膜透析（peritoneal dialysis，PD）是利用人体腹膜作为半透膜，通过弥散和对流作用，清除体内过多水分、代谢产物和毒物，达到血液净化、替代肾脏功能的治疗技术。腹膜透析是治疗急性肾损伤和慢性肾衰竭的有效肾脏替代治疗方法之一，与血液透析（hemodialysis，HD）相比具备以下特点：持续性溶质交换，血液渗透压平稳，心血管状态稳定；持续性超滤，患儿血容量变化平稳，避免肾灌注不足和缺血，有利于残肾功能的保护；对中分子尿毒症毒素的清除效果好；乙型病毒性肝炎、丙型病毒性肝炎等交叉感染危险性低。对儿童慢性肾衰竭患者来说，腹膜透析是终末期肾衰竭儿童透析治疗的首选方式，其技术相对简单，不需要血液透析所需的长期血管通路，而且腹膜透析能在家中进行，患儿可以有规律地上学及参加正常的社会活动。

2. 应用指征

（1）慢性肾衰竭的患儿。

（2）急性肾衰竭：①少尿或无尿的急性肾衰竭，需要清除多余水分和电解质。②水钠潴留导致充血性心力衰竭、肺水肿、脑水肿、严重高血压。③严重代谢紊乱，血钾≥6.5mmol/L，难治性代谢性酸中毒、高磷血症。④肌酐清除率较正常下降超过50%，或高分解代谢，即每日尿素氮上升≥14.3mmol/L，肌酐上升≥17μmol/L。⑤有明显尿毒症症状，伴有精神神经症状或出血。⑥异型输血，游离血红蛋白≥800mg/L。⑦急性药物、毒物中毒。

3. 操作流程见图2-3-28。

4. 注意事项

（1）鼓励患儿早期下床活动，保持大便通畅，勿穿紧身衣服。

（2）保持管路通畅，防止牵拉导管，妥善固定。

（3）注意观察导管出口处有无红肿、疼痛、脓性分泌物等感染征象。出口处结痂勿强行去除，待自行脱落。

（4）保持导管出口干燥，避免盆浴，以免导管出口浸于水中。

（5）观察有无漏液；透析液引流不通畅；低血压；低血钾、高钠血症、高血糖等电解质紊乱；腹痛；腹膜腔感染等并发症。

（五）脑电图监测术

1. 概述　脑电图（electroencephalography，EEG）是通过精密的电子仪器，从头皮上将脑部的自发性生物电位加以放大记录而获得的图形，是通过电极记录下来的脑细胞群的自发性、节律性电活动。EEG联合脑功能趋势图监测，可以动态反映脑功能的变化，而且显著增加非惊厥性发作和非惊厥性癫痫持续状态的检出率，是高效便捷的脑功能评估、诊治手段。EEG还可广泛用于各科危重患儿的监测，麻醉监测及心理、行为研究。脑电图各主要成分的产生可归纳为以下几点：①慢活动是皮层内许多锥体细胞同时产生的突触后电位的总和；②α节律是由非特异性丘脑核的兴奋性和抑制性突触后电位变化所产生；③快活动

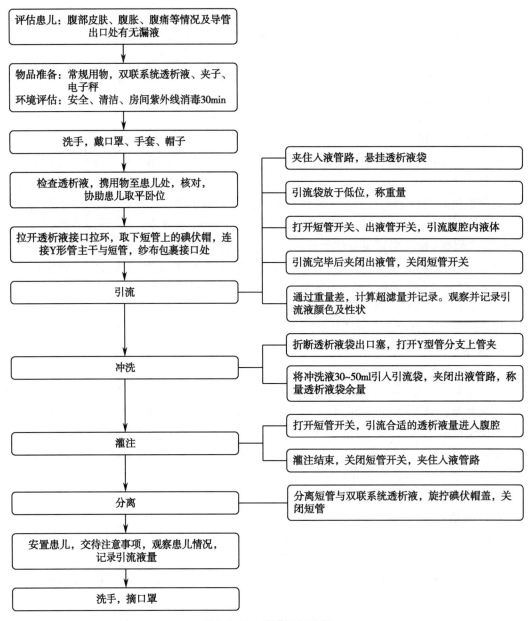

图 2-3-28　腹膜透析流程

是由网状结构而来的冲动使丘脑非特异性核的节律性放电消除,并使皮层电位去同步化而产生。除常规脑电图检查外,还有脑电图长期监测、录像脑电图监测、睡眠监测及数字化计算机分析。

2. **应用指征**　①癫痫患儿。②用于明确昏迷的原因。③颅内高压辅助判断。④脑血管疾病。⑤重症脑功能障碍患儿脑功能分级及预后判断。⑥脑死亡的辅助诊断。

3. 操作流程见图 2-3-29。

4. **注意事项**

(1)脑电图仪应放置于屏蔽室内,防止外界交流电噪音干扰。

(2)长程监测宜选用针状电极,盘状电极长时间压迫易导致局部皮肤缺血坏死。

（3）避免电极脱落：监测前保持头部干燥，必要时去除毛发；适当约束患儿，年长儿做好解释取得配合；电极线每个转折点处用胶带牢固固定；不可用 0.9% 氯化钠溶液或酒精代替导电膏。

（4）应准确记录监测者使用的药物，操作集中进行，避免频繁刺激，及时标记刺激事件。

（5）避免和标记影响脑电图结果的因素，利于脑电图分析。①麻醉、镇静药使用可抑制脑电波发放；患儿咳嗽、躁动、抽搐可影响 EEG。②维持监测过程中患儿内环境的稳定，避免空腹，维持血糖正常。

（六）颅内压监测术

1. **概述**　颅内压（intracranial pressure, ICP）是指颅腔内容物对颅壁的压力，颅腔内容物包括脑组织、脑脊液、血液，正常情况下三者的体积与颅腔容积相适应，颅内压保持相对恒定（60～160mmH$_2$O），任何一种物质的增多或减少都会影响颅内压。ICP 监测分为有创颅内压监测和无创颅内压监测。有创 ICP 根据传感器放置位置不同，分为脑室内、硬膜下、硬膜外和脑实质内测压。脑室内压、硬膜下的 ICP 监测准确，但监测时间一般不超过 7d，易引起颅内感染、颅内出血、脑脊液漏等并发症。硬膜外 ICP 监测时间长，不易出现导管堵塞，患者活动不受影响，但精确度不如前者。脑实质内测压准确，但手术创伤大，传感器要求高，昂贵。目前临床上最常用为脑室内插管法，是 ICP 监测的"金标准"。无创颅内压监测方法包括经颅多普勒、脑电图、诱发电位、前囟测压法等。但目前准确性和敏感性不尽如人意。

2. **应用指征**　①所有重型颅脑外伤或颅脑疾病患儿需要监测 ICP。②颅内大手术前后。③ CT 检查显示可以暂缓颅脑手术，但格拉斯哥昏迷评分<9 分。④其他原因导致 ICP 增高而昏迷的患儿。

3. 操作流程见图 2-3-30。

4. **注意事项**

（1）观察患儿穿刺处敷料有无渗血渗液，观察局部皮肤有无红肿化脓，观察患儿体温、血常规、C 反应蛋白等感染指标，一旦有感染征兆尽早拔管。

（2）妥善固定管路，尤其翻身时避免牵拉、扭曲、折叠管路影响数据的准确性。

（3）避免颈部及头部过度扭曲，避免头部过度抬高或降低。

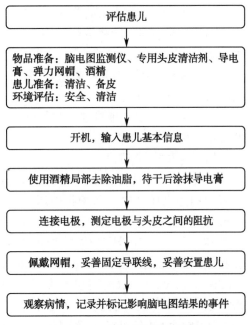

图 2-3-29　脑电图监测术流程

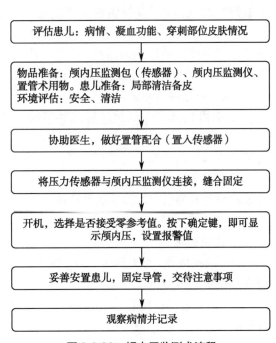

图 2-3-30　颅内压监测术流程

（4）使用前传感器必须调零，零点为外耳道水平的位置。

（5）咳嗽、应激、吸痰等刺激均能导致颅内压改变；尤其是吸痰，按需吸引，避免负压过大、频繁吸引。

（6）遇无法监测到 ICP 数值、校零无效等情况时可能发生导管堵塞，通知外科医生，必要时拔除导管，停止监测。

（7）疼痛、尿潴留或排便困难等可引起躁动而致颅内压升高。高热、高血糖、低氧血症、低血压等也可影响 ICP 值。

（七）腹内压监测术

1. **概述**　腹内压（intra-abdominal pressure，IAP）是指腹腔内的稳态压力。是由腹腔内脏器的静水压产生。儿童腹内压正常值为 5～7mmHg。当儿童持续的腹内压（IAP）>

10mmHg 且伴有由于 IAP 升高引起的新的器官功能障碍或原有器官功能损害加重称为儿童腹腔间隔室综合征（abdominal compartment syndrome，ACS）。ACS 可引起多器官功能障碍或衰竭，而准确地监测 IAP 可早期发现和处理 ACS。IAP 分四级，一级 10～15mmHg；二级 16～20mmHg；三级 21～25mmHg；四级 >25mmHg。当 IAP（膀胱测压法）低于 25mmHg，可通过给予足够的血容量或高血容量状态以保持器官的血液灌注；当 26～35mmHg 时应进行内科方式减压；超过 35mmHg 时应紧急行腹腔开放手术以挽救患儿。IAP 的监测包括直接测压和间接测压，直接测压法包括腹腔穿刺直接测压、经腹引流管测压；间接测压法包括经膀胱、经下腔静脉、经胃、经直肠测压。其中膀胱测压法最常用，是间接测压法的"金标准"，但膀胱损伤或尿路感染者不宜采用此方法，可选经胃测量法。

2. **应用指征**　①危重症患儿伴有腹部膨隆、压力增高者均有监测指征。②严重创伤、腹部手术等使腹壁顺应性降低。③胃扩张、肠梗阻等脏器内容物增加。④腹腔积液、腹腔肿瘤等腹腔内容物增加。⑤毛细血管渗漏。

3. 操作流程见图 2-3-31。

4. **注意事项**

（1）动态监测，每天至少 3 次，取平均值，观察数据变化趋势。

（2）测量前排空膀胱，测量时取平卧位，保持腹肌松弛。

（3）膀胱注水：0.9% 氯化钠溶液 1ml/kg，

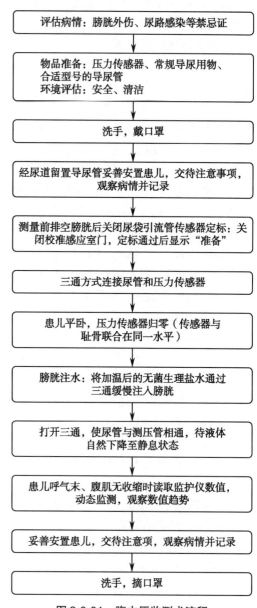

评估病情：膀胱外伤、尿路感染等禁忌证

↓

物品准备：压力传感器、常规导尿用物、合适型号的导尿管
环境评估：安全、清洁

↓

洗手，戴口罩

↓

经尿道留置导尿管妥善安置患儿，交待注意事项，观察病情并记录

↓

测量前排空膀胱后关闭尿袋引流管传感器定标：关闭校准感应室门，定标通过后显示"准备"

↓

三通方式连接尿管和压力传感器

↓

患儿平卧，压力传感器归零（传感器与耻骨联合在同一水平）

↓

膀胱注水：将加温后的无菌生理盐水通过三通缓慢注入膀胱

↓

打开三通，使尿管与测压管相通，待液体自然下降至静息状态

↓

患儿呼气末、腹肌无收缩时读取监护仪数值，动态监测，观察数值趋势

↓

妥善安置患儿，交待注意项，观察病情并记录

↓

洗手，摘口罩

图 2-3-31　腹内压监测术流程

最小 3ml，总量<25ml；注入时间>1min，停留时间 30～60s；0.9% 氯化钠溶液需加温至 37～40℃，以防膀胱痉挛。

（4）传感器归零：患儿平卧位，用三通将尿管和压力传感器相连。归零时换能器与耻骨联合同一水平。首先关闭患儿端，通大气；接着关闭大气端，让患儿端尿管与测压管相通，待输液管中的液体自然下降至不再下降，在患儿呼气末腹肌无收缩时读取数据。

（5）注意避免影响腹内压数值的因素：注水量越多、注水速度过快则测量值越大；半卧位、病理性肥胖、腹肌收缩、膀胱痉挛时测得的腹内压会高于实际值。

六、喂养术

（一）新生儿喂养术

1. **概述**　出生后，新生儿从依赖胎盘提供营养转变为依赖胃肠道提供营养。足月儿的营养目标是保证其从胎儿到出生后的成功过渡，早产儿的营养目标是让其在宫外的环境中继续宫内的生长过程直至矫正胎龄 40 周，然后适当地追赶生长。肠内营养途径仍然是优先选择，与肠外营养相比更符合生理状况，安全、廉价。新生儿喂养的方式有母乳喂养、人工喂养、混合喂养。新生儿喂养的乳类有：母乳、配方奶、特殊配方奶。母乳是新生儿的最佳饮食。新生儿配方奶分为早产儿院内配方奶、早产儿出院后配方奶、标准婴儿配方奶三类，三者在渗透压、能量、蛋白质、微量元素等成分上存在差异。早产儿院内配方奶适用于胎龄<34 周或体重<2kg 的早产儿。早产儿出院后配方奶适用于出院时仍有生长迟缓的早产儿，校正胎龄生长指标达到生长曲线图的 25～50 百分位时可以转换成标准婴儿配方奶。特殊配方奶有低敏配方奶，如深度水解蛋白配方（半要素配方）或游离氨基酸配方（要素配方）；无或低乳糖配方奶；代谢性疾病患儿使用的低或无苯丙氨酸奶粉等。新生儿喂养的途径有：经口喂养、管饲喂养。管饲喂养适用于胎龄<32 周、吸吮吞咽功能不全、疾病状态或治疗因素（呼吸机或 NCPAP 呼吸支持状态下）不能经口喂养者，也作为经口喂养不足的补充方式。管饲途径包括口/鼻胃管喂养、胃造瘘术/经皮穿刺胃造瘘术、经幽门/幽门后喂养。

2. **应用指征**　①无先天性消化道畸形及严重疾患、血流动力学相对稳定者尽早肠道喂养。②体重>1 000g 者出生后 12h 内开始喂养。③严重围生期窒息、脐动脉插管或体重<1 000g 者可适当延迟至出生 24～48h 开始喂养。

3. 操作流程见图 2-3-32、图 2-3-33。

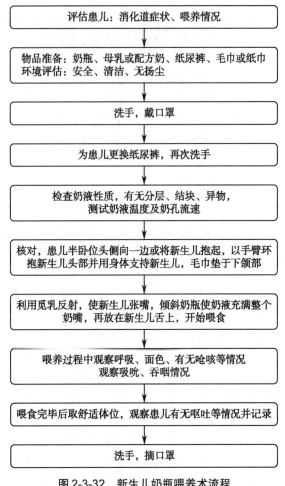

图 2-3-32　新生儿奶瓶喂养术流程

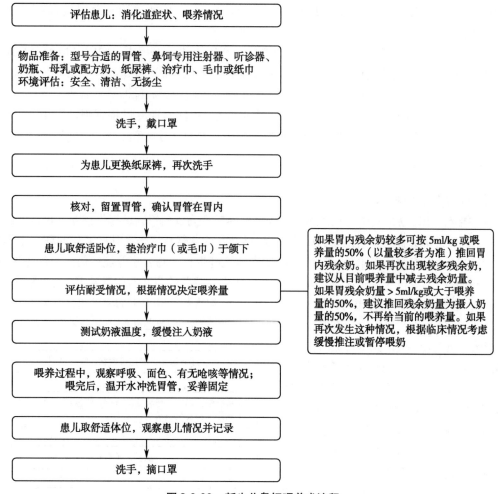

图 2-3-33　新生儿鼻饲喂养术流程

4. 注意事项

（1）加强奶瓶、奶嘴、配奶用具等的清洁消毒，奶瓶、奶嘴一人一用，每次更换。

（2）奶液温度40℃左右。奶嘴孔勿过大、过小，一般奶液滴出速度以每秒1滴为宜。

（3）喂奶过程中始终让奶汁充满奶嘴，并观察有无呕吐，发绀、饲养管滑出等情况；喂奶后尽量不翻动患儿，可取头高侧卧位，并观察有无溢奶、窒息的发生。

（4）管饲喂养：胃管插入时动作轻柔，早产儿首选经口置入；管饲喂养前必须确保胃管在胃内；喂养中注意防止胃管滑出；加强口腔护理，并增加能够促进经口腔喂养进程的方法，如喂养前口腔刺激、非营养性吸吮、喂养中口腔支持等干预措施。

（5）观察有无消化道出血、腹泻、喂养不耐受等情况。

（6）下列情况不宜喂养：消化道梗阻，怀疑或诊断NEC，血流动力学不稳定需要液体复苏或血管活性药物支持，各种原因所致多器官功能障碍等情况暂缓喂养。

（二）鼻肠管喂养术

1. **概述**　鼻肠管喂养是先将导管头端放置到胃内，再通过胃镜辅助下将鼻肠管置入到所需肠管，用于肠内营养输注。适用于需要通过鼻饲且直接进入十二指肠或空肠的患儿。鼻肠管喂养可以减少误吸、反流、胃潴留的发生，患儿对肠内营养的耐受性增加，基本不刺激胰腺分泌，能较好地维持肠道结构和功能，降低机体的高代谢状况，具有提高患者生存率、降低感染发生率、缩短 ICU 入住时间、缩短机械通气时间和保护肠黏膜屏障功能等作用。其缺点容易刺激鼻咽部黏膜、容易脱管、堵管及难以保证管端准确到达小肠内。

2. **应用指征** ①鼻胃管不耐受、胃潴留、胃排空延迟患儿。②胃食道反流导致吸入性肺炎高风险的患儿。③近端胃肠道吻合术的患儿。

3. 操作流程见图 2-3-34。

4. **注意事项**

（1）插管过程中如出现剧烈咳嗽、呼吸困难、发绀等情况，表明胃管插入气管，应立即拔出，休息后再重插。

（2）妥善固定导管，并做好导管插入长度标记。每次使用前后用 20ml 无菌生理盐水冲洗管道防止堵管。长期插管者加强鼻腔及口腔护理。

（3）肠内营养液温度 38～40℃。尽量使患儿保持半卧位（30°～45°）以防止反流误吸。鼓励患儿适当运动，促使肠肠动力。

（4）肠内营养液需按静脉输液标准进行无菌操作，现配现用，同时每日更换输注管道。

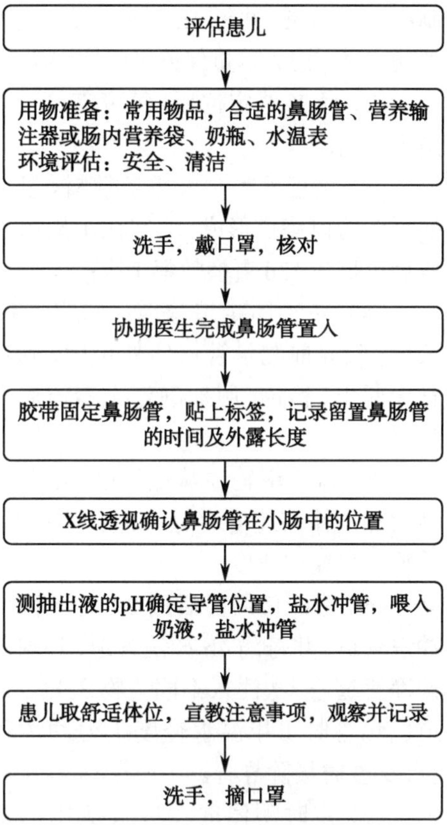

```
┌─────────────────────────────────┐
│          评估患儿                 │
└─────────────────────────────────┘
               ↓
┌─────────────────────────────────┐
│ 用物准备：常用物品，合适的鼻肠管、│
│ 营养输注器或肠内营养袋、奶瓶、水温表│
│ 环境评估：安全、清洁               │
└─────────────────────────────────┘
               ↓
┌─────────────────────────────────┐
│      洗手，戴口罩，核对            │
└─────────────────────────────────┘
               ↓
┌─────────────────────────────────┐
│    协助医生完成鼻肠管置入          │
└─────────────────────────────────┘
               ↓
┌─────────────────────────────────┐
│ 胶带固定鼻肠管，贴上标签，记录留置 │
│ 鼻肠管的时间及外露长度             │
└─────────────────────────────────┘
               ↓
┌─────────────────────────────────┐
│ X线透视确认鼻肠管在小肠中的位置    │
└─────────────────────────────────┘
               ↓
┌─────────────────────────────────┐
│ 测抽出液的pH确定导管位置，盐水冲管，│
│ 喂入奶液，盐水冲管                 │
└─────────────────────────────────┘
               ↓
┌─────────────────────────────────┐
│ 患儿取舒适体位，宣教注意事项，观察 │
│ 并记录                            │
└─────────────────────────────────┘
               ↓
┌─────────────────────────────────┐
│      洗手，摘口罩                  │
└─────────────────────────────────┘
```

图 2-3-34　鼻肠管喂养术流程

（5）肠内营养液输注从低浓度、小剂量开始，逐渐增加。有条件者可以使用肠内营养输注泵控制速度。

（6）观察有无管道堵塞、鼻咽食管黏膜损伤和出血、胃食管反流、腹泻、恶心呕吐、腹胀腹泻和水电解质、血糖紊乱等并发症的发生。

（三）造口喂养术

1. **概述**　造口喂养是通过重力作用或外部压力，将营养液通过造口注入，起到补充营养作用的喂养方式。长期使用肠内营养时，需要通过内镜、放射或手术的方法建立经皮途径的肠内营养通路。经皮内镜下的造口术，有胃造口、空肠造口、胃 - 空肠造口。造口喂养操作简便、并发症少、耐受性好，具有比鼻胃管更舒适和美观等优点，成为长期管饲喂养的首选方式。胃造口还可以起到引流和减压的作用，预防术后胃肠道内的积气积液，减轻胃肠内的压力利于术后胃肠吻合口的愈合和胃肠功能的恢复。造口喂养可保证患儿摄入充足的营养，具有提高患儿生存率、降低感染发生率、缩短 ICU 入住时间、缩短机械通气时间和保护肠黏膜屏障功能等作用。

2. **应用指征**　①经口进食困难引起营养不良，而胃肠道功能正常，需要长期营养支持者。②中枢神经系统疾病导致的吞咽困难。③有正常吞咽功能但摄入不足的患儿。④部分慢性疾病和胃扭转患儿。

3. 操作流程见图 2-3-35。

4. **注意事项**

（1）造瘘置管 24h 后开始进行肠内营养，肠内营养液现用现配，温度 38～40℃。鼻饲液配制中防止污染，并每 4h 更换，每天更换肠内营养输注器。患儿尽量保持半卧位（30°～45°）。

（2）经 X 线定位后，每班需检查导管位置是否正确。

（3）置管后第 2 天更换敷料，以后每天更换直至造口瘘道形成（通常在 1 周内），瘘道形成后可每 2～3d 更换敷料 1 次；

（4）妥善固定造瘘管，标明造瘘管置管长度；喂养前测量管道体外长度，确定胃造瘘管无脱出、移位，回抽确定无潴留后再行造口喂养。

（5）营养液输注从低浓度、小剂量开始逐渐增加。输入速度均匀，有条件者使用肠内营养输注泵控制速度。

（6）每次使用前后用 20ml 无菌生理盐水冲洗管道，并每隔 4h 冲洗管道；注射药物时应冲净管道，一次注入不同药物之间也需冲洗管道。堵管时可用温水轻度压力冲洗和吸引交替，必要时拔除导管。

（7）定时测体重、身高、头围以调整营养液的配方。监测电解质、血糖变化，要素饮食需缓慢停用，同时补充其他糖分。

（8）观察并发症：有无出血（常为内垫处的胃溃疡出血）、胃食管反流误吸、腹膜炎、内垫包埋综合征、造口处切口感染、胃结肠瘘、气腹、管道堵塞、水电解质紊乱、血糖紊乱等。

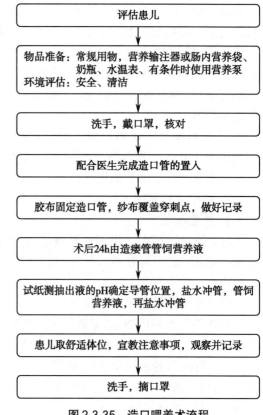

图 2-3-35　造口喂养术流程

第三章 院前儿童救援护理应急预案

第一节 常见院前儿童急症救援护理应急预案

一、常见儿童内科急症院前救援护理应急预案

（一）呼吸衰竭儿童院前救援护理应急

1. **概述** 呼吸衰竭是由各种原因导致严重呼吸功能障碍，引起动脉血氧分压（PaO_2）降低，伴或不伴有动脉血二氧化碳分压（$PaCO_2$）增高而出现一系列病理生理紊乱的临床综合征。

2. **临床表现** 周围性呼吸衰竭早期表现为呼吸频率增快、呼吸费力，可见吸气性三凹征、鼻翼煽动（鼻煽），伴/或不伴发绀，晚期则出现呼吸浅慢。中枢性呼吸衰竭表现为呼吸节律不规整。呼吸肌受累时，可出现呼吸减弱或消失。

3. 护理应急预案流程见图 3-1-1。

（二）呼吸心搏骤停儿童院前救援护理应急

1. **概述** 小儿呼吸心搏骤停的原因具有年龄特点，婴儿常见的原因为呼吸系统疾病，严重的脓毒症、神经系统疾病、捂热综合征和气道阻塞（包括气道异物）。院外主要原因为外伤、溺水、中毒和自杀等意外伤害，由于复苏效果差，预防极为重要。院内主要原因是呼吸衰竭和休克。

2. **临床表现** ①神志突然丧失，出现昏迷、抽搐。②面色发绀或苍白。③心搏停止或心动过缓，婴幼儿心率<30 次/min，新生儿<80 次/min。④呼吸停止或严重呼吸困难，无有效气体交换。⑤颈动脉和股动脉搏动消失，血压测不出。⑥瞳孔散大。⑦心电图等电位线或室颤。判断心搏呼吸骤停最主要的特征是意识丧失和大动脉搏动无法扪及。

3. 护理应急预案流程见图 3-1-2。

（三）气道异物阻塞窒息儿童院前救援护理应急

1. **概述** 气道异物，临床一般是指喉、气管及支气管外入性异物。清醒患者突然不能讲话、咳嗽，并

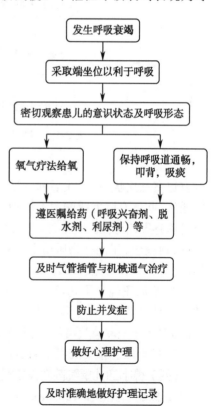

图 3-1-1 呼吸衰竭儿童院前救援护理应急预案流程

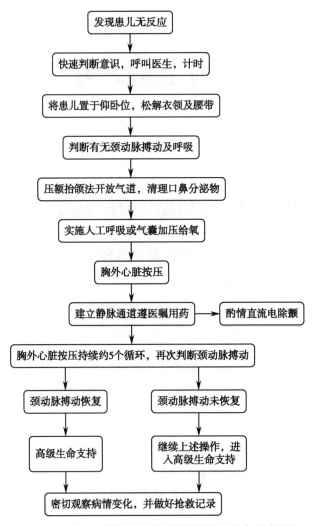

图 3-1-2　呼吸心搏骤停儿童院前救援护理应急预案流程

有窘迫窒息症状,或在头后仰、三步法开放气道(仰头、开口、托下颌)后仍不能进行有效正压通气,吹气有阻力或胸廓不能抬起,应考虑气道异物或分泌物阻塞。若患儿能有效咳嗽,应迅速将患儿送往医院处理。气道异物分内源性及外源性两类。内源性为呼吸道内的假膜干痂、血凝块、干酪样物质堵塞。外源性为外界物质误入气道,通常气道异物是指外源性异物,是耳鼻喉科常见急诊之一。

2. **临床表现**　患儿可出现特殊表情:面色苍白、恐惧、表情痛苦,乱抓喉部或胸部,常常一手呈"V"形紧贴于颈前喉部。当呼吸道被异物部分或完全阻塞,有效咳嗽减弱或消失时,需要迅速采取急救措施,排除异物,否则将导致死亡。

3. 护理应急预案流程见图 3-1-3。

(四)鼻出血儿童院前救援护理应急

1. **概述**　鼻出血(epistaxis)指血液由鼻腔流出,常由鼻腔、鼻窦或者邻近结构疾病引起,也可由某些全身性疾病引起,但以前者多见。是鼻科常见症状和急症之一。

2. **临床表现**　血液从鼻腔流出,出血多时也可从口腔流出。儿童鼻出血部位常发生在

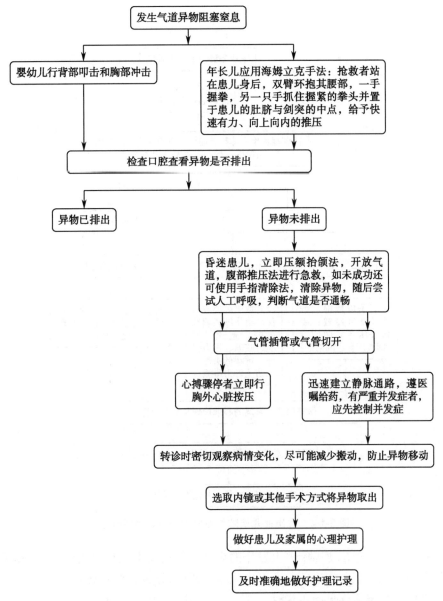

图 3-1-3　气道异物阻塞窒息儿童院前救援护理应急预案流程

鼻中隔的前下方即黎氏区，大部分患儿就诊时都在非鼻出血期。前鼻镜检查可见鼻中隔前端黏膜干燥、糜烂或细小血管扩张，或有血痂，或有渗血或搏动性出血。咽部可见血块或新鲜血液顺咽后壁或悬雍垂下流。

3. 护理应急预案流程见图 3-1-4。

（五）重症哮喘儿童院前救援护理应急

1. **概述**　支气管哮喘是由多种细胞和细胞组分参与的气道慢性炎症性疾病。这种慢性炎症导致气道高反应性，当接触多种刺激因素时，气道发生阻塞和气流受限，出现反复发作的喘息、气促、胸闷或咳嗽等症状。

2. **临床表现**　典型症状表现为反复喘息、气促、胸闷或咳嗽。以上症状呈反复发作性，

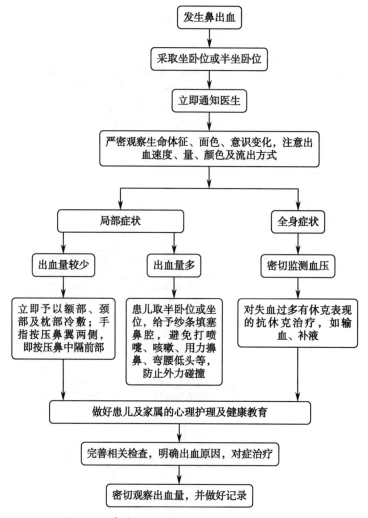

图 3-1-4　鼻出血儿童院前救援护理应急预案流程

常在夜间和 / 或清晨发作、加剧；严重发作的患儿因气促而不能整句说话，行走和平卧均表现呼吸困难，多端坐呼吸，病情危重者可出现呼吸暂停、谵妄甚至昏迷。

3. 护理应急预案流程见图 3-1-5。

（六）心力衰竭儿童院前救援护理应急

1. **概述**　心力衰竭是心室收缩和 / 或舒张功能障碍导致心排血量不足，组织的血液灌注减少，不能满足机体需要，造成神经 - 内分泌系统过度激活，导致一系列病理生理改变，是各种心脏病的严重阶段。

2. **临床表现**　心力衰竭的表现缺乏特异性，包括原发病和体、肺循环淤血及心肌功能障碍的表现。肺循环淤血表现：气促、呼吸困难与发绀、吃奶中断，肺部湿啰音及哮鸣音，咯泡沫血痰。体循环淤血表现：肝大（尤其短时间内增大）伴触痛，颈静脉膨胀，肝颈回流征阳性，头皮静脉怒张，眼睑水肿，体重增加。心肌功能障碍表现：烦躁多汗，心脏扩大，心动过速，第一心音低钝，严重者可出现舒张期奔马律。若伴四肢末梢发凉、外周脉搏消失，中央脉搏减弱、血压降低，则考虑同时伴心源性休克。

3. 护理应急预案流程见图 3-1-6。

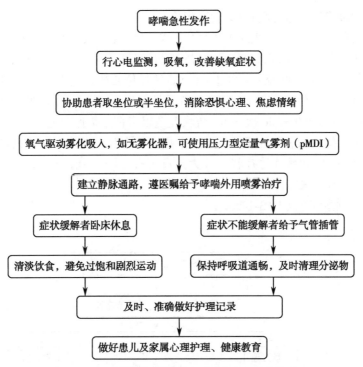

图 3-1-5　重症哮喘儿童院前救援护理应急预案流程

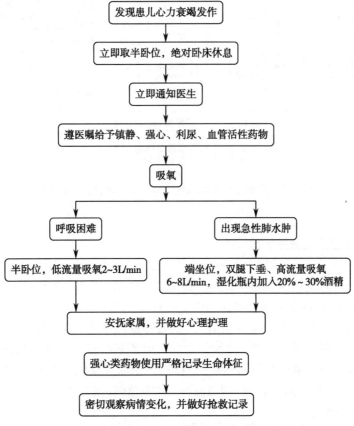

图 3-1-6　心力衰竭儿童院前救援护理应急预案流程

（七）严重心律失常儿童院前救援护理应急

1. **概述** 心律失常是因心脏激动产生和 / 或传导异常，致使心脏活动变为过慢、过快、不规则或心脏各部分活动顺序改变，或传导过程时间延长或缩短。在小儿心律失常中，窦性心律失常最为多见，期前收缩（又称过早搏动）等异位心律也较常见，其次是传导阻滞。

2. **临床表现** 阵发性室上性心动过速：阵发性发作，突发突止，可见于任何年龄。婴儿以房室折返多见，心率 250～300 次 /min；较大儿童以房室结折返多见，心率多达 180 次 /min 以上。一次发作可持续数秒钟至数日之久，多数为数小时。发作时常有恶心、呕吐、烦躁、气促、出汗、脸色苍白、四肢凉等症状。较大儿童可有心悸、心前区不适、心绞痛及头晕等。反复持续发作可致心律失常性心肌病。

3. 护理应急预案流程见图 3-1-7。

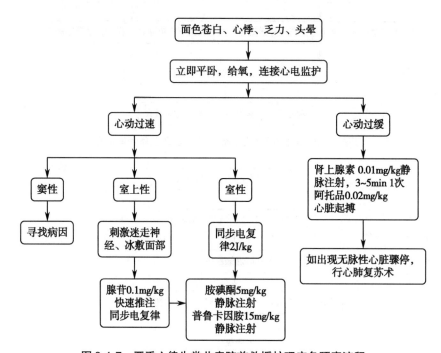

图 3-1-7 严重心律失常儿童院前救援护理应急预案流程

（八）休克儿童院前救援护理应急

1. **概述** 休克（shock）是指因各种强烈致病因子（如大出血、创伤、感染、过敏、心脏泵衰竭等）引起的急性血液循环障碍，微循环灌流量急剧减少，从而导致各重要器官灌流不足和细胞功能代谢障碍，由此引起全身性的危重病理过程。

2. **临床表现** 休克可分为 4 种类型：①低血容量性休克；②感染性休克又称脓毒性休克；③心源性休克；④过敏性休克；尽管休克的原因各不相同，但各型休克的发展过程基本相同。休克的临床表现主要有微循环功能障碍、组织缺血缺氧，以及脏器功能衰竭所表现出的临床症状，患儿常有面色苍白、四肢厥冷、呼吸急促、脉搏细弱、血压下降、尿量减少、精神萎靡或烦躁不安等。

临床表现又分为代偿期（早期）与失代偿期两期；休克代偿期在原发症状体征为主的情

况下主要表现为皮肤苍白、大汗淋漓、四肢厥冷、尿量减少、脉搏细速、烦躁不安等各组织脏器灌注不足表现，而动脉收缩压接近正常，舒张压增高，脉压减少。休克失代偿期主要是微循环淤血所引起的动脉血压降低，皮肤发绀并出现花斑，神志淡漠，尿量进一步减少或无尿等。感染性休克除了有全身各组织脏器低灌注表现外，还会有原发感染病灶或原发疾病的表现：寒战、高热或体温不升，咳嗽、气促、呼吸困难及发绀，腹泻、呕吐，惊厥、昏迷、皮肤瘀点瘀斑等。心源性休克临床表现多样，不同原发病起病的临床表现不同。心源性休克包括原发病和休克两方面的症状，原发病表现为：面色苍白、心悸、心慌、心前区不适；活动后气促、发绀，既往反复呼吸道感染史，生长发育落后；心动过速，反复晕厥等。低血容量性休克有创伤、出血、大量液体丢失病史，烦躁不安、面色苍白、皮肤发花、手足冰凉、尿量减少等休克表现。休克的严重程度与出血量多少及出血速度有关。

3. 护理应急预案流程见图 3-1-8～图 3-1-10。

（1）感染性休克、心源性休克

（2）低血容量休克

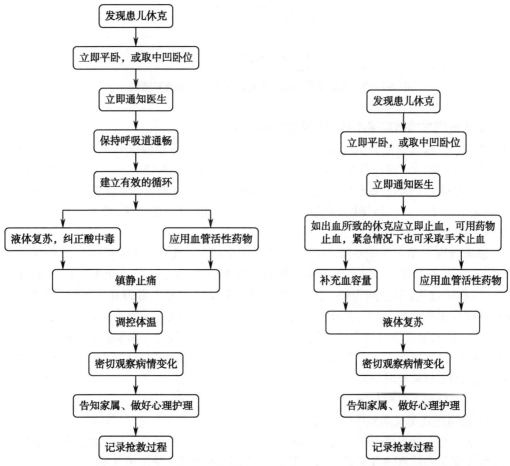

图 3-1-8 感染性休克、心源性休克儿童院前救援护理应急预案流程

图 3-1-9 低血容量休克儿童院前救援护理应急预案流程

（3）过敏性休克

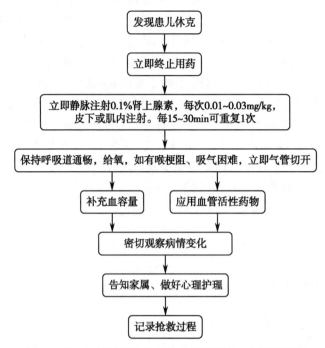

图3-1-10　过敏性休克儿童院前救援护理应急预案流程

（九）儿童糖尿病酮症酸中毒院前急救护理应急

1. **概述**　糖尿病酮症酸中毒（diabetic ketoacidosis，DKA）是糖尿病常见的急性并发症之一，是以高血糖、高血酮、酮尿、电解质紊乱、代谢性酸中毒为特征的一组症候群。糖尿病酮症酸中毒指代谢紊乱加重时，脂肪动员和分解加速，大量脂肪酸在肝脏经 β 氧化产生酮体。随着代谢紊乱进一步加剧，血酮体升高，超过机体的处理能力时，便发生代谢性酸中毒，称为糖尿病酮症酸中毒。

2. **临床表现**　糖尿病酮症酸中毒的患儿早期症状多为非特异性，虽部分患儿有三多症状，但儿童多不明显。脱水、酸中毒是糖尿病酮症酸中毒患儿的突出表现。严重时可有低血压、心动过速，但皮肤干燥、温暖、潮红都为其特点。酸中毒患者常出现呼吸急促，Kussmaul 呼吸出现丙酮气味。酸中毒严重时 pH 可低至 7.0 以下。患儿一般都有不同程度的意识改变，轻的则表现为淡漠、嗜睡，重的可发展为昏睡或昏迷。出现糖尿病酮症酸中毒昏迷时血糖常>16.7mmol/L（300mg/dl），pH 小于 7.30，实际碳酸氢盐常<15mmol/L、血酮>30mg/L 或血清 2 倍稀释时仍阳性。

3. 护理应急预案流程见图3-1-11。

（十）腹泻病儿童院前救援护理应急

1. **概述**　小儿腹泻病（infantile diarrhea）是一组多病原、多因素引起的以大便次数增多和大便性状改变为特点的儿科常见病。是儿童时期发病率高、常见的疾病之一，也是造成小儿营养不良、生长发育障碍的主要原因之一。大便性状改变和大便次数增多都称之为腹泻，根据病程可分为急性腹泻、迁延性腹泻和慢性腹泻。根据病情可分为轻型、中型、重型腹泻。根据病因又可分为感染性腹泻和非感染性腹泻。

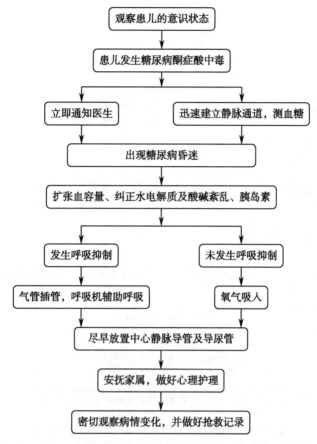

图 3-1-11　儿童糖尿病酮症酸中毒院前急救护理应急预案流程

2. 临床表现

（1）轻型：常由饮食因素及肠道外感染引起，腹泻量少、无脱水及全身中毒症状，多在数日内痊愈。

（2）中型：轻～中度脱水或有轻度中毒症状。

（3）重型：多由肠道内感染引起。腹泻量大，常有脱水、电解质紊乱和全身感染中毒症状（烦躁、精神萎靡、嗜睡、面色苍白、高热、外周血白细胞计数明显增高等）；出现眼窝前囟凹陷、尿少、泪少、皮肤黏膜干燥、弹性下降，导致有效血容量不足而引起末梢循环改变。常有水、电解质及酸碱平衡紊乱，代谢性酸中毒，低钾血症，低钙和低镁血症。

3. 护理应急预案流程见图 3-1-12。

（十一）惊厥儿童院前救援护理应急

1. 概述　惊厥（convulsions）是指四肢、躯干与颜面骨骼肌非自主的强直与阵挛性抽搐，并引起关节运动，常为全身性、对称性，伴有或不伴有意识丧失。发作时的脑电图可有异常或表现为正常。

2. 临床表现　惊厥发作前少数可有前兆。如在问诊或体检时，见到下列临床征象的任何一项，应警惕惊厥发作：极度烦躁或不时"惊跳"，精神紧张、精神惊恐，四肢肌张力突然增加，呼吸突然急促、暂停或不规律，体温骤升，面色剧变等。惊厥大多数为突然发作。惊厥发作的典型临床表现是意识丧失，同时急骤发生全身性或局限性、强直性或阵挛性面部、

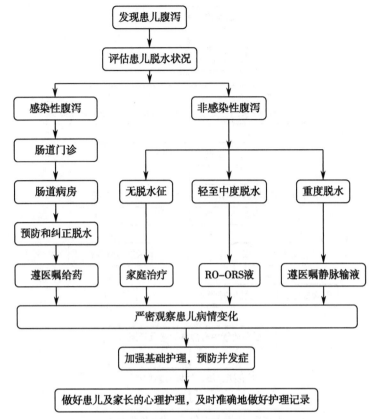

图 3-1-12 腹泻病儿童院前救援护理应急预案流程

四肢肌肉抽搐,多伴有双眼上翻、凝视或斜视。由于喉痉挛,气道不畅,可有屏气甚至青紫;部分患儿大小便失禁。低钙血症惊厥时,患儿可意识清楚。发作时间可由数秒至数分钟,严重者反复多次发作,甚至呈持续状态,惊厥止后多入睡。常见的惊厥发作形式有以下 5 种:①强直 - 阵挛发作:突然意识丧失,肌肉剧烈强直收缩,呼吸暂停或青紫,持续 1～2min 后转入阵挛期,肢体有节律抽动,数分钟逐渐减慢、停止;②强直性发作:意识丧失,肌肉强烈收缩并维持某种姿势片刻;③阵挛性发作:意识丧失,面部或肢体肌肉节律性反复抽动;④肌阵挛发作:意识丧失,全身或某组肌肉突然快速有力收缩,出现突然有力低头弯腰、摔倒或后仰;⑤局限性运动发作:意识丧失,为躯体某个部位抽动,常可泛化为全身强直 - 阵挛发作。惊厥持续状态指惊厥持续 30min 以上或反复发作超过 30min,发作间期伴意识不清,其表现多为强直性 - 阵挛性抽搐。

3. 护理应急预案流程见图 3-1-13。

(十二)中暑儿童院前救援护理应急

1. **概述** 中暑是指在高温、高湿环境中或在烈日直射下活动时间较长,导致体温调节功能失衡、水盐代谢紊乱和神经系统功能损害等一系列症状。

2. **临床表现** 根据发病机制临床可分为 4 型,但有时症状可交叉出现,难以截然分开。

(1)高热型:病初表现为出汗、口渴、乏力,体温升至 38～39℃,继而因出汗太多,引起下丘脑和汗腺功能失调,皮肤反而无汗,干而灼热、面部潮红、呼吸加快、脉速,此时体温迅速升高可达 41℃以上,患儿烦躁、谵妄、惊厥和昏迷。严重时并发脑水肿、呼吸衰竭和重要

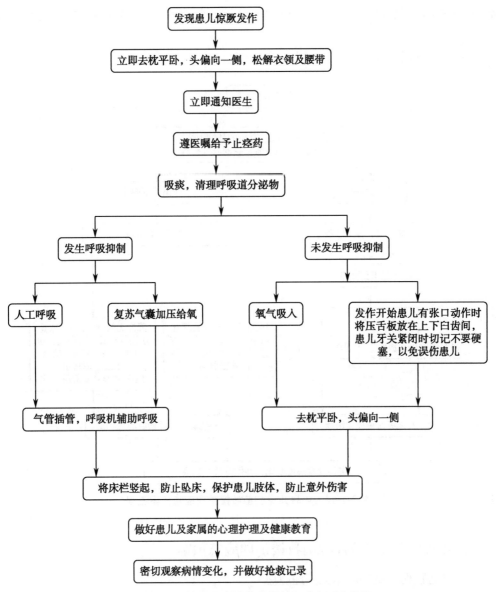

图 3-1-13　惊厥儿童院前救援护理应急预案流程

脏器的损害而死亡。实验室检查：血 pH 与血钠降低，血内 β- 内啡肽和尿素氮增高，血清谷草转氨酶或乳酸脱氢酶增高，可有蛋白尿和代谢性酸中毒。

（2）循环衰竭型：此型突出表现为高热、出大汗后口渴、尿少、呕吐、明显失水征，严重时皮肤湿冷、面色苍白、脉细速、血压下降而休克，此时体温反而下降。患儿有神志改变或昏迷。

（3）热痉挛型：突出表现为四肢肌群有短暂的抽搐和痛性痉挛，尤以腓肠肌多见，数分钟后自行缓解，重者躯体肌群亦有抽搐。体温正常或低热，神志清。实验室检查：血钠、血氯降低，尿肌酸增高。

（4）日射病型：小儿在烈日下活动较久，头部受日光中红外线照射引起脑膜和脑组织充血水肿,故突出表现为头晕、头痛、眼花、耳鸣、恶心与呕吐,重者意识丧失,肛温可无明显升高。

3. 护理应急预案流程见图3-1-14。

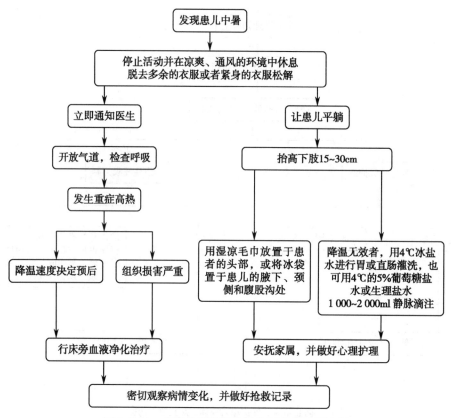

图 3-1-14　中暑儿童院前救援护理应急预案流程

二、常见儿童外科急症院前救援护理应急预案

(一)颅脑损伤儿童院前急救护理应急

1. **概述**　颅脑损伤是暴力直接或间接作用于头部引起颅骨及脑组织的损伤。可分为开放性颅脑损伤和闭合性颅脑损伤。头皮损伤是头部直接受暴力作用而产生的损伤,根据暴力作用方式(暴力的大小、速度、方向)的不同,而产生不同的头皮损伤如头皮血肿、头皮裂伤和头皮撕脱伤等。颅底骨折可出现脑脊液耳漏、鼻漏。脑干损伤时可出现意识障碍、去大脑强直,严重时发生脑疝危及生命。

2. **临床表现**　意识障碍、头痛、恶心、呕吐、癫痫发作、肢体瘫痪、感觉障碍、失语及偏盲等。重症颅脑损伤以紧急抢救、纠正休克、清创、抗感染及手术为主要治疗方法。

(1)头皮损伤:①头皮血肿:头皮富含血管,遭受钝性打击或碰撞后可使组织血管破裂出血,而头皮仍属完整。②头皮裂伤:头皮裂伤患者自觉局部疼痛、伴有不同程度的出血,出血量依裂伤大小及深浅有所不同。③头皮撕脱伤:常因头发被卷入机器而使大块头皮自帽状腱膜下或连同颅骨骨膜一并撕脱。

(2)颅骨骨折:按骨折的部位分为颅盖骨折和颅底骨折;按骨折的形态可分为线性

骨折（包括骨缝分离）、凹陷骨折和粉碎骨折；按骨折是否与外界相通分为开放性和闭合性骨折。

（3）原发性闭合性脑损伤：①脑震荡：脑震荡是头部受暴力作用后立即出现短暂的大脑功能障碍，但无明显的脑组织器质性损害，其特点是外伤后短暂意识丧失，旋即清醒，除有近事遗忘外，无任何神经系统缺损表现。②脑挫裂伤：主要表现为意识障碍、头痛、恶心、呕吐、癫痫、脑膜刺激征、局灶性神经系统体征，脑挫裂伤早期腰椎穿刺即可发现肉眼或显微镜下血性脑脊液；压力一般高于正常。③脑干损伤：脑干内有重要的脑核神经、网状结构和运动、感觉神经的传导束，所以脑干是生命的中枢，脑干受损后会出现呼吸不规则、呼吸暂停、低血压、心律失常、体温调节失衡、意识障碍加重、瞳孔大小多变且形状不规则、锥体束征、去大脑强直等一系列威胁患者生命的临床症状和体征。

3. 护理应急预案流程见图 3-1-15、图 3-1-16。

（1）头皮损伤

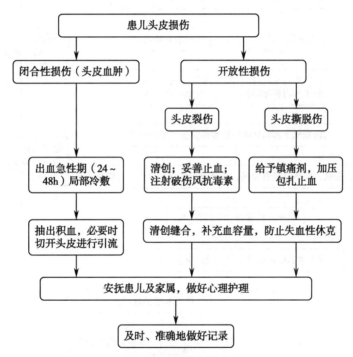

图 3-1-15　头皮损伤儿童院前救援护理应急预案流程

（2）颅脑损伤（颅骨骨折、脑损伤、脑干损伤）的急性期处理

（二）胸部损伤患儿院前救援护理应急

1. **概述**　胸部损伤（thoracic trauma）是由车祸伤、挤压伤、摔伤和锐器伤所致的胸部损伤，根据损伤暴力性质不同，胸部损伤可分为钝性伤和穿透伤，根据损伤是否造成胸腹腔与外界相通，可分为开放伤和闭合伤。

2. **临床表现**

（1）肋骨、胸骨骨折：有胸痛、深呼吸或咳嗽时疼痛加重、局部检查无明显异常、或伴有皮下组织淤血肿胀、骨折处压痛。胸骨旁多根肋软骨骨折，可发生胸骨浮动，导致连枷胸，骨折部位可见畸形。

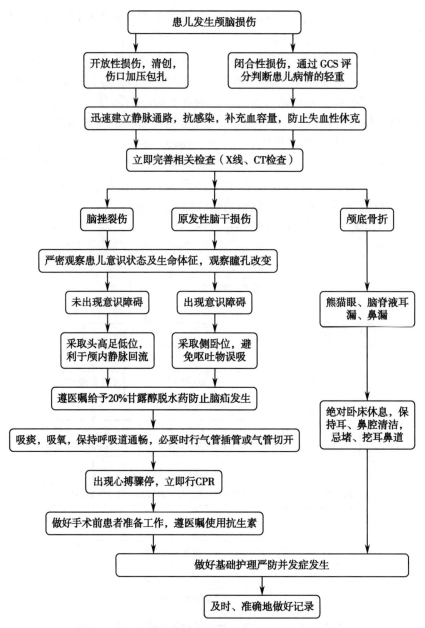

图 3-1-16 颅脑损伤儿童院前救援护理应急预案流程

（2）胸壁软组织挫裂伤：胸壁皮肤表面可见擦伤、挫伤，局部皮肤可有血肿、瘀斑。

（3）肺损伤：肺损伤包括肺裂伤、肺挫伤、肺爆震（冲击）伤，表现为呼吸困难、咯血、血性泡沫痰及肺部湿啰音，重者出现低氧血症。

（4）创伤性气胸：临床表现为胸闷、呼吸困难、发绀、气管及心脏向健侧移位、伤侧呼吸音弱。张力性气胸常伴有休克、重度呼吸困难、发绀、颈部皮下及纵隔气肿明显。

（5）血胸：出现不同程度的面色苍白、脉搏细速、血压下降、末梢血管充盈不良等低血容量休克表现；并伴有呼吸急促、肋间隙饱满、气管向健侧移位、伤侧叩诊浊音和呼吸音减低等胸腔积液表现。

3. 护理应急预案流程见图 3-1-17。

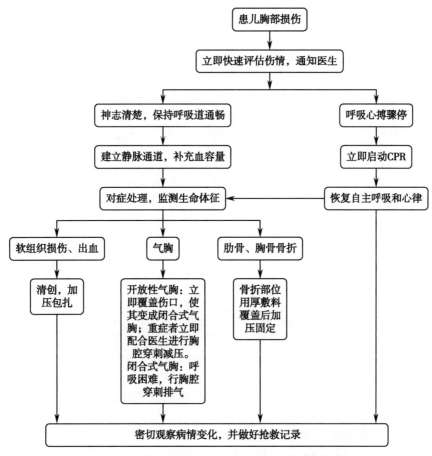

图 3-1-17　胸部损伤患儿院前救援护理应急预案流程

（三）腹部损伤儿童院前救援护理应急

1. **概述**　腹部损伤（abdominal injury）分为开放性腹部损伤和闭合性损伤，轻者仅有腹壁皮肤和肌肉挫伤，严重者可有脏器出血或腹腔内脏脱出，如肝脏、脾脏和肾脏等破裂可引起出血性休克。有时腹部损伤是复合性的，既有内脏出血也有消化道穿孔。由于腹腔内脏出血，开始时量少，患儿多无不适表现，当达到一定出血量时，表现为休克症状，如出冷汗、面色苍白、呕吐、脉细而快等。

2. **临床表现**

（1）单纯性腹部损伤：伤后局部疼痛，肿胀、皮下淤血，皮肤擦伤或裂伤。肌肉断裂有血肿形成后可触及肿块。受伤部位有压痛，屈身静卧时疼痛减轻，腹肌紧张或腹压增加时疼痛加重。

（2）实质性脏器损伤：肝、胰破裂后胆汁或胰液流入腹腔可出现腹膜刺激征，腹腔内积血、积液可有移动性浊音，肠鸣音减弱或消失。肝、脾、肾包膜下血肿表现为腹痛、脏器增大、贫血，一般无休克，若包膜迟发性破裂，则会引起大出血或休克。

（3）空腔脏器损伤：常见的器官有胃、十二指肠、小肠、结肠及膀胱损伤。空腔脏器破裂导致腔内容物溢入腹腔，以腹膜炎为主要表现。伤后出现腹痛、恶心、呕吐、发热等症状。

3. 护理应急预案流程见图 3-1-18。

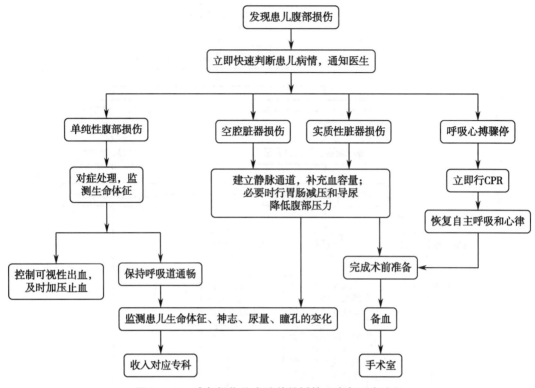

图 3-1-18　腹部损伤儿童院前救援护理应急预案流程

（四）急腹症儿童院前救援护理应急

1. **概述**　急腹症是指腹腔内、盆腔和腹膜后组织及脏器发生了急剧的病理变化，从而产生以腹部症状和体征为主，同时伴有全身反应的临床综合征。

2. **临床表现**　急腹症伴随症状可有腹痛、呕吐、排便异常、发热等症状。

（1）呕吐为主要特征的急腹症：呕吐是小儿急腹症的常见症状，多作为腹痛的伴随症状而存在。新生儿急腹症多为畸形性肠梗阻，从胎儿时期即存在慢性梗阻，因此，缺乏急性腹痛的表现，而以呕吐为主征。

（2）休克或毒血症为主要特征的急腹症：小儿晚期、重症急腹症常以休克为主要临床表现，腹部外科阳性体征不明显，容易误诊、漏诊。

（3）胃肠道大出血为主要特征的急腹症：消化道大出血是儿科急腹症症状之一，虽多无腹痛，但情况较急，需早期手术。

（4）腹部钝性伤引起的急腹症：腹部钝性伤是小儿常见的损伤类型，致伤原因多为交通事故及生活外伤。

3. 护理应急预案流程见图 3-1-19。

（五）四肢损伤儿童院前救援护理应急

1. **概述**　四肢损伤（limb injury）是指四肢受外力的影响，表面产生破口，有的只是皮肤或皮下组织受损，有的可累及肌腱、血管、神经等深层结构，甚至造成四肢骨骼的断裂或错位。

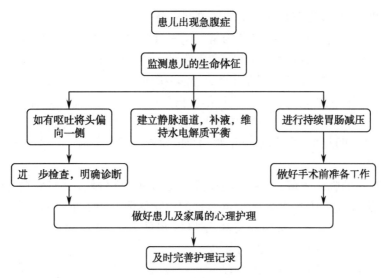

图 3-1-19 急腹症儿童院前救援护理应急预案流程

2. 临床表现

（1）四肢软组织损伤，应注意有无水肿、栓塞或感染造成的坏死组织。

（2）四肢骨折：一般表现为局部疼痛、肿胀或功能障碍。骨折时，骨髓、骨膜及周围组织血管破裂出血，在骨折处出现血肿及软组织损伤所致水肿，从而使患肢严重肿胀，甚至出现张力性水泡和皮下瘀斑，可呈紫色、青色或黄色。骨折局部出现剧烈疼痛，移动患肢时疼痛加剧。骨折部位活动受限，或者出现不正常活动。如开放性骨折，骨折处的皮肤或黏膜破裂，骨折的断端暴露于皮肤外。

3. 护理应急预案流程见图 3-1-20。

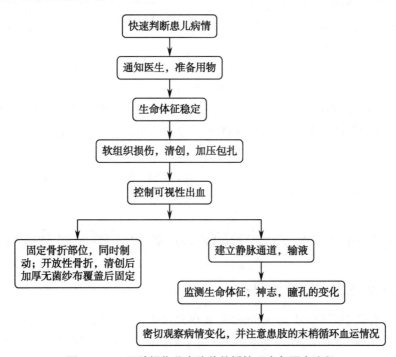

图 3-1-20 四肢损伤儿童院前救援护理应急预案流程

（六）周围血管神经损伤儿童院前救援护理应急

1. 概述　周围血管损伤是外科急诊常见的一种损伤，重要的血管伤常常伴有大出血、休克及肢体缺血坏死。早期处理不当常可危及生命。由于切割、穿透、火器或骨折、脱位等原因引起血液运行管道离断、撕裂、压榨及挫灭等病变时谓之周围血管损伤。因骨折、脱位等闭合性原因所致的周围血管伤多见。周围神经损伤无论在战时或平时都比较常见。多发生于尺神经、正中神经、桡神经、坐骨神经和腓总神经等，上肢神经较下肢神经伤多见，占四肢神经伤的60%～70%，四肢神经损伤常合并骨、关节、血管、肌腱等损伤，严重影响肢体功能。

2. 临床表现

（1）血管损伤的临床表现：最主要的症状是局部搏动性肿块，伴有胀痛，可有震颤和血管杂音。不同部位的周围动脉瘤，各有其特殊的症状体征：①颈动脉瘤，颈侧部有搏动性肿块，可因压迫迷走神经、颈交感神经及臂丛神经，出现声音嘶哑、霍纳（Homer）综合征、上肢感觉异常等症状。瘤腔内血栓脱落导致持久的或一时性缺血性脑卒中。②锁骨下动脉瘤，在锁骨上区出现搏动性肿块，臂丛神经受压引起上肢感觉异常和运动障碍。③股动脉瘤，在股三角区或人腿内侧有搏动性肿块，一般伴有明显疼痛。当股神经受压时，出现下肢麻木、放射痛，压迫股静脉时出现下肢肿胀。易并发远端动脉栓塞。④腘动脉瘤，在腘窝有搏动性肿块，患肢通常处于被动屈膝体位。很易并发小腿主干动脉栓塞，造成缺血性坏死。

（2）神经损伤的临床表现：①运动功能障碍：瘫痪、主运动消失、肌肉萎缩、出现畸形。②感觉功能障碍：局部麻木、刺痛、感觉过敏、感觉减退。③疼痛：灼性、刺激性神经痛、幻觉痛。④皮肤营养性改变：无汗、光泽消失、粗糙、皮肤破损。⑤血管功能障碍：血管的收缩及舒张能力减弱。⑥骨质疏松：最常见于周围神经的高位完全性损伤。

3. 护理应急预案流程见图3-1-21。

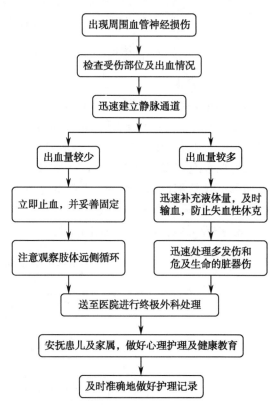

图 3-1-21　周围血管神经损伤儿童院前救援护理应急预案流程

第二节　突发公共卫生事件儿童救援护理应急预案

一、儿童食物中毒救援护理应急

1. 概述　食物中毒（food poisoning）是指误食含毒食物引起的中毒，依照毒物性质通常可分为3大类，即有感染性（细菌和真菌）食物中毒、化学性食物中毒及有毒动物、植物食物中毒。

2. 临床表现 大多于进食半小时到24h内发病，一般不超过3d。

（1）轻症中毒者：出现食欲减退、恶心、呕吐、腹痛、腹泻等症状。

（2）中症中毒者：可伴有发热，腹泻加重，可见脓血便、黏液便。

（3）重症中毒者：可出现头晕、头痛、抽搐、昏迷等神经系统症状及呼吸、循环衰竭发生。

3. 护理应急预案流程见图3-2-1。

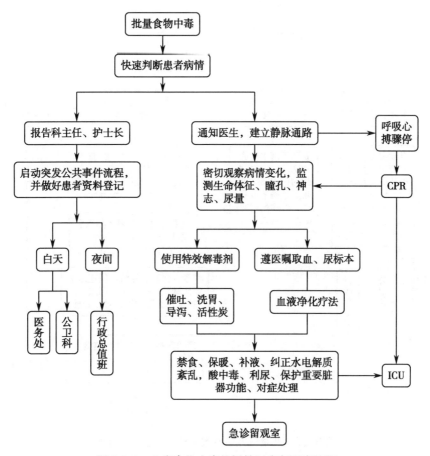

图3-2-1 儿童食物中毒救援护理应急预案流程

二、儿童气体中毒救援护理应急

1. 概述 气体吸入性中毒（gas inhalation poisoning）指大量或毒性较剧烈的毒性气体通过呼吸道进入人体，迅速引起机体一系列临床症状，甚至危及生命。常见的有一氧化碳中毒、煤油中毒、汽油中毒、机油中毒等。

2. 临床表现 有害气体中毒是常见的突发事件，主要包括窒息性气体和刺激性气体。

（1）刺激性气体表现为流泪、呛咳、咽痛、声嘶、胸闷、呼吸困难、眼结膜充血、悬雍垂水肿、发绀、两肺干湿性啰音。突出的表现为眼和呼吸道刺激症状。

（2）窒息性气体中毒的临床表现主要是组织细胞缺氧症状。①中枢神经系统：早期表现为头痛、兴奋、烦躁、抽搐；晚期出现意识障碍、嗜睡、昏迷；病情严重者可出现脑水肿，表现出颅内压增高的症状。②呼吸、循环系统：早期表现为呼吸、心率加快，血压升高；严重者呼吸浅促、发绀、心动过速、心律不齐、血压下降,最终出现呼吸循环衰竭。③肝肾功能障碍:出现转氨酶升高、黄疸、蛋白尿、血尿和血尿素氮(BUN)升高。④持续严重缺氧:头痛、嗜睡、扑翼样震颤、意识淡漠和昏迷。

3. 护理应急预案流程见图 3-2-2。

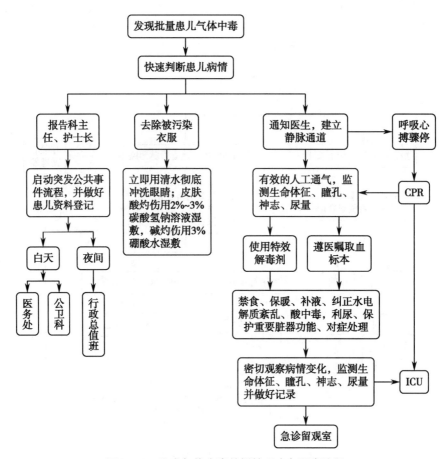

图 3-2-2　儿童气体中毒救援护理应急预案流程

三、儿童药物中毒救援护理应急

1. **概述**　药物中毒(drug poisoning)是指用药剂量超过极量而引起的中毒。误服或者服药过量及药物滥用均可引起药物中毒。

2. **临床表现**

(1)轻度中毒者:头晕、嗜睡、意识模糊、言语不清、判断和定向力障碍,体温、呼吸、血压、神经反射均正常。

(2)中度中毒者:昏睡或进入浅昏迷状态,呼吸减慢,血压可正常,可有唇、手指或眼球震颤,角膜和腱反射存在,无呼吸循环障碍。

(3)重度中毒者:深昏迷,全身肌肉松弛、瞳孔缩小、各种反射消失、血压下降、少尿或无尿、呼吸和循环衰竭。

3. 护理应急预案流程见图 3-2-3。

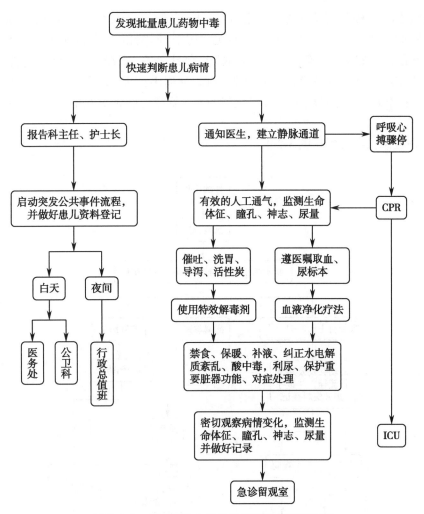

图 3-2-3　儿童药物中毒救援护理应急预案流程

四、儿童传染性疾病暴发流行救援护理应急

1. **概述**　传染病暴发（outbreaks of infectious diseases）是指在短时间内发生、波及范围广泛，出现大批量的患者或死亡病例的传染性疾病。

2. **临床表现**

（1）麻疹：是一种具有高度传染性的急性出疹性呼吸道传染病，分为潜伏期、前驱期、极期或发疹期及恢复期 4 个阶段。临床表现主要有咳嗽、流涕、结膜炎及流泪、发热（体温可高达 40℃以上）。典型皮疹首先在发际、颈侧部和耳后开始出现，皮疹出现之前颊黏膜沿第二磨牙部位可出现直径为 0.5～1mm 的白色斑点或蓝色斑点，即麻疹黏膜斑（柯氏斑）。

（2）水痘 - 带状疱疹病毒：临床表现轻重不一，轻者可无发热，皮疹稀少、症状轻微。重者可有发热、不适、食欲减退、头痛，偶有轻微腹痛。皮疹首先出现于头皮、面部或躯干。

（3）手足口病：特征性表现为口腔疱疹或者溃疡及位于手足部的皮疹，多见于 5 岁以下小儿，夏秋季多发。临床上首先表现为口痛、厌食和低热，也可不发热。口腔内可见散在性小疱疹或溃疡，舌、颊黏膜及硬腭处多见，偶可波及软腭、牙龈、扁桃体和咽部。皮疹以手脚为多，掌背均有，也可见于臂、腿及臀部，少见于躯干、四肢和口周，通常不痛不痒。

（4）流行性腮腺炎：常有发热、食欲缺乏、全身无力、头痛、呕吐等。发热程度不等，也有体温正常者。肿大的特点是以耳垂为中心，向周围扩大，边缘不清触之有弹性感及触痛，表面皮肤不发红，肿胀范围上缘可达颧骨弓，后缘达胸锁乳突肌，下缘延伸至颌下达颈部。

3. 护理应急预案流程见图3-2-4。

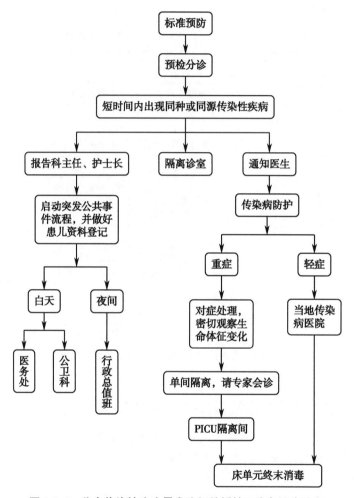

图 3-2-4　儿童传染性疾病暴发流行救援护理应急预案流程

第三节　儿童意外事件救援护理应急预案

一、儿童溺水救援护理应急

1. **概述**　淹溺（drowning）常称为溺水，是一种淹没或沉浸在液性介质中并导致呼吸损害的过程。由于罹害者无法呼吸空气，引起机体缺氧和CO_2潴留，因窒息导致死亡。

2. 临床表现

（1）一般表现：缺氧，可导致心搏呼吸骤停、脑水肿、肺部吸入污水可发生肺部感染。在病程演变中可发生低氧血症、弥散性血管内凝血、急性肾衰竭等和多器官功能障碍综合征。患儿常表现为窒息、昏迷及意识不清，呼吸、心搏微弱或停止，有颜面、指端发绀、面部肿胀、双眼结膜充血、口鼻充满泡沫或杂质、肺部听诊可闻及干性及细湿啰音、四肢冰冷、腹部鼓胀、寒战，可伴有头、颈部损伤，常表现为不同程度的低体温。

（2）各系统表现：①神经系统：头痛、烦躁不安、抽搐、昏睡、昏迷、肌张力增加、视觉障碍、牙关紧闭。②循环系统：脉搏细弱或不能触及，心音微弱或消失，血压不稳、心律失常、心室颤动或心室静止。③呼吸系统：剧烈呛咳、胸痛、血性泡沫状痰，两肺可闻及干湿啰音，偶有喘鸣音，呼吸困难，呼吸表浅、急促或静止。④消化系统：吞入大量水呈胃扩张，复苏时及复苏后有呕吐。⑤泌尿系统：尿液可呈橘红色，可出现少尿和无尿。淡水溺水者复苏后的短期内还可出现迟发性肺水肿及凝血障碍。

3. 护理应急预案流程见图3-3-1。

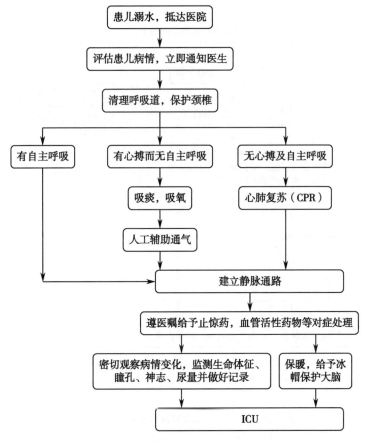

图3-3-1　儿童溺水救援护理应急预案流程

二、儿童烫伤烧伤救援护理应急

1. **概述**　烫伤烧伤（scald and burn）泛指各种热力、光源、化学腐蚀剂、放射线等因素所致，始于皮肤由表及里的一种损伤。

2. 临床表现 根据烧伤面积、深度和部位而定。烧伤深度常采用三度四分法,即分为Ⅰ度、浅Ⅱ度、深Ⅱ度和Ⅲ度。Ⅰ度、浅Ⅱ度为浅度烧伤,深Ⅱ度和Ⅲ度则为深度烧伤。

(1)Ⅰ度烧伤:又称红斑烧伤,仅伤及表皮层,生发层存在。表现为皮肤灼红,痛觉敏感,干燥无水疱,3～7天愈合,脱屑后初期有色素加深,后渐消退,不留痕迹。

(2)浅Ⅱ度烧伤:伤及表皮的生发层与真皮浅层,有大小不一的水疱,疱壁较薄、内含黄色澄清液体、基底潮红湿润,疼痛剧烈,水肿明显。2周左右愈合,有色素沉着,无瘢痕。

(3)深Ⅱ度烧伤:伤及真皮层,可有水疱,疱壁较厚、基底苍白与潮红相间、稍湿,痛觉迟钝。3～4周愈合留有瘢痕。

(4)Ⅲ度烧伤:伤及皮肤全层,可达皮下、肌肉或骨骼。创面无水疱,痛觉消失,无弹性,干燥如皮革样或呈蜡白、焦黄,甚至炭化成焦痂,痂下水肿。

3. 护理应急预案流程见图3-3-2。

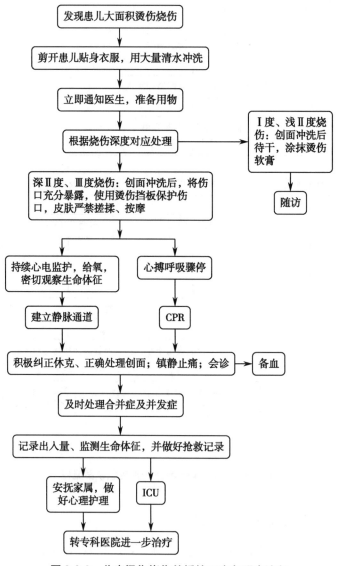

图 3-3-2 儿童烫伤烧伤救援护理应急预案流程

三、儿童冻伤救援护理应急

1. **概述** 冻伤（cold injury）是指当皮肤接触到非常冷的空气或物品时，引起血管的痉挛、淤血及肿胀，是人体受到寒冷时所引起的全身或局部损伤。

2. **临床表现** 冻伤分4度，Ⅰ度和Ⅱ度冻伤为最常见。

（1）Ⅰ度冻伤：又称局限性冻伤。多位于手足部的指（趾）头、耳朵或鼻等暴露部位，在0℃以上，10℃以下的低气温时，出现血液循环不良而形成。冻伤部位的皮肤苍白、淡紫，并有水肿、发硬。局部受暖后，皮肤变红、发痒、轻微灼痛。症状数日后消失，愈后有表皮脱落但不留瘢痕。

（2）Ⅱ度冻伤：伤及真皮浅层，是指0℃以下低温所致的冻结性损伤，受伤部位除有红肿外，还有大小不等的水疱，疱内可为血性液，深部组织水肿，疼痛厉害，对冷、热及针刺感完全消失。

（3）Ⅲ度冻伤：伤及皮肤全层，呈黑色或紫褐色，疼痛感丧失，伤后不易愈合，除有瘢痕外，有长期过敏或疼痛感。

（4）Ⅳ度冻伤：伤及皮肤、皮下组织、肌肉甚至骨头，局部坏死，感觉丧失，愈后有瘢痕形成。

（5）全身冻伤：患儿会出现发呆、嗜睡，非常危险，严重者可引起死亡。

3. 护理应急预案流程见图3-3-3。

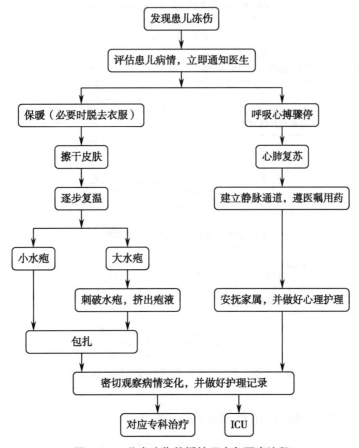

图3-3-3 儿童冻伤救援护理应急预案流程

四、儿童电击伤救援护理应急

1. **概述** 电击伤（electrical injury）俗称触电，通常是指人体直接触及电源或高压电经过空气或其他导电介质传递电流通过人体时引起的组织损伤和功能障碍，重者发生心搏和呼吸骤停。

2. **临床表现**

（1）全身表现：触电后轻者仅出现痛性肌肉收缩、惊恐、面色苍白、头痛、头晕、心悸等。重者可导致意识丧失、休克、心搏呼吸骤停，电击后常出现严重室性心律失常、肺水肿、胃肠道出血、凝血功能障碍、急性肾功能不全。有些严重电击患儿当时症状不明显，1小时后却突然恶化。临床上应特别重视患儿有多重损伤的可能性，包括强直性肌肉损伤、内脏器官损伤和体内外烧伤。幸存者可能有心脏和神经后遗症。

（2）局部表现：高压电击的严重烧伤常见于电流进出部位，皮肤入口灼伤比出口严重，进口与出口可能都不止一个，烧伤部位组织焦化或炭化。触电的肢体因屈肌收缩关节而处于屈曲位，在肘关节、腋下、腘窝部及腹股沟部，其相互接触的近关节皮肤可因电流经过产生间断性创面。电击创面的最突出特点为皮肤的创面很小，而皮肤下的深度组织损伤却很广泛。

3. 护理应急预案流程见图3-3-4。

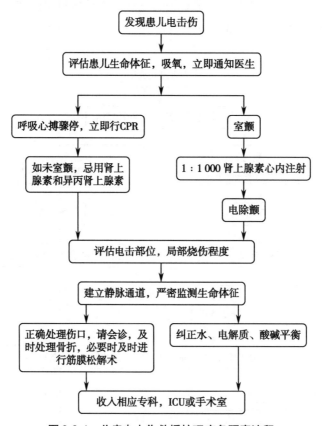

图3-3-4 儿童电击伤救援护理应急预案流程

五、儿童遇化学物质灼伤救援护理应急

1. **概述** 化学物质（chemical burns）灼伤泛指强酸、强碱、硼酸或硼砂、高锰酸钾、酚

类、福尔马林等物质灼伤。

2. 临床表现

（1）强酸：吞食强酸后，口腔、咽部表面呈灰白色并发生水疱，食管及胃肠黏膜溃烂、灼痛，有恶心、呕吐、腹痛、便秘或腹泻等症状；呕吐物有酸味，含有血液和黏膜碎片；可致患儿声音嘶哑、吞咽困难、窒息等；严重者可发生休克及胃穿孔、呼吸困难、惊厥、昏迷等。部分患儿有肝、肾损害，甚至发生肝坏死、尿毒症。

（2）强碱：误服后立即导致口腔、咽部、食管及胃等黏膜损伤，可发生烧灼痛、腹部绞痛、流涎；呕吐带血的胃内容物，呈强碱性；排出血性黏液粪便。口、咽处可见糜烂创面，呈黄色。重症有喉头水肿、窒息、肺水肿、休克，食管及胃穿孔。后期可致消化道狭窄。幽门下灼伤病死率可达50%。食入固体强碱时，口腔可无明显损伤，而食管与胃腐蚀很重。毒物吸收后，发生碱中毒，患儿有剧烈头痛、低钙性手足搐搦、昏迷等。其他可有肝、肾等内脏器官的损害，偶致急性肾衰竭。吸入中毒症状主要表现为剧烈咳嗽、呼吸困难、喉头水肿、肺水肿，甚至窒息。接触者主要为局部红肿、水疱、糜烂溃疡等。

3. 护理应急预案流程见图3-3-5。

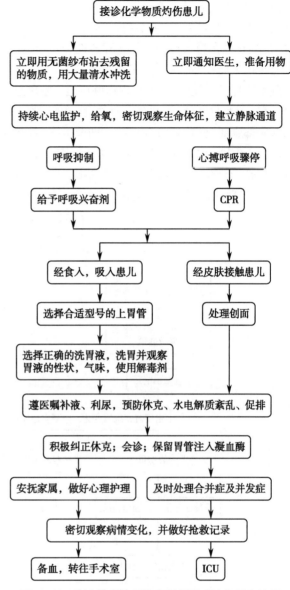

图 3-3-5　儿童化学物质灼伤救援护理应急预案流程

六、儿童车祸救援护理应急

1. 概述　车祸（traffic accident）指凡车辆（包括各类机动车和非机动车）在道路（各级公路和城市道路）上行驶或停放过程中，发生碰撞、刮擦、碾压、翻覆、坠落（坠崖、落水）、起火、爆炸，造成人员伤亡或财产损失的事故均称为车祸。

2. 临床表现

（1）全身情况：患儿易产生极度的恐惧，表现为哭闹、惊恐、躁动、拒绝回答问题，为判断小儿神志的改变带来一定的困难。观察面色有无苍白，呼吸是否平稳，触摸手足是否湿冷，测量脉搏与血压，都可作为全身情况的指标。

（2）疼痛：疼痛是儿童交通伤后的首发和主要的症状。

（3）抗拒：肢体制动、不能站立、惧怕震动、拒绝碰撞、固定体位等。

（4）疾病表现：①脑震荡：闭合性颅脑损伤最轻的一种，无神经系统器质性损伤，有暂时性功能障碍。休息数天后功能可完全恢复，不遗留有其他障碍。临床表现为伤后出现暂时性神志恍惚或昏迷，持续几秒、几分钟甚至几小时，醒后对受伤经过记忆不清，或有头晕、头痛、呕吐等，但症状多在数天后消失。②开放性颅骨骨折：有头皮裂开，所以容易发现。闭合性颅骨骨折有时可见局部凹陷或头皮有血肿而隆起，这多半表明有颅底骨折，伴有脑脊液漏。如脑组织受到不同程度的损伤，或有颅内血肿压迫，则昏迷时间较长，或清醒后又陷入昏迷，说明情况十分严重，应及时处理，否则有生命危险。③胸部创伤：伤后常引起损伤性窒息，患者在短时间内出现胸部剧痛，面色苍白、出冷汗、四肢厥冷，甚至休克，如出现呼吸困难、咳嗽有血痰、胸廓部出现皮下气肿，说明肺部有损伤，引起气胸或血胸。④腹部脏器损伤：患者感到腹部持续性痛，阵发加剧，不敢深呼吸，腹壁紧张如板状，并出现恶心、呕吐、呕血症状，甚至出现失血性休克。

3. 护理应急预案流程见图 3-3-6。

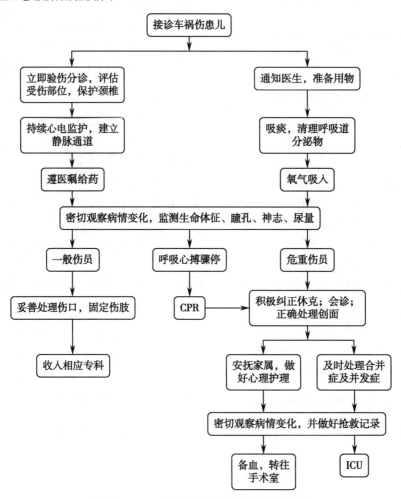

图 3-3-6　儿童车祸救援护理应急预案流程

七、儿童高空坠落救援护理应急

1. **概述**　坠落伤（falling injury）是指人们在日常工作或生活中，从高处坠落，受到高速的冲击力，使人体组织和器官遭到一定程度破坏而引起的损伤。

2. **临床表现**　高空坠落伤有直接或间接损伤器官表现外，还有昏迷、不同程度的休克、呼吸窘迫、面色苍白和表情淡漠等症状,经常可导致胸、腹腔内脏组织器官广泛损伤,脑水肿和颅内血肿可致颅内压增高,导致血压升高脉搏慢而有力,呼吸深长或不规则,当意识不清进一步加强,两侧瞳孔不对称,则提示脑疝。Glasgow 评分下降者,应警惕颅内出血。而腹部损伤后,因内出血或空腔脏器内容物外溢,刺激腹膜,常有不同程度的腹痛、腹胀,压痛反跳痛,腹肌紧张,必要时协助医生行腹腔穿刺。如果抢救护理能够准确、及时,可防止伤情恶化,减少患儿痛苦,挽救患儿的生命。

3. 护理应急预案流程见图 3-3-7。

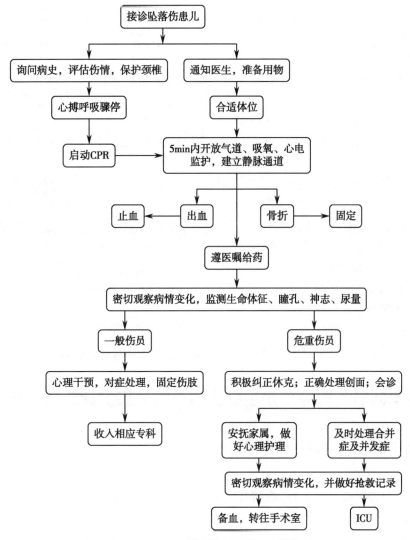

图 3-3-7 儿童高空坠落救援护理应急预案流程

八、儿童蜂蜇伤救援护理应急

1. **概述** 蜂蜇伤是被蜂(如蜜蜂、大黄蜂、胡蜂等)蜇伤后出现局部和系统中毒症状,是一种生物性损伤,是临床急症之一。蜂毒的主要成分是组胺、神经毒、蚁酸,蜂尾部毒刺刺进皮肤后,可将毒素注入人体,从而引起的生物性中毒,导致局部或全身反应;严重者可出现溶血、肝肾损害、过敏性休克。不同种类的蜂所分泌的毒汁成分不同。被黄蜂、蜜蜂蜇伤后，一般只在蜇伤部位出现红肿、疼痛、数小时可自行消退。如果被成群的蜂蜇伤后，可出现头晕、恶心、呕吐；严重时，可出现休克、昏迷甚至死亡。被蜂蜇伤后，如创口内有折断的蜂刺，可用消毒的针或小刀片挑出。黄蜂的毒液为碱性，伤口可用酸性物质如食醋、3% 硼酸、1% 醋酸等冲洗，以中和毒液。蜜蜂的毒液为酸性，伤口可用苏打、氨水、肥皂水及碱水等冲洗。出现全身症状的严重患儿应去医院治疗。

2. 临床表现

（1）单个蜜蜂蜇伤一般只有局部刺激症状，如灼痛、红肿及水疱形成。很少发生坏死。

（2）群蜂或黄蜂蜇伤当时可有晕厥，毒素吸收后可引起发热、头痛、恶心、呕吐、全身剧痛、烦躁不安、呼吸及吞咽困难、痉挛、休克、肺水肿、肝功能损害、黄疸、血红蛋白尿、尿少、无尿等。严重者可数小时至数日内死亡。

（3）少数过敏的患儿可有过敏性鼻炎、荨麻疹、口舌麻木、口唇及眼睑水肿、喉头水肿、腹痛、腹泻等，严重过敏者可发生过敏性休克。

（4）有报道发生周围神经炎、三叉神经炎、中枢或周围神经脱髓鞘、重症肌无力、脑炎及脑栓塞等。

3. 护理应急预案流程见图 3-3-8。

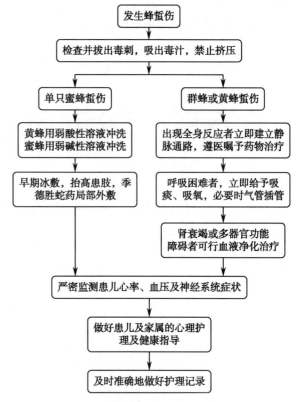

图 3-3-8　儿童蜂蜇伤救援护理应急预案流程

第四节　体外高级生命支持儿童救援护理应急预案

一、机械通气儿童救援护理应急

1. **概述**　机械通气即用机械装置代替、控制或辅助患儿呼吸，以达到增加通气量，改善气体交换，减轻呼吸功能消耗，维持呼吸等为目的的一系列措施，机械通气的原则是早上机、早脱机、防止呼吸机依赖。

2. **适应证**

（1）新生儿适应证：①各种原因引起的急慢性呼吸衰竭。②中枢抑制，包括早产、药物抑制、颅内出血。③肺功能障碍，包括呼吸窘迫综合征（respiratory distress syndrome，RDS）、胎粪吸入综合征（meconium aspiration syndrome MAS）、新生儿肺炎。④支持性通气。

（2）儿童适应证：①呼吸衰竭。②神经肌肉疾病。③严重肺部疾病。④心肺复苏后。⑤颅内压升高需要过度通气降低颅内压时。

3. 护理应急预案流程见图 3-4-1。

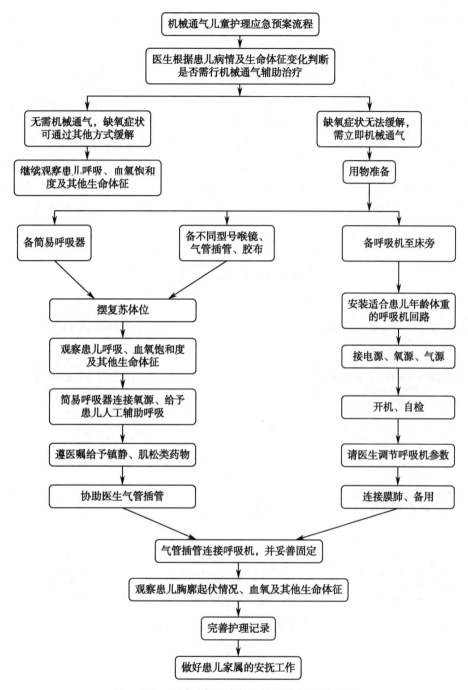

图 3-4-1 机械通气儿童救援护理应急预案流程

二、ECMO 儿童救援护理应急

1. **概述** 体外膜氧合器又称体外膜肺（extracorporeal membrane oxygenation，ECMO）是一种从体外循环技术发展而来，能够在一定时间内，部分或全部代替患者心肺功能，维持机体各器官的供氧，对严重的心肺功能衰竭患者进行较长时间心肺支持的一种体外生命支持技术。ECMO 基本原理就是通过动静脉插管，将血液从体内引流到体外，经人工膜肺氧合后，再经泵将氧合血灌注入体内，维持机体各器官的供血和供氧，对严重的心肺功能衰竭患者进行较长时间心肺支持，使心肺得以充分的休息，为进一步药物或手术治疗、心肺功能的恢复甚至心肺移植赢得宝贵的时间窗口。

2. **适应证**　ECMO 在儿科的应用，从支持的人群可以分为新生儿和儿童两个人群，从支持的疾病类型，可分为呼吸支持、心脏支持和 ECMO 辅助心肺复苏 3 个类型。由于新生儿和儿童的生理特点差异，在需 ECMO 支持的呼吸疾病谱和病理生理两方面几乎完全不同。新生儿主要是围产期呼吸衰竭疾病为主，如胎粪吸入综合征、先天性膈疝、新生儿肺透明膜病等；儿童主要是感染导致的呼吸衰竭，如病毒性肺炎、细菌性肺炎等。ECMO 在儿科心脏支持主要用于先天性心脏病术后低心排综合征和暴发性心肌炎，新生儿和儿童区别并不大，新生儿时期暴发性心肌炎非常罕见，可能与其免疫系统发育尚不完善有关。

3. 护理应急预案流程见图 3-4-2。

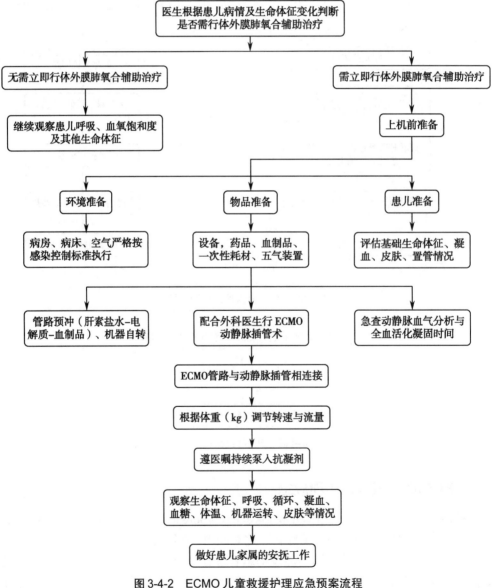

图 3-4-2　ECMO 儿童救援护理应急预案流程

三、CRRT 儿童救援护理应急

1. **概述** 连续性血液净化（continuous blood purification，CBP）又称连续性肾脏替代治疗（continuous renal replacement therapy，CRRT），是所有连续、缓慢经体外循环和滤器清除水分和溶质的治疗方式的总称。CBP 可通过滤过、透析和吸附等清除血液中炎症介质、降低组织炎症介质水平，改善重要脏器功能，可能有助于严重脓毒症治疗。CBP 技术目前是儿科重症监护病房（PICU）中最常用的血液净化技术，也成为拯救重症患儿生命、减少并发症的有力武器。

2. **适应证** 在儿童重症医学领域，CRRT 的适应证除了儿童急性肾衰竭之外，还扩展到脓毒症、多脏器功能衰竭、急性呼吸窘迫综合征、溶血性尿毒症综合征、高钠血症、难治性心力衰竭、严重复合伤、全身炎症反应综合征等多种重症疾病的救治。自 1977 年 Kramer 提出并广泛应用，经过 40 多年的临床实践，在成人中应用相对成熟，在国内儿童重症医学领域开展较晚，由于预冲量、穿刺、抗凝及儿童、婴幼儿本身的特点等诸多难点，开展相对迟缓。

3. 护理应急预案流程见图 3-4-3。

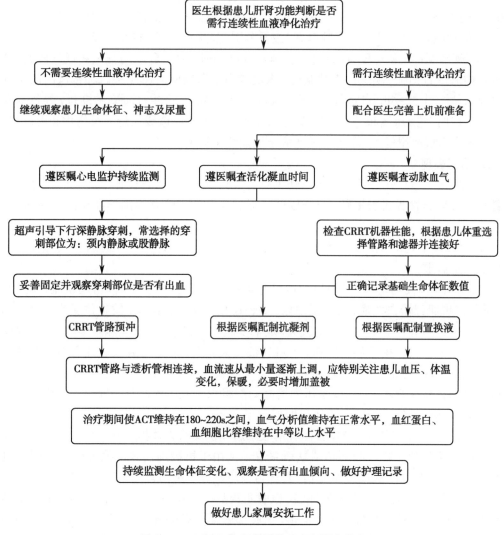

图 3-4-3 CRRT 儿童救援护理应急预案流程

第五节 自然灾害儿童救援护理应急预案

一、台风灾害儿童救援护理应急

1. **概述** 台风，也称飓风，是指形成于热带或亚热带海面温度26℃以上的广阔海面上的热带气旋。在气象学上，按世界气象组织定义：热带气旋中心持续风速在12～13级（即32.7～41.1m/s）称为台风（typhoon）或飓风（hurricane），飓风的名称使用在北大西洋及东太平洋；而北太平洋西部（赤道以北，日期线以西，东经100°以东）使用的定义是台风，在每年的夏秋季节，我国毗邻的西北太平洋上会生成不少名为台风的猛烈风暴，有的消散于洋上，有的则登上陆地，带来狂风暴雨。台风的破坏力主要由强风、暴雨和风暴潮3个因素引起。

（1）强风：台风是一个巨大的能量库，其风速都在17m/s以上，甚至在60m/s以上。据测，当风力达到12级时，垂直于风向平面上每平方米风压可达230kg。

（2）暴雨：台风是非常强的降雨系统。一次台风登陆，降雨中心一天之中可降下100～300mm的大暴雨，甚至可达500～800mm。台风暴雨造成的洪涝灾害，是最具危险性的灾害。台风暴雨强度大，洪水出现频率高，波及范围广，来势凶猛，破坏性极大。

（3）风暴潮：所谓风暴潮，就是当台风移向陆地时，由于台风的强风和低气压的作用，使海水向海岸方向强力堆积，潮位猛涨，水浪排山倒海般向海岸压去。强台风的风暴潮能使沿海水位上升5～6m。风暴潮与天文大潮高潮位相遇，产生高频率的潮位，导致潮水漫溢，海堤溃决，冲毁房屋和各类建筑设施，淹没城镇和农田，造成大量人员伤亡和财产损失。风暴潮还会造成海岸侵蚀，海水倒灌造成土地盐渍化等灾害。

2. **临床表现**

（1）骨折：多为砸伤和压伤，坠落伤少见。多见于下肢、上肢长骨骨折，骨盆骨折，多发性骨折等。闭合性骨折占多数，但开放性骨折病情严重可伴有周围神经和血管损伤，术后并发症多。

（2）跌伤、割刺伤：多为开放性创伤，虽少导致生命危险，但常常发生伤口感染，导致脓毒症等严重后果。

（3）挤压伤、硬物击伤（压伤）：台风引起重物坠落长时间挤压肌肉引起缺血、肌细胞损伤，继而出现肌红蛋白血症、肌红蛋白尿、高钾血症等全身性改变，发生休克或肾衰竭称为挤压综合征。严重者受压肢体运动失灵，远端皮肤发白、发凉。伤肢脉搏早期多可触及，以后逐渐减弱或消失。由于局部肿胀，大量体液丧失流至"第三间隙"，患儿可出现有效循环血量不足的表现，若不及时处理，可致死亡。骨筋膜室综合征表现为肢体受压肿胀，患儿自觉肢体疼痛剧烈或麻木，骨筋膜室压力增高局部组织缺血坏死。有研究显示被困时间超过6h闭合性挤压损伤综合征的发生明显增加。

（4）土埋窒息：台风诱发的泥石流、滑坡或房屋倒塌将人体掩埋在下面或沙土等异物直接堵塞呼吸道导致不能呼吸而造成缺氧窒息。或由于机械损伤致颌面部外伤、肋骨骨折、气胸、血胸、纵隔气肿、颅脑严重外伤、昏迷舌根后坠等多种伤害也可造成缺氧窒息。

（5）淹溺：淹溺患儿会出现低体温、电解质紊乱。口及鼻孔内常充满泡沫、泥沙或其他杂物，部分伤员可因胃内充满水而扩张，上腹部膨隆。有的神志不清，发绀，眼结膜充血、发红、眼球微突出，面部水肿，呼吸停止，心搏微弱或停止。经心肺复苏后，常出现呛咳、呼吸急促、两肺布满湿啰音,重者可发生肺部感染、呼吸窘迫综合征、出血倾向、肾衰竭等并发症。

(6)其他系统疾病:早期神经系统表现有癫痫发作、精神障碍或弥漫性脑损伤。出现咳嗽、流涕、恶心、呕吐、腹泻等症状。有发热、乏力、头痛及全身酸痛等全身中毒症状。

3. 护理应急预案流程见图 3-5-1。

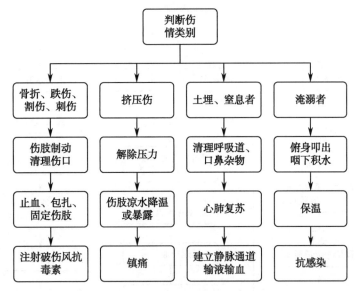

图 3-5-1 台风灾害救援护理应急预案流程

二、海啸灾害儿童救援护理应急

1. **概述** 海啸是由海底地震、火山爆发、海底滑坡或气象变化产生的破坏性海浪。海啸灾害具有以下显著特点。

(1)危害面广:海啸发生时,震荡波在海面以不断扩大的圆圈,以每小时 600~1 000 公里的高速,在毫无阻拦的洋面上驰骋数千甚至上万公里,掀起数十米高的巨浪,吞没所波及的一切。

(2)破坏性大:海啸发生时,呼啸的海浪每隔几分钟或数十分钟就重复一次,以摧枯拉朽之势,越过海岸线,摧毁堤岸,淹没陆地,破坏力极大,对人类生命和财产造成严重威胁。

(3)控制难度大:人类对海啸这突如其来的灾害,只能通过预测、观察和提前预防来减少其损失,还无法控制其发生。

2. **临床表现**

(1)海水淹溺:指患儿淹没于水中,呼吸道被水、泥沙、杂草等堵塞,肺部不能正常运动致换气障碍,导致缺氧、窒息,甚至心脏停搏而死亡,是海难中最常见的致死因素。海水高渗、高钠、含有大量细菌及低温等特殊属性都使海水浸泡伤较一般陆地患者伤情复杂、严重。

(2)机械损伤:海啸巨浪冲击岸边建筑物,导致房屋倒塌砸伤患儿;或被巨浪卷入大海,患儿常伴有开放性损伤合并海水浸泡,增加伤亡率。

(3)冲击伤:海啸释放巨大能量造成的损伤多为液体冲击伤、肺部伤最为严重,其次为腹部伤;冲击波携卷建筑物残骸击打则多为闭合性损伤。

(4)**低体温**:患儿被卷入海水中的主要死亡原因是机体体温过低所致,水温0℃时多数人能存活0.25h,5℃时能存活1h。

3.护理应急预案流程见图3-5-2。

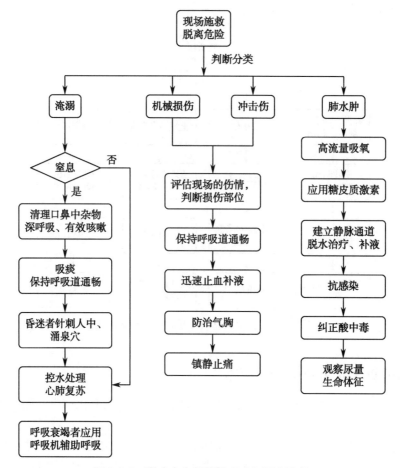

图 3-5-2 海啸灾害救援护理应急预案流程

三、暴雨灾害儿童救援护理应急

1.**概述** 暴雨是指受到大气环流和天气、气候系统影响,日降雨量超过50mm的自然现象。暴雨灾害具有以下显著特点。

(1)**破坏性大**:一次性或连续的强降水过程,在地势低洼、地形闭塞的地区,因洪水不能迅速排泄,可引起山洪暴发、江河泛滥、堤坝决口等,对人类生命财产安全造成严重伤害。

(2)**影响范围广**:区域性暴雨一般可持续3~7d,影响范围可达100 000~200 000平方千米或更大;特大暴雨历时更长,覆盖范围更广,甚至出现全流域暴雨。如1998年长江流域特大连续性暴雨。

(3)**次生灾害多**:高原和山地在暴雨作用下,易诱发滑坡、泥石流以及房屋倒塌、瘟疫等次生灾害。

2.**临床表现** 暴雨造成的最主要伤害包括患儿淹溺、被水中漂浮物或建筑物倒塌所致的机械性致伤等直接性伤害以及泥石流等次生灾害造成的间接性伤害。

（1）淹溺及土埋：暴雨造成的最主要伤害是淹溺，患儿被淹没于水中，呼吸道被水、泥沙、杂草等堵塞，建筑物倒塌或泥沙掩埋，患儿肺部不能正常运动致换气障碍，导致缺氧、窒息、肺水肿，甚至心脏停搏而死亡。

（2）机械损伤：水中漂浮物或建筑物倒塌砸伤患儿，主要包括四肢外伤、头颅外伤、胸腹挤压伤、骨筋膜室综合征、软组织损伤等。

（3）低温伤害：水的导热能力约为空气的 25 倍，当人浸泡在冷水中的时候，体表的温度会快速流失，当体温低于 30℃时，颤抖停止，血压下降，并可能有心动过缓、心室纤颤等情况发生。

3. 护理应急预案流程见图 3-5-3。

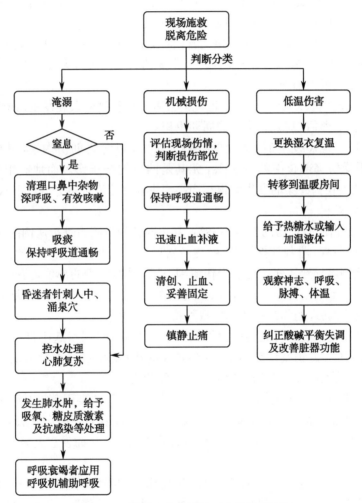

图 3-5-3　暴雨灾害救援护理应急预案流程

四、地震灾害儿童救援护理应急

1. **概述**　地震是危害人类生命与财产安全的重大自然灾害之一。房屋或其他物体倒塌破坏是造成人员死亡最直接最主要的原因，其次是破坏性地震引发的次生灾害。如火灾引起烧伤；海啸、湖啸等水体激动引起淹溺；还有山崩、地陷、饥饿、传染病、社会动乱等原因造成的伤害。这些灾害严重者夺去患儿的生命，轻者对其造成不同程度的身体损伤和心理精神损伤。地震灾害具有以下显著特点。

（1）突发性强：地震可以在几秒或者几十秒内摧毁一座城市，事前没有明显预兆，人们猝不及防，来不及逃避，这是其他灾害难以相比的。

（2）破坏性大：地震造成大面积的房屋和工程设施破坏，若发生在人口稠密、经济发达的地区，往往可能造成大量的人员伤亡，尤其在城市破坏性更大。

（3）危害性大：大地震或巨大地震所造成的社会危害性往往比其他自然灾害更为广泛、强烈，它会产生一系列连锁反应，对整个国家的经济活动和社会生活造成强烈冲击，由于涉及面广，对人们的心理影响也较为突出。

（4）预测难度大：地震的预测困难，即使预测出地震发生的可能，但由于防御的时间短，不足以为预防提供时间和空间，所以，地震灾害的预防比其他灾害难。

（5）次生灾害多：地震不仅产生直接灾害，而且不可避免地产生次生灾害。有的次生灾害的严重程度大大超过直接灾害造成的损害，常见的次生灾害有火灾、水灾、泥石流、滑坡、瘟疫等，给救援带来很大的困难。

（6）灾情持续时间长：地震发生后，近期内会有不同程度的余震发生，影响的时间较长。由于破坏性大，灾后评估、规划和重建的周期也相对较长。

2. 临床表现 地震发生后，大量的受伤人员中，以骨科创伤为主，其中四肢骨折最多见，在人体所受伤害部位中约占50%，尤其是四肢的挤压伤。而地震中软组织伤口占32%～68%，开放性伤口感染的发生率也相当高。主要临床表现可分为以下六类。

（1）外伤

1）骨折：骨折占所有创伤的55%～58%，其中四肢骨折约占骨折病例的70%～80%，下肢多于上肢，尤以胫骨、腓骨骨折较多，螺旋及斜形骨折较少。发生骨折的原因主要为地震导致建筑物突然倒塌导致压伤。由于受伤原因不同，骨折发生的部位也有明显不同。骨盆骨折常因为建筑物倒塌压伤，多伴有泌尿系统损伤；四肢骨折的产生比较复杂，不少患儿因其肢体长时间受挤压后，组织缺血坏死导致不得不手术截肢。

2）头颅外伤：是地震的常见伤，它的病情复杂、变化快、易引起不良后果，受伤后有不同程度的头痛、呕吐、意识及运动障碍，病情加重时出现躁动，严重者出现昏迷甚至死亡。在早期死亡率可高达30%，许多伤员到达医院前即死去。

3）脊柱脊髓损伤：高处坠落损伤最典型的是脊柱骨折，主要因落地时强大的冲击力量，导致人体负重的中轴骨骼瞬间压缩造成。在抢救过程中，容易因搬运方法不当导致脊髓损伤，会造成损伤平面以下感觉、运动及二便功能严重障碍，从而使患儿发生截瘫或症状加重等。

4）挤压综合征：是地震造成建筑物破坏倒塌所致的损伤，为地震中最常见的综合征。伤情与受挤压缺血时间及受压重量有关。肌肉组织受重物砸伤时，出现出血、损伤和肿胀，肌肉组织发生坏死，导致高血钾和肾功能损害，伤肢关节功能障碍，触觉、温度觉、痛觉和运动觉基本丧失。

5）多脏器复合伤：在地震伤中复合伤由于并发大出血、窒息、休克、多脏器衰竭而死亡的概率较高。因此，现场救治时应注意检查呼吸、循环、眼、耳、中枢神经系统的病变，优先处理窒息、出血、休克、昏迷的损伤患者。

（2）埋压窒息：地震中常发生山体滑坡、建筑物倒塌等将人掩埋，一部分掩埋者通过自救互救可摆脱掩埋物体，另外一部分掩埋者在地震中不幸被埋压身体或口鼻，从而发生窒息，如不及时施救可能导致窒息死亡。

（3）创伤性休克及感染：严重的创伤、出血、饥饿、脱水、疼痛以及挤压综合征均可以引起休克。约占全部伤员的 4%，或重伤员的 12%～14%。由于地震现场严重污染，抢救伤员设施差，患儿伤口极易被各种致病细菌侵入造成感染。尤其是破伤风杆菌和导致气性坏疽的细菌对创口的威胁最大，死亡率很高。

（4）完全性饥饿：被困于废墟中的患儿，食物来源完全断绝仅依靠自身储蓄营养物质维持生命。长时间消耗，体内营养物质耗尽，成为完全性饥饿状态，以致机体代谢紊乱、抵抗力下降、血压降低、虚脱而濒于死亡。

（5）应激性心身疾病：当遇到超强或不可预期的灾害事件时，人们常感受到超乎寻常的压力，从而产生无法抵御的感觉，无所适从、失能、失去对情境的控制。产生一系列应激相关的生理、心理和行为障碍，如急性应激障碍（acute stress disorder，ASD），创伤后应激障碍（posttraumatic stress disorder，PTSD）等。

（6）传染性疾病：由于食物变质、饮水不洁引起感染性肠炎、伤寒、霍乱及细菌性痢疾。动物尸体未及时处理污染水源可引起鼠疫，蚊虫叮咬发生疟疾、乙型脑炎等。

3. 救援护理应急预案流程见图 3-5-4。

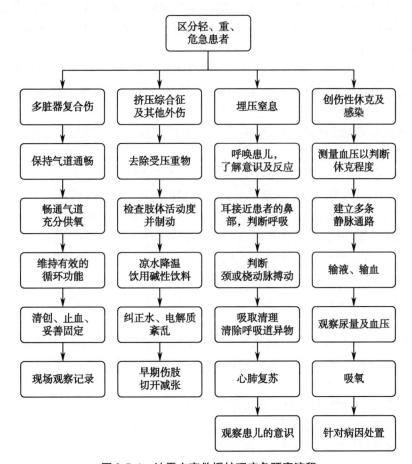

图 3-5-4　地震灾害救援护理应急预案流程

4. 救援护理需把握的问题

（1）安全救援：营救过程中，使用的工具不要伤及埋压人员；不要破坏埋压人员所处空间周围的支撑条件；与埋压人员的封闭空间沟通，以免埋压者窒息；埋压时间较长且难以救出的，可设法向埋压者输送营养和药品，维持生命。

（2）护理施救：先将被埋压人员头部从废墟中暴露出来，清除口鼻内尘土及分泌物，保证其气道畅通；进而暴露胸、腹部，用硬板担架将其抬出废墟，严禁人架方式；对埋压时间较长的人员，救出后要用深色布料蒙上眼睛，避免强光刺激。

（3）卫生防疫：由于地震后水电设施遭到破坏，大量人畜死亡，造成环境污染，造成蚊蝇孳生。因此，震后卫生防疫应注意水源及食物卫生，忌食霉变食物，防止患儿出现腹泻；加强卫生环境管理，做好消毒、杀虫、灭鼠工作。

五、泥石流灾害儿童救援护理应急

1. 概述　泥石流是指在山区或者其他沟谷深壑、地形险峻的地区，因为暴雨、暴雪或其他自然灾害引发的山体滑坡并携带有大量泥沙以及石块的特殊洪流。泥石流具有突然性以及流速快、流量大、物质容量大和破坏力强等特点。由于儿童自我保护能力差、机动能力弱，对儿童造成的伤害极大，病死率较成人明显高。泥石流灾害具有以下显著特点。

（1）破坏性强：泥石流常常具有暴发突然、来势凶猛、迅速的特点。岩石或土体在重力作用下，失去原有的稳定性而整体下滑，泥石流以极快的速度穿过狭窄的山谷或沟壑，所到之处一切物体都会被厚重黏稠的泥石所掩埋。

（2）危害性大：泥石流兼有崩塌、滑坡和洪水破坏的多重作用，其危害程度比单一的崩塌、滑坡和洪水的危害更为广泛和严重。泥石流冲进乡村、城镇，摧毁房屋、工厂及其他场所设施，淹没人畜、毁坏土地，甚至造成村毁人亡的灾难。

（3）灾情恢复难：泥石流发生后，由于破坏性大，灾后评估、规划和重建的周期相对较长，恢复难度大。

2. 临床表现　泥石流造成的危害可以分为直接危害和间接危害。直接危害主要由于直接泥石流接触而产生的后果，包括淹溺、漂浮物撞击伤、化学物质沾染、低体温等。间接伤害主要是由于泥石流造成的继发性损害，包括传染病、营养不良、贫困相关疾病、灾民相关疾病等。泥石流发生时，患儿主要临床表现有以下5种。

（1）外伤：患儿在泥石流中被物体撞击或房屋倒塌所致的机械性致伤，肢体各个部位均可发生，主要表现为出现骨折、大出血、创面污染等。

（2）窒息：泥石流或山体滑坡以及房屋倒塌，将患儿掩埋于泥浆砂石土体中，不能呼吸，发生不同程度窒息现象。

（3）淹溺：是泥石流中最常见的致死原因。不仅发生于泥石流最严重的时刻，还有可能发生在转运途中。因呼吸道吸入积水及污物，患儿被救出时多已出现呼吸障碍或呼吸心搏停止。

（4）低体温：泥石流的温度低于患儿的核心温度造成低体温。

（5）浸渍性皮炎：皮肤浸渍处肿胀、发白、起皱，自觉瘙痒，继之因不断摩擦，肿胀起皱的皮肤剥脱，漏出红色湿润的基底，有少许渗液，自觉疼痛，易合并继发感染。

3. 护理应急预案流程见图3-5-5。

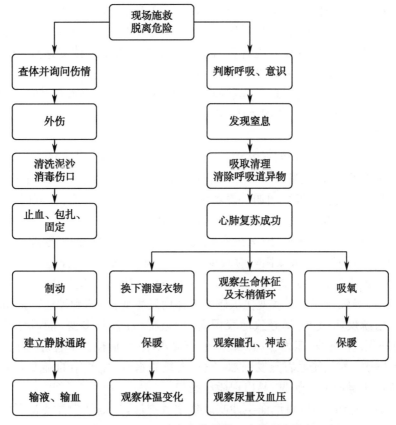

图 3-5-5　泥石流灾害救援护理应急预案流程

六、沙尘暴灾害儿童救援护理应急

1. **概述**　沙尘暴是沙暴和尘暴两者兼有的总称,是指强风把地面大量沙尘物质吹起并卷入空中,使空气特别混浊,水平能见度小于 1 000m 的严重风沙天气现象。风速超过 4m/s 时,地表可形成扬沙;风速超过 8m/s 时,可形成沙尘暴。大风日每年 30~60d。

(1)沙尘暴发生背景:沙尘暴天气主要发生在冬春季节,春季沙尘暴最多、夏季次之、秋季为最少。这主要是因为前期干旱少雨,春季和初夏季节天气变暖,气温回升后,地表温度过高,地气间热交换活跃,土壤表层疏松,在午后不稳定的大气层结状态下就容易产生沙尘天气。人为过度放牧、滥伐森林植被,工矿交通建设尤其是人为过度垦荒破坏地面植被,扰动地面结构,形成大面积沙漠化土地,直接加速了沙尘暴的形成和发育。强风、强热力不稳定和沙源是沙尘暴形成的 3 个重要条件。

(2)主要危害:沙尘暴是具有突发性和持续时间较短的特点的概率小、危害大的灾害性天气现象,造成沙埋、风蚀、大风袭击、生态环境恶化和生命财产损失等危害。

1)强风:携带细沙粉尘的强风摧毁建筑物及公用设施,造成人畜伤亡。

2)沙埋:以风沙流的方式造成农田、渠道、村舍、铁路、草场等被大量流沙掩埋,尤其是对交通运输造成严重威胁。

3)土壤风蚀:每次沙尘暴的沙尘源和影响区都会受到不同程度的风蚀危害,风蚀深度可达 1~10cm。据估计,我国每年由沙尘暴产生的土壤细粒物质流失高达 106 000~

107 000kg，其中绝大部分粒径在 10μm 以下，对源区农田和草场的土地生产力造成严重破坏。

4）大气污染：在沙尘暴源地和影响区，大气中的可吸入颗粒物增加，大气污染加剧。以1993 年"5·5"特强沙尘暴为例，甘肃省金昌市的室外空气的 TSP 浓度达到 1 016mg/m³，室内为 80mg/m³，超过国家标准的 40 倍。2000 年 3—4 月，北京地区受沙尘暴的影响，空气污染指数达到 4 级以上的有 10d，同时影响到我国东部许多城市。2000 年 3 月 24 日—3 月 30日，包括南京、杭州在内的 18 个城市的日污染指数超过 4 级。

2. 临床表现

（1）眼病：眼睛疼痛、流泪，如不清除沙尘，或用手揉眼睛，均会引起细菌性或病毒性眼病。

（2）呼吸系统疾病：沙尘暴天气时狂风里的沙石、浮尘到处弥漫，其经过地区空气混浊、呛鼻迷眼，呼吸道等疾病患者数增加。患者出现干咳、咳痰、咳血症状，同时还可能伴有高烧。沙尘天气多发区沙尘可引起非职业性尘肺即"沙漠尘肺"。

（3）神经系统：沙尘暴袭击时，大风音频过低，空气及沙尘的冲撞摩擦产生噪声，大量沙尘蔽日遮光、天气阴沉，造成太阳辐射减少，能见度较低、光线阴暗，易让人产生压抑和恐惧之感。人们出现头痛、恶心、烦躁。另外，猛烈的大风和沙尘使空气中的"维生素"——负氧离子严重减少，导致一些对天气变化敏感的人体内发生变化，感到神经紧张和疲劳。

（4）消化系统疾病：沙尘暴导致地表裸露，植被稀疏；沙丘多变，随风移动；人口密度低，物资相对缺乏；水质差，多为含高矿物质的苦碱水，饮用后往往引起胃肠不适和腹泻。

（5）口干唇裂：大风使地表蒸发强烈，驱走大量的水汽，空气中的湿度大大降低，使口腔和鼻腔黏膜因干燥而弹性削弱，易出现微小裂口。

（6）交通事故外伤：强风将地面尘沙吹起使空气混浊，一是沙尘暴使视野受限，降低能见度，二是掩埋路基，阻碍交通。

3. 护理应急预案流程见图 3-5-6。

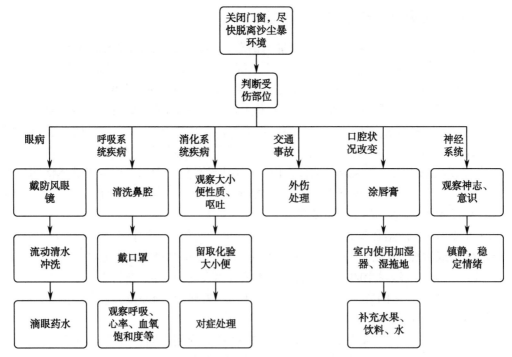

图 3-5-6　沙尘暴灾害救援护理应急预案流程

七、雷电灾害儿童救援护理应急

1. 概述 雷击，指打雷时电流通过人、畜、树木、建筑物等而造成杀伤或破坏。雷的种类主要有以下 4 种。

（1）直击雷：雷电与地面、树木、铁塔或其他建筑物等直接放电形成，能量很大，雷击后一般会留下烧焦、坑洞，突出部分削掉等痕迹。

（2）球雷：紫色或灰紫色的滚动雷，它能沿地面滚动或在空中飘动，能从门窗、烟囱等孔洞缝隙窜入室内，遇到人体或物体容易发生爆炸。

（3）感应雷：即感应过压，指雷击于电线或电气设备附近时，由于静电和电磁感应将在电线或电气设备上形成过电压。没听到雷声，并不意味着没有雷击。

（4）雷电侵入波：雷电发生时，雷电流经架空电线或空中金属管道等金属体产生冲击电压，冲击电压又随金属体的走向面迅速扩散以致造成危害。

2. 临床表现

（1）电击伤

1）轻度电击伤：当人体接触电流时，轻者立刻出现惊慌、呆滞、面色苍白，且有头晕、心动过速和全身乏力等症状。但因为接触部位肌肉强烈收缩，人体可能很快被弹离电流。

2）重度电击伤：患者神志不清，呼吸不规则或呼吸浅快，心率加快，心律不齐，或伴有抽搐、休克。有些严重电击伤患者当时症状虽不重，但在 1h 后可突然恶化。

3）危重型电击伤：多见于高压电击伤，或触电时间较长，患者呈昏迷、心室颤动、心搏和呼吸停止。有些患者触电后，心搏和呼吸极其微弱，甚至暂时停止，处于"假死状态"，因此要认真鉴别，不可轻易放弃对触电患者的抢救。

（2）电热灼伤：灼伤皮肤呈灰黄色焦皮，中心部位低陷，出现周围无肿痛等炎症反应，电流在皮肤入口处灼伤程度比出口处重，电流通路上软组织的灼伤常较为严重。肢体软组织大块被电灼伤后，其远端组织常出现缺血和坏死，血浆肌球蛋白增高和红细胞膜损伤引起血浆游离血红蛋白增高均可引起急性肾小管坏死性肾病。腹部电热灼伤可导致肠穿孔、胆囊坏死、胰腺炎等。电流通过头部可导致白内障。

（3）闪电损伤（雷击）：当人被闪电击中，心搏和呼吸常立即停止，由于高温可使人瞬间炭化，当场死亡。皮肤血管收缩呈网状图案，认为是闪电损伤的特征。其他临床表现与高压电损伤相似。

（4）电损伤的并发症和后遗症

1）神经系统损害：可造成周围神经病变及大脑枕叶和颞叶的永久损害，可致失明耳聋，少数出现短期精神失常，损害脊髓可致瘫痪，个别患者有顽固性头痛。

2）损伤：电击时从高处跌下，导致头、胸、腹等处损伤，肢体和脊柱骨折。雷击者有超过半数一侧或两侧鼓膜破裂。

3）继发感染：局部组织烧伤可致继发感染。

4）白内障：有报道称在电击 3 年后，出现单眼或双眼白内障。

5）其他：少数患者发生肾功能损害、胃肠道功能紊乱、肠穿孔、胆囊局部坏死、胰腺灶性坏死、肝脏损害伴有凝血机制障碍等。

3. 护理应急预案流程

（1）救治原则

1）发生雷电击后，发现人员第一时间赶到现场，立即实施援救；雷击引起人员伤亡、火灾、爆炸的,及时实施消防、医疗救护、人员疏散、努力保证人员安全。

　　2)立即向上级主管部门报告灾情。

　　3)保护好现场,保证通信设备完好,信息畅通。

　　(2)护理应急预案流程见图3-5-7。

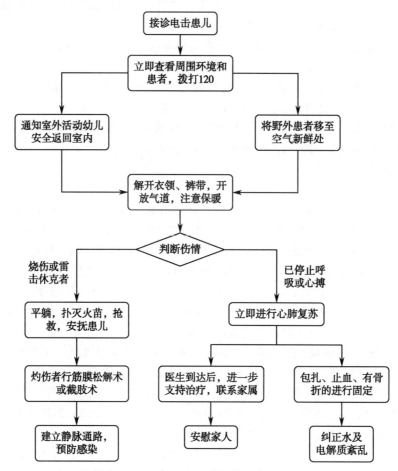

图 3-5-7　雷电灾害救援护理应急预案流程

第四章 转运途中儿童救援护理应急预案

第一节 儿童转运途中突发病情变化护理应急预案

一、概述

儿童疾病具有发病率高、病情进展快的特点,部分危重患儿容易导致各器官系统损害,甚至危及生命,因此,患儿救治要求具备较高的抢救技术和专业设备。近年来随着医学发展,国内新生儿重症监护病房(neonatal intensive care unit,NICU)与儿科重症监护病房(pediatric intensive care unit,PICU)陆续建立。基层医院的危重患儿可以通过转运到配备有先进设备的三级甲等医院重症监护病房(intensive care unit,ICU)接受治疗。转运是一个以三级医院为中心向周围辐射,集危重病转运、通信联络和培训为一整体的特殊医疗系统,又称转运网络。转运的队伍组成包括管理人员和转运人员。转运医护人员的专业素质是决定转运质量的最关键因素,是安全转运的保证。

(一)转运机构

有条件的转运中心应设立转运服务处。其职能主要是转运组织管理和转运质量控制。将车辆、设备和药品等由转送部门统一管理,统一协调。每天检查物品、设备是否完好、药品是否齐全;车辆定期保养,发现故障隐患及时维修,使其处于良好备用状态;及时合理调度车辆和人员,与转运任务中人员保持联系畅通以准确动态地协调,确保转运工作顺利完成。

(二)转运人员

设立专门的转运队伍,由儿科医师、注册护士和司机(至少各1名)组成转运小组。医生在转运小组中应起主导作用,不仅是转运的执行者,也是组织者和决策者。负责转运的医生和护士应接受专业化的培训,不仅要掌握儿科重症监护的相关专业知识和技能,而且要熟悉转运医学及转运患儿的生理反应、转运车辆所需设备及其局限性、物资与通信管理等方面,还应具备良好的团队组织、协调和沟通能力。转运医生和护士必须掌握的技术包含:①能识别潜在的呼吸衰竭,掌握气管插管和T组合复苏器的使用技术。②熟练掌握转运呼吸机的使用与管理。③能熟练建立周围静脉通道。④能识别早期休克征象,掌握纠正酸中毒、扩充血容量等技术。⑤能正确处理气胸、窒息、惊厥、低血糖、发热、呕吐等常见问题。⑥能熟练掌握儿科急救用药的剂量和方法。⑦掌握转运所需监护、治疗仪器的应用和参数设置及调整。

(三)装备

儿童转运体系有效利用了儿科和急诊监护设施,促进了各医疗机构间的合作,确保了重症儿童转运过程的安全及质量,而完善的装备是确保转运顺利的必要保证。

1. **交通工具** 在目前条件下每个转运中心应配备 1 台以上装备完善的专用救护车。

2. **仪器配置** 转运基本设备应配置在转运车上,包括转运暖箱、转运呼吸机、监护仪、输液泵和供氧设备等。特级转运中心最好能配置 NO 治疗仪、便携式血气分析仪、亚低温治疗仪和 ECMO 设备,以备需要时使用。

3. **药物配置** 应配置基本的急救药物,包括 0.9% 氯化钠注射液、葡萄糖、肾上腺素和抗心律失常药物等。根据患儿的不同病情或转出医院的要求,还应配备相应的药物。

二、气管插管滑脱护理应急

1. **概述** 转运途中气管插管滑脱风险较病房内气管插管滑脱风险大,转运途中一旦发生气管插管滑脱应立即报告医生并评估患儿生命体征,如果患儿皮肤红润、血氧饱和度维持在90% 以上,可以继续密切观察患儿生命体征;如果患儿呼吸急促、心率和血氧下降等应立即停车给予气管插管。

2. **临床表现** 呼吸急促,心率下降,血氧饱和度下降,皮肤颜色青紫,口唇、甲床发绀。

3. 护理应急预案流程见图 4-1-1。

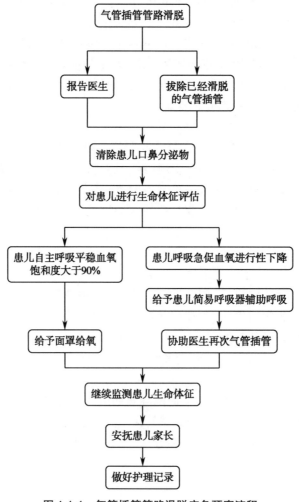

图 4-1-1 气管插管管路滑脱应急预案流程

三、突发呕吐窒息护理应急

1. **概述** 呕吐是一种保护性反射,通过呕吐中枢受刺激,反射性地引起幽门、胃窦收缩、胃底贲门松弛及腹肌、膈肌强烈收缩,使腹压增高,迫使胃内容物经食管由口腔排出。儿童年龄跨度大,消化、呼吸系统又有其自身生理解剖特点,如婴幼儿胃多呈水平位,贲门较松弛,关闭作用差,幽门较紧张,关闭作用强,婴幼儿喂养后容易发生溢乳或呕吐。气管插管或气管切开的患儿,常因鼻饲管与气管插管同时存在于咽后部,导致会厌关闭不全诱发误吸的发生,且气管插管或切开患儿呼吸道分泌物增多,咳嗽和吸痰等操作增加腹内压,加重了误吸的发生。

2. **临床表现** 呕吐时患儿常伴有迷走神经兴奋现象,表现为恶心、面色苍白、出汗、流涎、血压降低及心率缓慢等。

3. 护理应急预案流程见图 4-1-2。

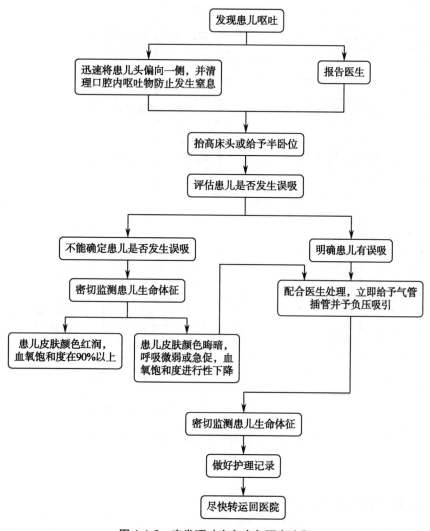

图 4-1-2 突发呕吐窒息应急预案流程

四、支气管哮喘护理应急

1. **概述** 支气管哮喘,简称哮喘,是当今世界威胁公共健康最常见的慢性肺部疾病。支气管哮喘是由嗜酸性粒细胞、肥大细胞和 T 淋巴细胞等多种炎性细胞参与的气道慢性炎症,这种气道炎症使易感者对各种激发因子具有气道高反应性,并可引起气道缩窄。

患儿哮喘发作时出现严重的呼吸困难,在合理应用拟交感神经药物和茶碱类药物仍不见缓解时,应诊断为哮喘持续状态。

2. **临床表现** 反复发作的喘息、呼吸困难、胸闷或咳嗽等症状。常在夜间或清晨发作、加剧,常常出现广泛多变的可逆性气流受限。儿童发生哮喘更容易烦躁不安、哭闹而加重哮喘。

3. 护理应急预案流程见图4-1-3。

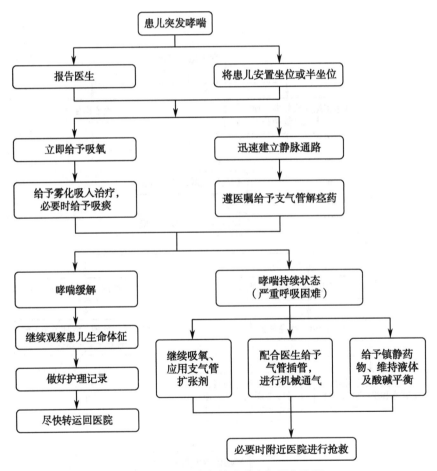

图 4-1-3 突发支气管哮喘应急预案流程

五、突发气胸护理应急

1. **概述** 气胸指胸膜腔内蓄积有气体。可为自发性气胸或继发于疾病、外伤或手术后。当胸膜腔和外界大气有交通,如胸廓外伤手术,空气经壁层胸膜进入胸腔时,以及任何原因引起的肺泡破裂或支气管胸膜瘘,空气从气道或肺泡逸入胸膜腔均可造成气胸。

2. **临床表现** 呼吸加快伴呻吟、面色苍白或发绀。单侧气胸时心尖向对侧移动,听诊患侧呼吸音降低,部分患儿患侧可见胸廓隆起或因横膈降低而使腹部饱满。

3. 护理应急预案流程见图 4-1-4、图 4-1-5。

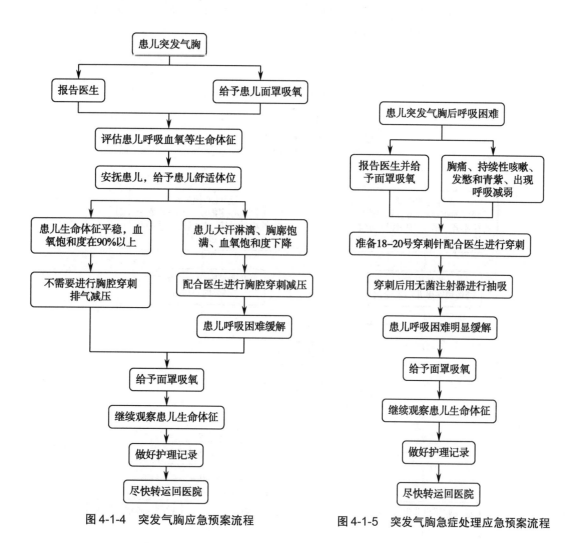

图 4-1-4　突发气胸应急预案流程　　　　图 4-1-5　突发气胸急症处理应急预案流程

六、突发心律失常护理应急

1. **概述** 正常心脏搏动起源于窦房结。通过心脏传导系统,按一定的频率、顺序及速度播散,使心脏进行收缩和舒张活动,称为正常窦性心律;如果心脏激动的形成、频率或传导不正常,均可形成心律失常。

2. **临床表现** 心律失常时由于心率过快、过慢以及房室收缩不协调等而引起血流动力学改变,对血流动力学影响的程度视心脏功能是否正常及心脏代偿功能如何而定。常见症状有心悸、乏力、头昏、严重的可发生晕厥、休克、心力衰竭。婴儿可突然出现面色苍白、拒食、呕吐、嗜睡等。

（1）良性心律失常：患儿出现心律失常的问题，经检查没有器质性病变，同时没有使用药物治疗也可以耐受症状，则可以判定是良性心律失常。如轻度的窦性心动过缓、窦性心律不齐、偶发的房性期前收缩、一度房室传导阻滞等。

（2）恶性心律失常：是指心律失常造成血流动力学不稳定而危及生命。主要是快速性室性心律失常。如：快速心房颤动、阵发性室上性心动过速、持续性室性心动过速等。

3. 护理应急预案流程见图 4-1-6。

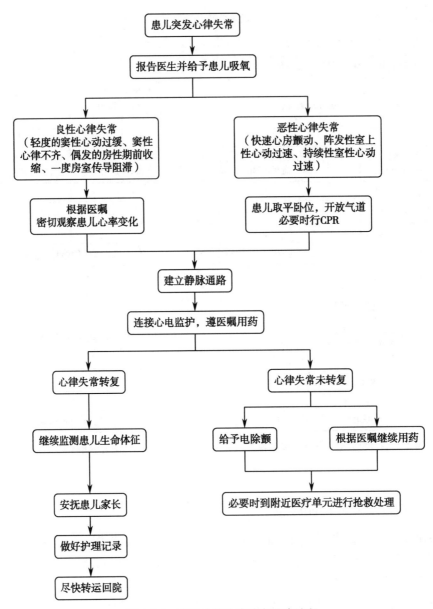

图 4-1-6　突发心律失常应急预案流程

七、突然躁动护理应急

1. **概述**　患者发动躁动时首先要寻找发生躁动的原因,及时通知医生,密切观察患儿病情,生命体征情况。注意保持环境安静,减少不良刺激。对患儿实施保护性约束时要动作轻柔,以免发生损伤。

2. **临床表现**　患儿躁动不安,不易安抚,哭闹不止。

3. 护理应急预案流程见图4-1-7。

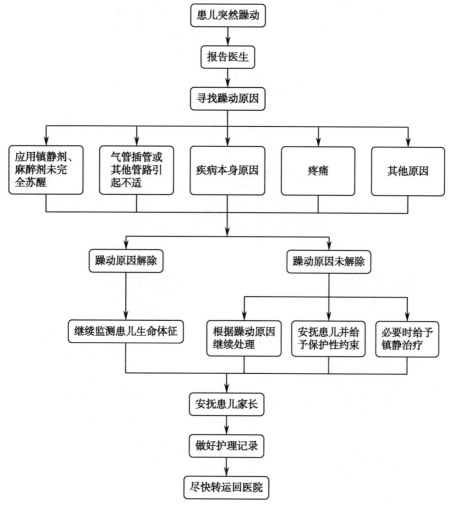

图 4-1-7　突然躁动应急预案流程

八、突发惊厥护理应急

1. **概述**　惊厥俗称惊风、抽风,是小儿时期常见的紧急症状。惊厥是指全身性或者身体某一局部肌肉运动性抽搐,是由骨骼肌不自主地强烈收缩而引起的,发作时脑电图可正常或异常。

2. **临床表现**

(1)新生儿惊厥:发作形式为阵挛,有的为呼吸暂停,少数为强直性发作,持续1~3min。

（2）婴儿痉挛症：发作形式为连续成串的强直性痉挛，表现为两臂前举，头和躯干向前屈曲。

（3）高热惊厥：先有发热，随后惊厥，在体温骤升时，突然出现短暂的全身性惊厥发作，伴有意识丧失，惊厥发作后恢复较快。

3. 护理应急预案流程见图 4-1-8。

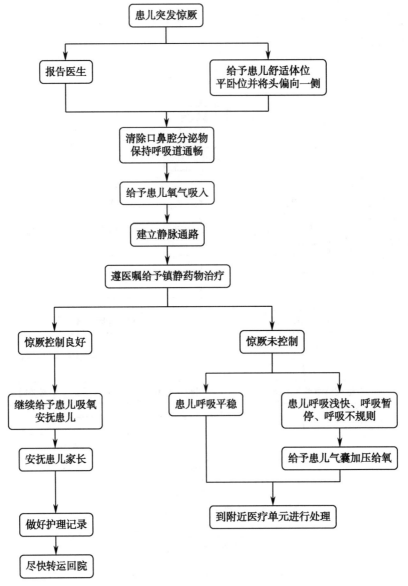

图 4-1-8　患儿突发惊厥应急预案流程

九、输液通路中断护理应急

1. **概述**　静脉输液是临床上用于纠正人体水、电解质、酸碱平衡失调，恢复内环境并维持机体正常生理功能的重要治疗措施。可以迅速、有效地补充机体丧失的体液和电解质，增加血容量，改善微循环，维持血压。供给营养物质，促进组织修复，还可以达到治疗疾病的目的。输液通路中断，即治疗中断，需要及时检查通路中断的原因并针对原因进行处理。

2. **临床表现** 输液通路中断,一般会出现局部液体渗出、皮肤红肿、回血增加、患儿哭闹不安等。

3. 护理应急预案流程见图4-1-9。

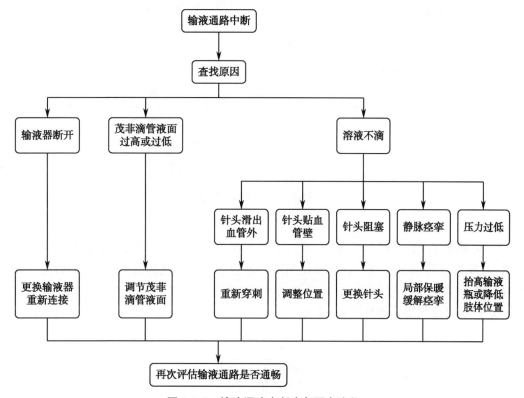

图4-1-9 输液通路中断应急预案流程

第二节 儿童转运途中仪器设备故障护理应急预案

一、急救车故障护理应急

1. **概述** 急救车是救助患者的车辆,救护人员在转运途中对患者进行救护处理。并将患者转送至医院或上级医院。急救车发生故障会直接影响患者的转运救治,所以在平时要做好驾驶员和车辆的安全检查,定时检修车辆。

2. **主要表现** ①急救车不能正常启动;②急救车声音反常、气味反常、排烟反常、温度反常;③汽车漏油、漏水、照明系统失灵;④汽车其他故障报警。

3. 护理应急预案流程见图4-2-1。

二、转运呼吸机故障护理应急

1. **概述** 呼吸机作为人工替代自主呼吸的有效手段,替代自主呼吸,改善通气、改善换气、降低呼吸做功,预防和治疗患儿呼吸衰竭。转运途中,患儿病情危重需要转运呼吸机辅助呼吸。

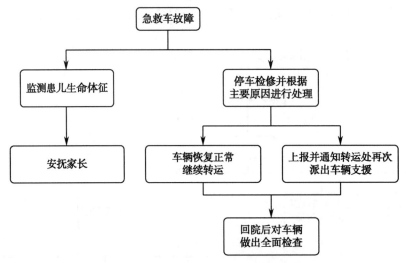

图 4-2-1　急救车故障护理应急预案流程

2. **主要表现**　转运呼吸机故障会影响患儿呼吸,发生呼吸急促、血氧饱和度下降、口唇发绀、皮肤发灰等缺氧症状。首先要使用简易呼吸器维持患儿的有效呼吸,同时检查呼吸机故障能否解除,必要时到最近的医疗单元进行救治。

3. 护理应急预案流程见图 4-2-2。

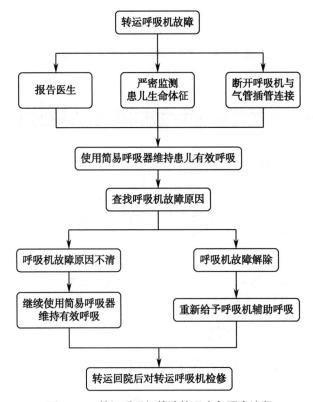

图 4-2-2　转运呼吸机故障护理应急预案流程

三、输液泵或注射泵故障护理应急

1. **概述**　输液泵或注射泵是机械或电子的输液控制装置,它通过作用于输液导管达到控制输液速度的目的。常用于需要严格控制输液速度和药量的情况。婴幼儿转运途中输液需要应用输液泵或注射泵使药液均匀、准确地输入体内,以确保药液浓度为最有效浓度,准确控制用量。

2. **主要表现**　输液泵或注射泵发生故障后,报警灯会亮,发出报警声音,影响液体正常输入,从而影响药物的正常输入,影响药物的疗效。

3. 护理应急预案流程见图4-2-3、图4-2-4。

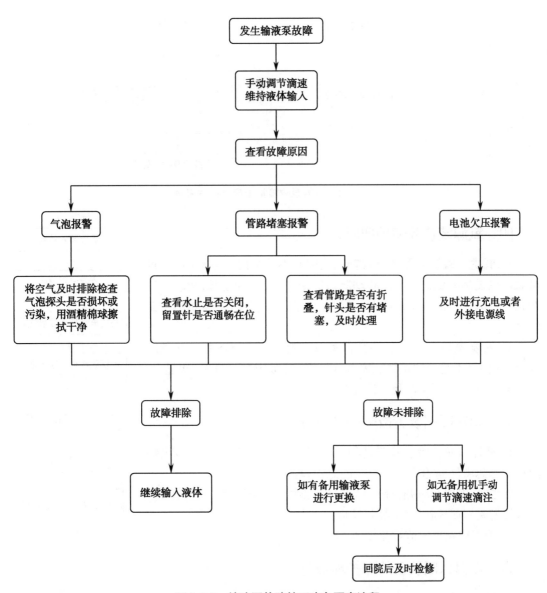

图4-2-3　输液泵故障护理应急预案流程

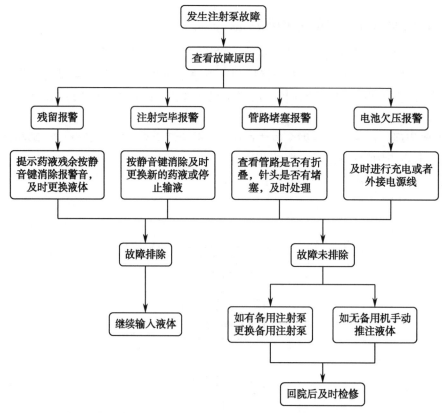

图 4-2-4　注射泵故障护理应急预案流程

四、氧源装置故障护理应急

1. **概述**　氧源装置是急救转运途中必不可少的急救设施,通过给氧可以提高动脉血氧分压和动脉血氧饱和度,增加动脉血氧含量,纠正各种原因造成的缺氧状态,促进组织的新陈代谢,维持机体生命活动。

2. **主要表现**　缺氧后动脉血氧分压降低,使动脉血氧含量减少,组织供氧不足。严重缺氧表现为发绀、呼吸困难、三凹征明显。

3. 护理应急预案流程见图 4-2-5。

五、负压吸引装置故障护理应急

1. **概述**　负压吸引装置是利用负压吸引原理,连接导管吸出痰液等。是急救转运途中必不可少的急救设施。

2. **主要表现**　患儿口腔、鼻腔分泌物过多,会发生呼吸道阻塞、吸入性肺炎、肺不张、窒息等并发症。

3. 护理应急预案流程见图 4-2-6。

六、保温保暖装备故障护理应急

1. **概述**　保温保暖装备适用于刚出生的高危儿及新生儿,如新生儿硬肿症、体温不升

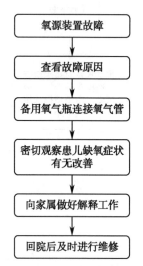

图 4-2-5　氧源装置故障护理应急预案流程

等患儿,可使患儿体温保持稳定,提高未成熟儿的成活率,避免体温过低造成缺氧、低血糖、硬肿症等一系列不良后果。

2. **主要表现** ①暖箱不能开机;②暖箱温度不升;③暖箱报警不能正常工作。

3. 护理应急预案流程见图4-2-7。

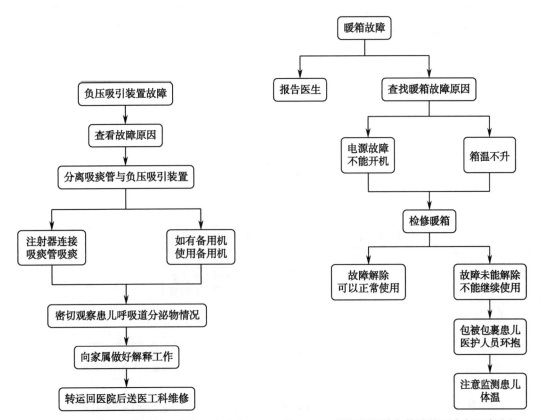

图 4-2-6 负压吸引装置故障护理应急预案流程　　图 4-2-7 保温保暖装备故障护理应急预案流程

七、体外膜氧合器(体外膜肺)设备故障护理应急

1. **概述**　随着体外膜肺(ECMO)技术的不断发展,其在儿童重症救治领域的应用也越来越广,但受经济及各地医院技术实力等各方面因素影响,对于一些需要 ECMO 辅助的患儿,则需请求 ECMO 转运,由于 ECMO 患儿病情危重、管路多、转运路途颠簸等因素导致转运途中有出现机械性并发症的风险。

临床 ECMO 运行过程看似平静,但随时可能发生灾难性事件,这不仅需要 ECMO 专业人员在管路和机器的日常管理中谨小慎微,更需要管理人员在发生紧急情况时对故障排除做到快、稳、准,因此,ECMO 团队成员在模拟训练中需要不断演练应对各种突发情况,做到临危不乱。

其主要设备如下:

(1)血液泵:也叫驱动泵,替代循环系统动力部分的驱动装置。

(2)氧合器:替代呼吸系统功能的气体交换装置。

(3)变温水箱:也叫热交换器,补充血液在管路中流动时因为接触面积很大而丢失的热量,从而满足 ECMO 的需求。

（4）各种安全与检测系统：包括流量测定装置、气泡探测装置、压力监测装置等。

2. **常见机械性并发症** 常见的机械并发症有血栓、气栓、泵故障、泵管破裂、氧合器功能异常、插管问题、热交换器故障、接口破裂等。不管出现上述何种情况，首先 ECMO 专业人员快速确认患儿基本生命体征（心率、血氧、血压、体温），ECMO 流量及压力，然后迅速判断是否需要使患儿脱离转流，在保证患儿呼吸和循环稳定的情况下，排除当前故障，尽快恢复转流。

3. 护理应急预案流程见图 4-2-8。

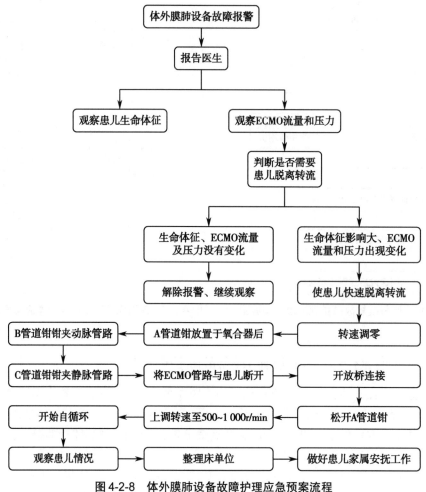

图 4-2-8 体外膜肺设备故障护理应急预案流程

八、血滤机设备故障护理应急

1. **概述** 接受血液滤过治疗的患儿由于病情复杂、严重、多变及人为因素、机器故障等多种原因均会引起血滤机报警，同时转运、搬动，也会增加设备故障的发生率，正确处理血滤机报警是护士的关键技能。血滤机的基本组成包括：泵、平衡秤、加热系统和监测系统。血滤机检测的压力包括：动脉压、静脉压、滤器前压、滤出液压及跨膜压，具体如下：

（1）动脉压（arterial pressure）血泵前的压力，由血泵转动后抽吸产生，通常为负压（仅联合体外膜肺时为正压）。主要反映血管通路所能提供的血流量与血泵转速的关系，血流不足时负压值将增大。

（2）静脉压（venous pressure）：血液流回体内的压力，反映静脉入口通畅与否的良好指标，通常为正值。

（3）滤器前压（pre-filter pressure）：是体外循环压力最高处。与血泵流量、滤器阻力及血管通路静脉端阻力相关，滤器前压不仅是压力指标，还是安全性监测指标。各种原因导致滤器前压过度升高，易造成循环管路接头处崩裂，失血或导致滤器破膜。

（4）滤出液压（filtrate pressure）：由两部分组成。一部分是滤器中血流的小部分压力通过超滤液传导产生，为正压。另一部分由超滤泵产生，为负压。

（5）跨膜压（transmembrane pressureTMP）：TMP 为计算值，反映滤器要完成目前设定超滤率所需的压力，为血泵对血流的挤压作用及超滤泵的抽吸作用之和。TMP 过大，可能反映滤器凝血，也可能反映设定超滤率过大，超过滤器的性能。TMP=（动脉压＋静脉压）/2－滤出液压。

2. **常见机械性并发症**　设备方面：压力报警、空气报警、漏血报警、温度报警、平衡报警、其他报警。患儿方面：凝血、血栓、出血、空气栓塞等。

3. 护理应急预案流程见图 4-2-9。

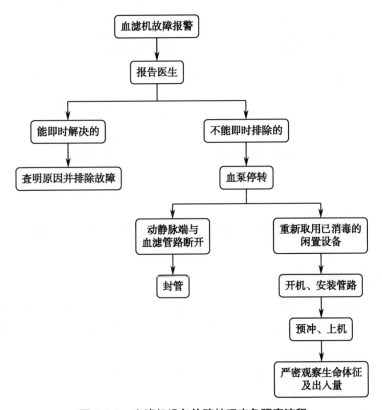

图 4-2-9　血滤机设备故障护理应急预案流程

九、急救药物或设备短缺护理应急

1. **概述** 急救药物或设备是在某些紧急情况下进行抢救使用的药物或设备,平时应对急救车上的急救物品进行定期检查和维护,保证急救药物和设备随时处于备用状态。在转运途中发现急救药物或设备短缺应询问医生是否可以用其他药物或设备进行替换,如果不能替换需要紧急到附近医疗单元进行抢救。必要时将附近医院的药品或设备带到急救车上后期再进行归还。回院后及时对使用的药品或设备进行补充检修。

2. **主要表现** ①抗休克及血管活性药物短缺;②作用于呼吸系统的药物短缺;③作用于消化系统的药物短缺;④作用于泌尿系统的药物短缺;⑤抗过敏药物短缺;⑥纠正水、电解质紊乱的药物短缺;⑦镇静、催眠、抗惊厥药物短缺;⑧作用于心血管系统的药物短缺。

3. 护理应急预案流程见图4-2-10。

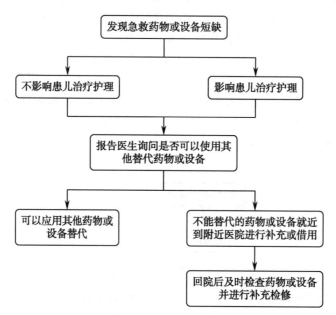

图4-2-10 急救药物或设备短缺护理应急预案流程

第三节 儿童转运交通运输状况应急预案

一、交通阻塞护理应急

1. **概述** 交通阻塞是行驶中的车辆在道路的某一区段异常密集或集中,导致后续的车辆低速驾驶或停驶的状态。发生交通阻塞后影响救护车的通过,使车上转运患者病情拖延,发生不可预测后果。

2. **主要表现** ①车辆过多不能顺利通过;②交叉路口红绿灯多;③修路或其他原因引起的车辆堆积。

3. 护理应急预案流程见图4-3-1。

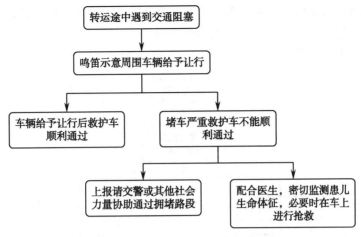

图 4-3-1　交通阻塞护理应急预案流程

二、医护人员晕车护理应急

1. **概述**　晕车是汽车在运动时产生的颠簸、摇摆或旋转等任何形式的加速运动，刺激人体的前庭神经而发生的疾病。

2. **主要表现**　晕车常在乘车数分钟至数小时发生。初时感觉上腹不适，继而有恶心、面色苍白、出冷汗、旋即又眩晕、精神抑郁、唾液分泌增多和呕吐。严重者可有血压下降、呼吸深而慢、眼球震颤。症状一般在停止运行或减速后数十分钟和几小时内减轻。经多次发病后，症状可减轻，甚至不发生。

3. 护理应急预案流程见图 4-3-2。

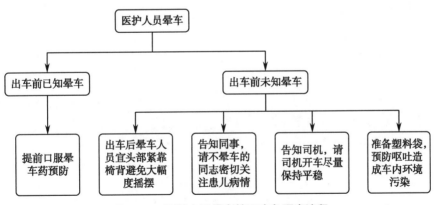

图 4-3-2　医护人员晕车护理应急预案流程

三、车祸护理应急

1. **概述**　车祸是指行车（多指汽车等机动车）时发生的伤亡事故。造成的伤害大体可分为减速伤、撞击伤、碾挫伤、压榨伤及跌扑伤等，其中以减速伤、撞击伤为多。发生车祸无法自行处理时要向旁人求救。及时联络救护、报警，确保伤者和车上人员安全。原则上尽量不要移动伤者。防止引发其他车祸发生需要利用三角板警示标识提醒后方来车。

2. **处理原则**　①车内人员无受伤情况下紧急上报请求再派车转运患者；②车内人员轻伤拨打 120 等待救援；③车内人员有重伤等待救援。

3. 护理应急预案流程见图 4-3-3。

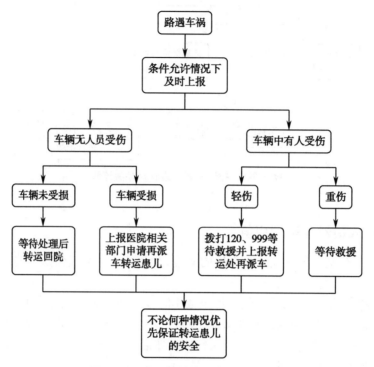

图 4-3-3　路遇车祸护理应急预案流程

第五章　重症监护病房儿童救援护理应急预案

第一节　NICU 护理应急预案

一、NICU 儿童急症护理应急预案

（一）新生儿肺出血护理应急

1. **概述**　新生儿肺出血是指肺的大量出血,至少影响 2 个肺叶,常发生在一些严重疾病的晚期。新生儿肺出血病因与以下因素有关。

（1）缺氧因素:原发病主要为窒息、重症缺氧缺血性脑病、呼吸窘迫综合征、胎粪吸入综合征、青紫型复杂先天性心脏病等。

（2）感染因素:原发病主要为败血症、感染性肺炎、坏死性小肠结肠炎等。

（3）寒冷损伤:主要发生在寒冷损伤综合征和硬肿症,同时合并缺氧或感染,多见于早产儿。

（4）早产:早产儿肺发育不成熟,发生缺氧、感染、低体温时更容易发生肺出血。

2. **临床表现**

（1）患儿常有缺氧、感染、硬肿、早产等病史,且原发病较为严重。

（2）全身症状:反应差、面色苍白、发绀、四肢冷、呈休克状态。

（3）呼吸障碍:呼吸困难突然加重,出现三凹征、呻吟、呼吸暂停;呼吸暂停恢复后呼吸仍不规则、经皮氧饱和度难以维持正常水平。

（4）肺部体征:肺部可闻及中粗湿啰音,或湿啰音比原来增多。

（5）出血表现:约半数病例从口鼻腔流出血性液体,或气管插管内流出泡沫样血性液体、可见皮肤出血点或瘀斑、注射部位出血。

3. 护理应急预案流程见图 5-1-1。

（二）新生儿气胸护理应急

1. **概述**　新生儿气胸是新生儿气漏综合征的一种,指气体进入胸膜腔,造成积气状态。多因肺部疾病或外力影响使肺组织和脏层胸膜破裂,或靠近肺表面的细微气肿泡破裂,肺和支气管内空气逸入胸膜腔。新生儿气胸的高危因素包括:生后窒息的复苏操作,早产儿呼吸窘迫综合征（respiratory distress syndrome,RDS）,足月儿的胎粪、血液、羊水等吸入,肺炎和先天畸形等,另外机械通气的应用使气胸的发生率明显增加。

2. **临床表现**　气胸发生时,新生儿原有的呼吸系统疾病常突然恶化,如突然呼吸加快伴呻吟、面色苍白或发绀。单侧气胸时心尖向对侧移动,听诊患侧呼吸音降低,部分患儿患侧胸廓隆起或因横膈降低而使腹部饱满。由于大静脉的受压而出现心排血量降低,患儿可

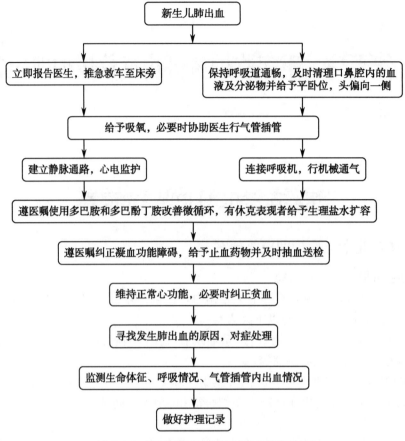

图 5-1-1 新生儿肺出血护理应急预案流程

出现休克。此外,当心电监护仪监测到患儿心率突然加快,有创动脉压监测的波形幅度突然变小或胸阻抗测定的数值突然下降时,也应考虑有气胸的发生。

3. 护理应急预案流程见图 5-1-2。

（三）肺栓塞护理应急

1. **概述** 肺栓塞是以各种栓子阻塞肺动脉系统为其发病原因的一组疾病或临床综合征的总称。在原发病的基础上存在肺栓塞的高危因素是造成儿童肺栓塞的主要病因,如先天性心脏病合并感染性心内膜炎、肾病综合征合并高凝状态等。小儿的栓子来源较为分散,因先天性疾病(如先天性心脏病、镰状细胞贫血等)或医源性因素(如留置静脉导管、胃肠外营养)引起者更为常见。

2. **临床表现**

(1)症状学:呼吸困难、气促,尤以活动后明显。胸痛,包括胸膜炎性胸痛或心绞痛样胸痛。晕厥,可为肺栓塞唯一或首发症状。烦躁不安、惊恐或濒死感。咯血,常为小量咯血,大咯血较少见。咳嗽、心悸。

(2)体征:呼吸急促、心动过速、血压变化,严重时出现血压下降甚至休克,发绀、发热、颈静脉充盈或搏动,肺部可闻及哮鸣音和/或湿啰音,可有胸腔积液的体征,肺动脉瓣第二音亢进或分裂。

3. 护理应急预案流程见图 5-1-3。

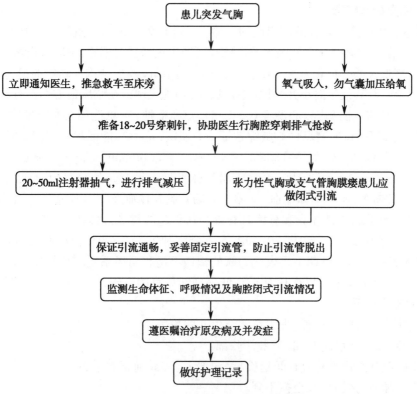

图 5-1-2 突发新生儿气胸护理应急预案流程

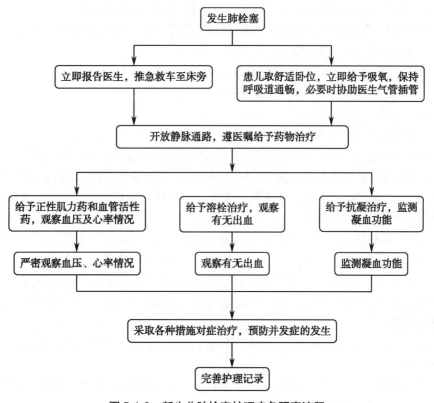

图 5-1-3 新生儿肺栓塞护理应急预案流程

(四) 休克护理应急

1. 概述　休克是由多种病因引起的以微循环障碍为特征的危重临床综合征，为新生儿常见的急症，也是多见的死亡原因之一。此症可产生生命重要器官的微循环灌流量不足，有效循环血量降低及心排血量减少。细胞不能充分利用氧，发生结构和功能的损害，最终导致脏器功能不全。与其他年龄小儿相比，不论病因、病理生理或是临床诸方面都有其特殊性。

新生儿休克常见的病因：心源性（泵衰竭）、败血症性、窒息性和低血容量性。心源性休克见于心肌功能不全，如窒息性心脏综合征与心肌病；心脏功能或静脉回流受限，如张力性气胸；某些先天性心脏病，如持续肺动脉高压（persistent pilmonary hypertension of newborn，PPHN）和早产儿动脉导管未闭。低血容量性休克见于早产儿的脑室内出血、失血性贫血（包括胎儿胎盘输血、胎儿母体输血、双胎之间胎儿胎儿输血及肺出血等）。新生儿休克还有败血症引起的细菌感染性休克和分娩时脊髓损伤引起的神经源性休克；伴呼吸循环衰竭的休克见于呼吸窘迫综合征、呼吸暂停、PPHN和肺水肿等；也有由低血糖症引起的休克。

2. 临床表现　休克早期主要表现为氧的输送不足和循环系统的代偿反应，不是单纯的心排血量不足，因此，不能以血压是否降低来判断休克的有无。新生儿休克的临床表现按出现早晚的顺序如下：

（1）皮肤颜色苍白或青灰，失去正常新生儿的粉色。

（2）肢端发凉，上肢达肘部，下肢达膝部。

（3）皮肤毛细血管再充盈时间延长，足跟部大于5s，前臂大于3s。

（4）股动脉搏动减弱，甚至摸不到。

（5）心音低钝，心率增快大于160次/min或心率小于100次/min。

（6）反应低下，嗜睡或昏睡，先有激惹后有抑制，肢体肌张力减弱。

（7）呼吸增快，安静时大于40次/min，出现三凹征，有时肺部可听到湿啰音。

（8）周身尤其是四肢出现硬肿。

（9）血压下降，收缩压足月儿<50mmHg，早产儿<40mmHg，脉压变小。

（10）尿量减少，连续8h尿量<1ml/（kg·h）。

3. 护理应急预案见图5-1-4。

(五) 心脏压塞护理应急

1. 概述　心脏压塞是由于大量的心包积液或心包积液迅速增加挤压了心脏，使心室舒张受限，导致血流动力学显著改变，超出机体代偿机制，心排量急剧下降，引起了急性循环衰竭。

心脏压塞的病因可分为创伤性和非创伤性。创伤性心脏压塞病因包括：医疗有创性操作导致的医源性创伤，例如心包穿刺、中心静脉置管、心导管术等。非创伤性心脏压塞病因包括：感染性和非感染性。感染所致心脏压塞多见于心包炎，是由于细菌、病毒、支原体或寄生虫等感染引起，其他病原体包括真菌、立克次体和螺旋体。非感染性病因有：肿瘤、抗凝剂导致的自发性出血性心包积液。根据心包积液性质可分为：浆液性（通常继发于充血性心力衰竭）、纤维蛋白性（继发于感染）或血性（通常继发于凝血性疾病、创伤或医源性损伤）。

2. 临床表现

（1）典型的心脏压塞的症状是Beck三联征，包括颈静脉怒张伴随中心静脉压增高，心音低钝和低血压。

（2）疾病早期，处于代偿阶段，可表现为心动过速、呼吸窘迫、意识改变、心包摩擦音、胸痛、奇脉、恶心、上腹部疼痛和焦虑等。

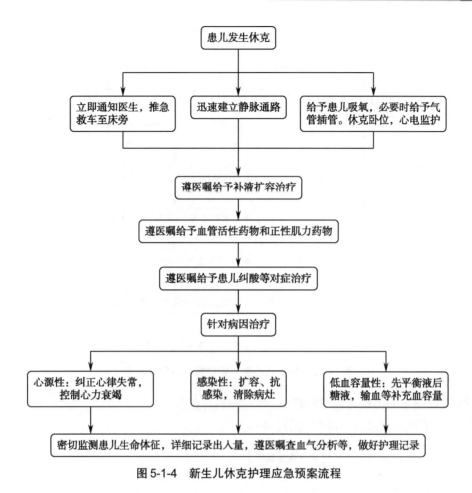

图 5-1-4 新生儿休克护理应急预案流程

（3）心脏压塞者也可以心源性休克为主要表现，出现烦躁不安、焦虑、嗜睡、冷汗、面色苍白、肢端湿冷等。

3. 护理应急预案流程见图 5-1-5。

（六）脑疝护理应急

1. **概述** 当颅腔内某一分腔有占位性病变时，该分腔的压力比邻近分腔的压力高，脑组织从高压区向低压区移位，导致脑组织、血管及神经等重要结构受压和移位，有时被挤入硬脑膜的间隙或孔道中，从而引起一系列严重临床症状和体征，称为脑疝。

常见病因：脑内任何部位占位性病变发展到一定程度均可导致颅内各分腔压力不均，从而诱发脑疝。引起脑疝的常见病变有：①损伤引起的各种颅内血肿，如急性硬脑膜外血肿、硬脑膜下血肿、脑内血肿等。②颅内脓肿。③对于颅内压增高的患者，腰椎穿刺释放过多的脑脊液，导致颅内各分腔之间的压力差增大，可促使脑疝的形成。

2. **临床表现**

（1）颅内压增高的症状：表现为剧烈头痛及频繁呕吐。

（2）生命体征紊乱。

（3）小脑幕切迹疝尚有意识改变、两侧瞳孔不等大、运动障碍等表现。

（4）枕骨大孔疝会出现颈项强直、疼痛，但意识改变出现较晚，没有瞳孔的改变而呼吸骤停发生较早。

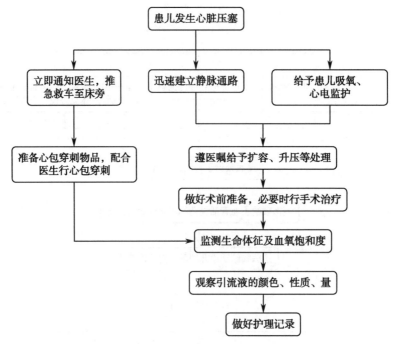

图 5-1-5　新生儿心脏压塞护理应急预案流程

（5）大脑镰下疝出现对侧下肢轻瘫，排尿障碍等症状。

3. 脑疝的护理应急预案流程见图 5-1-6。

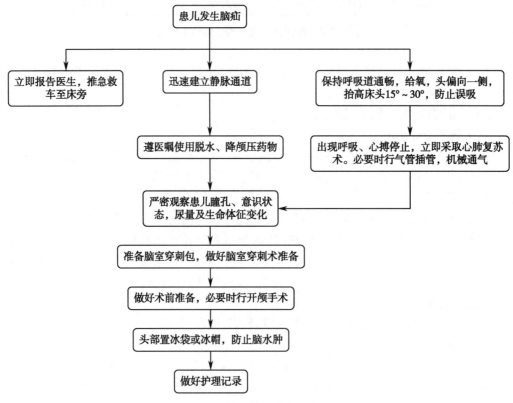

图 5-1-6　脑疝护理应急预案流程

（七）惊厥发生护理应急

1. **概述**　惊厥是新生儿期常见的症状，惊厥是指全身性或身体某一局部肌肉运动性抽搐，是骨骼肌不自主地强烈收缩而引起的，发作时脑电图可正常或异常。由于中枢神经系统发育不成熟，新生儿尤其是早产儿更易发生惊厥。多数新生儿惊厥是各种急性病变合并的一过性症状，只有少数新生儿惊厥属于癫痫综合征。

新生儿惊厥病因很多，有时几种因素可同时存在，例如窒息后缺氧缺血性脑病常同时有低血糖、低血钙；败血症既可以合并化脓性脑膜炎，同时有低血糖。主要的病因有：缺氧缺血性脑病、颅内出血、感染、代谢异常（低血糖、低钙血症、低镁血症、高钠和低钠血症）、新生儿破伤风、胆红素脑病、撤药综合征等。

2. **临床表现**

（1）微小型：是指不出现肢体抽动或强直的惊厥发作形式，较其他类型更不引人注意。表现为眼球水平位或垂直位偏斜，眼睑反复抽动，眨眼动作，吸吮、咀嚼或其他嘴的动作，四肢呈游泳或踏车样运动，某一肢体震颤或固定在某一姿势，以及呼吸暂停。微小型是足月儿及早产儿最常见的惊厥发作型。

（2）强直型：表现为四肢强直性伸展，有时上肢屈曲下肢伸展并伴有头向后仰。足月儿及早产儿均可见，是病情严重的征象，表示有脑器质性病变而不是代谢紊乱引起的，常伴有呼吸暂停和两眼球上翻，脑电图常有明显异常。

（3）多灶性阵挛型：多个局部性阵挛迅速地、不固定地从肢体某一部位转移至另一部位，有时可影响呼吸而出现青紫，常伴有意识障碍。阵挛性抽搐可迅速地从一个肢体转向另一个肢体，或由身体一侧向另一侧游走。有时一个肢体的限局性阵挛性抽动持续很长时间，然后出现其他部位的抽动。多灶性阵挛型惊厥需与抖动区别，抖动常见于缺氧缺血性脑病、低血糖、低血钙和先天性中枢神经系统畸形时。

（4）限局性阵挛型：表现为身体某个部位限局性阵挛，这种惊厥常起自一个肢体或一侧面部，然后扩大到身体同侧的其他部位，通常意识清醒或轻度障碍。限局性阵挛并不表示大脑皮层某一运动区功能异常，并无定位意义，多见于代谢异常如低血糖、低血钙、围产期缺氧缺血性脑病或蛛网膜下腔出血。局灶性阵挛多见于足月儿，预后一般较好。

（5）全身性肌阵挛型：表现为肢体反复屈曲性痉挛，有时躯干也有同样痉挛，类似婴幼儿的婴儿痉挛症。此型在新生儿期较少见，其存在常表明有弥漫性脑损伤，预后不良。

3. 护理应急预案流程见图 5-1-7。

（八）低血糖护理应急

1. **概述**　低血糖症（hypoglycemia）指血糖值低于正常同年龄婴儿的最低血糖值。以全血标本检测，足月儿最初 3d 内的血糖低于 1.7mmol/L（30mg/dl），3d 后血糖低于 2.2mmol/L（40mg/dl），小于胎龄儿和早产儿生后 3 日内血糖低于 1.1mmol/L（20mg/dl），3d 后血糖低于 2.2mmol/L，均称为低血糖症。但目前认为上述低血糖的诊断界限值偏低，血糖在 1.7～2.2mmol/L 时常出现低血糖症状，给予葡萄糖后症状即消失。有的研究资料提出，在新生儿临床上无症状可按血浆葡萄糖浓度 2.0mmol/L（36mg/dl），而有症状时应以 2.5mmol/L（45mg/dl）作为低血糖症诊治指征。

新生儿低血糖常见病因如下：

（1）糖原和脂肪贮存不足：胎儿肝糖原的贮备主要发生在胎龄最后 4～8 周，胎儿棕色脂肪的分化从胎龄 26～30 周开始。一直延续至生后 2～3 周。显然低出生体重儿包括早产

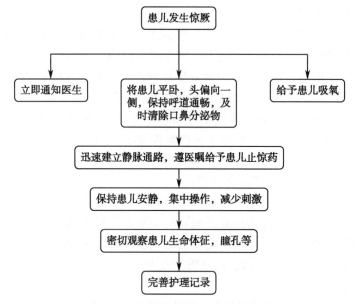

图 5-1-7 惊厥发生护理应急预案流程

儿和小于胎龄儿,贮存能量少。生后代谢所需能量又相对高,易发生低血糖症。

(2)耗糖过多:新生儿患严重疾病如窒息、呼吸窘迫综合征、硬肿症和败血症等易发生低血糖。这些应激状态常伴代谢率增加、缺氧、低体温、摄入减少。

(3)高胰岛素血症:暂时性的常见于母亲患糖尿病的婴儿,这些婴儿有丰富的糖原和脂肪贮备,孕母血糖高,胎儿血糖随之增高,胎儿胰岛细胞代偿性增生,胰高血糖素增加,胰岛素、血糖激素分泌失衡及出生后来自母亲的糖原中断,可致低血糖。

(4)内分泌和代谢性疾病:新生儿半乳糖血症时因血中半乳糖增加,葡萄糖相应减少。糖原累积病的患儿糖原分解减少,血中葡萄糖量低。亮氨酸过敏的新生儿,母亲乳汁中的亮氨酸可使新生儿胰岛素产生增加。其他如脑垂体、甲状腺或肾上腺等先天性功能不全也可影响血糖含量。

2. **临床表现** 新生儿血糖很低常缺乏症状,同样血糖水平的患儿症状轻重差异也很大,原因尚不明。无症状性低血糖较症状性低血糖多 10～20 倍。症状和体征常非特异性,多出现在生后数小时至 1 周内,或伴发于其他疾病过程而被掩盖,主要表现为反应差、阵发性发绀、震颤、眼球不正常转动、惊厥、呼吸暂停、嗜睡、不吃等,有的出现多汗、苍白及反应低下等。

3. 护理应急预案流程见图 5-1-8。

(九)低血钙护理应急

1. **概述** 正常新生儿血清总钙 2.25～2.75mmol/L(9～11mg/dl),当血清总钙低于1.8mmol/L(7.0mg/dl)或游离钙低于 0.9mmol/L

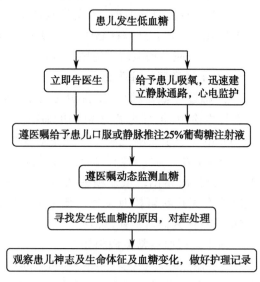

图 5-1-8 低血糖护理应急预案流程

（3.5mg/dl）即为低钙血。

新生儿低血钙常见病因如下：

（1）早期低血钙发生在出生 48h 内，常见于低体重儿，各种难产儿和颅内出血、窒息、RDS、败血症、低血糖症等患儿；或在应用碱性液纠正酸中毒后；或见于孕妇患有糖尿病、妊娠高血压综合征，产前出血，饮食中钙及维生素 D 不足和甲状旁腺功能亢进等情况，其新生儿容易发生低血钙。

（2）晚期低血钙指出生 48h 后发生的低血钙，多为足月儿。主要发生于人工喂养儿，因牛乳、黄豆粉制的代乳品和谷类食品中含钙量较高，且牛乳中钙 / 磷比例低（人乳钙 / 磷比例为 2.25∶1；牛乳为 1.35∶1），不利于钙吸收，相对高的磷酸盐摄入和新生儿相对低的肾小球清除能力，导致了高磷酸盐血症和低钙血症。此外，母亲妊娠时维生素 D 摄入不足、用碳酸氢钠治疗新生儿代谢性酸中毒或新生儿行换血术时用枸橼酸钠做抗凝剂等均可使游离钙降低。

（3）其他低血钙常见于维生素 D 缺乏或先天性甲状旁腺功能低下的患儿。

2. 临床表现 主要为神经肌肉兴奋性增高，出现不安、震颤、惊跳、手足抽搐、惊厥，严重者出现喉痉挛和窒息。早产儿低钙血症一般无惊厥，常表现为屏气、呼吸暂停、青紫，严重者可发生死亡。

3. 护理应急预案流程见图 5-1-9。

（十）消化道出血护理应急

1. 概述 消化道出血是临床常见的急重症之一。消化道全程包括食管、胃、十二指肠、空、回肠、育结肠及直肠均可能因各种原因出血。出血部位位于十二指肠悬韧带（又称屈氏韧带）以上称为上消化道出血，出血部位在屈氏韧带以下的肠道出血称为下消化道出血。新生儿消化道出血的原因与成年人有很大的不同。

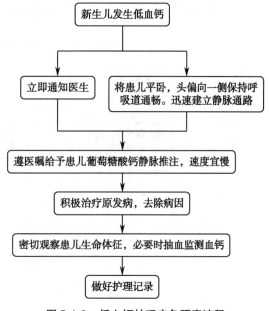

图 5-1-9　低血钙护理应急预案流程

新生儿消化道出血病因：新生儿消化道出血可因消化道本身的病变如畸形、炎症、机械性损伤、血管病变等因素引起，也可因全身系统性病变如血液病、缺氧、感染、低温等引起。

2. 临床表现 消化道出血的临床表现取决于出血病变的性质、部位、失血量与速度，与患儿的全身情况也有关系。

（1）出血方式：急性大量出血多数表现为呕血；慢性小量出血则以粪便隐血阳性为表现；出血部位在空肠十二指肠悬韧带以上时，临床表现为呕血，如出血后血液在胃内潴留时间较久，因经胃酸作用变成酸性血红蛋白而呈咖啡色。如出血速度快而出血量又多，呕血的颜色是鲜红色。黑粪或柏油样粪便表示出血部位在上消化道，但如十二指肠部位病变的出血速度过快时，在肠道停留时间短，粪便颜色会变成紫红色。结肠出血时，粪便颜色为鲜红色，在空回肠及右半结肠病变引起小量渗血时，也可有黑粪。

（2）失血性周围循环衰竭：消化道大量出血导致急性周围循环衰竭。失血量大，出血不止或治疗不及时可引起机体的组织血液灌注减少和细胞缺氧。进而可因缺氧、代谢性酸中毒和代谢产物的蓄积，造成周围血管扩张，毛细血管广泛受损，以致大量体液淤滞于腹腔、骨骼肌与周围组织，使有效血容量锐减，严重地影响心、脑、肾的血液供应，最终形成不可逆转的休克，导致死亡。

（3）氮质血症。

（4）发热。

3. 护理应急预案流程见图 5-1-10。

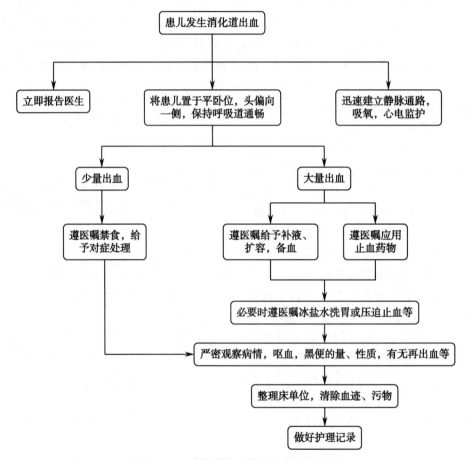

图 5-1-10　消化道出血护理应急预案流程

（十一）造瘘患儿肠管脱出护理应急

1. **概述**　新生儿肠造瘘术是抢救肛肠先天性畸形、肠坏死合并休克及腹腔广泛感染所致肠穿孔、先天性巨结肠不能Ⅰ期根治手术患儿而进行的暂时性粪便改流术，是拯救患儿生命、为疾病根治提供前提基础的重要手段。造瘘术改变了新生儿粪便排出体外的方式，将肠管的一端或两端引出到体表以形成一个开口，或者形成一个袢，用于排泄粪便、减轻肠梗阻、保护远端肠道口的吻合或损伤、促进肠疾病的痊愈、肠道减压等。肠造瘘患儿肠管脱出一般是指在外观上可见腹部内肠管由造口内向外翻出，长度可由数厘米至 20cm 以上不等，造口肠管脱出常见于横结肠造口，经常无疼痛感。导致其发生的原因有：腹壁肌层开口太大，腹部长期用力，造成腹压太大；新生儿剧烈哭闹；营养不良、皮下脂肪缺乏等。

2. **临床表现** 患儿哭闹或其他原因引起腹部压力增高时,可见肠管由造口内向外脱出,长短不等可伴有水肿、出血、溃疡甚至坏死等症状;轻度脱垂时,肠管外翻一般1～2cm,严重时整个结肠肠管外翻突出,甚至形成套叠状。

3. 护理应急预案流程见图5-1-11。

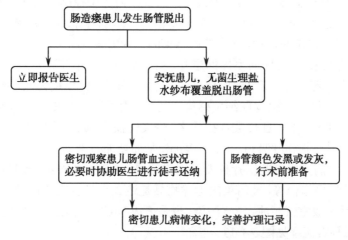

图5-1-11 肠造瘘患儿肠管脱出护理应急预案流程

(十二)手术伤口裂开护理应急

1. **概述** 新生儿手术伤口裂开以腹部手术伤口多见,是一种严重的术后并发症,可危及患儿生命。切口裂开除与新生儿腹壁薄弱有关外,还与新生儿免疫力低下,血浆蛋白低、营养不良、切口组织持续水肿,术后摄入不足,呕吐、水电解质紊乱,负氮平衡有关。

2. **临床表现** 表现为患儿哭闹后腹部切口突然裂开,可见肠管及网膜脱出。

3. 护理应急预案流程见图5-1-12。

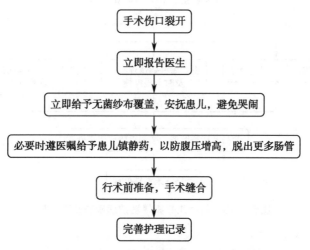

图5-1-12 手术伤口裂开护理应急预案流程

(十三)新生儿感染暴发护理应急

1. **概述** 医院感染暴发指在医疗机构或其科室的患者中,短时间内发生3例以上同种同源感染病例的现象。疑似医院感染暴发:指在医疗机构或其科室的患者中,短时间内出现3例以上临床症候群相似、怀疑有共同感染源的感染病例；或者3例以上怀疑有共同感染源或感染途径的感染病例现象。

新生儿院内感染的主要危险因素如下：

（1）医务人员因素：医务人员的手是造成院内感染的直接途径。因此，医务人员对于消毒隔离制度的执行及对感染控制的认识直接关系到院内感染控制的效果。医务人员在进行无菌技术操作时，是否能够严格执行无菌技术操作原则，接触患儿前后是否能够认真洗手，患儿使用的奶具是否清洗并消毒，均是院内感染的人为因素。

（2）患儿本身因素：NICU病室内的患儿，免疫系统发育不完善、抵抗力低，易于感染。NICU患儿中相当一部分是早产儿、低体重儿，其生长发育差、免疫力低，更易感染；新生儿皮肤角质层较薄，易擦伤而致皮肤细菌感染。另外，由于新生儿皮肤中含水量较多，pH较高，利于病原菌的生长。NICU侵袭性操作多，侵袭性操作（如气管插管、吸痰等）可使呼吸道黏膜功能降低，且易损伤呼吸道、消化道黏膜，从而增加感染机会。

（3）环境因素：病室内有些医疗仪器及固定装置，如新生儿暖箱、呼吸机、心电监护仪、治疗车、婴儿磅秤、操作台等，被污染的上述物品是造成交叉感染的途径之一。另外，病室通风换气不良，易造成空气污浊、空气污染，也是造成NICU院内感染的因素之一。

2. 护理应急预案流程见图5-1-13。

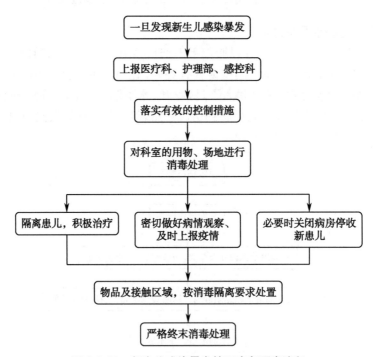

图 5-1-13　新生儿感染暴发护理应急预案流程

二、NICU护理操作意外护理应急预案

（一）突发新生儿误吸应急

1. **概述**　误吸指在进食（或非进食）时在吞咽过程中，有数量不一的液体或固体食物（甚至还可包括分泌物和血液等）进入到声门以下的气道。新生儿发生误吸常见病因：因新

生儿胃呈横位，胃韧带松弛，胃部易发生变位、扭转，从而引起呕吐；同时新生儿食管下段括约肌长度较短，且发育不全，容易发生胃内容物反流。此外，小儿气管直径较小，有任何异物进入都难以将其排出，容易堵塞呼吸道，引起窒息。喂养不当，人工喂养时奶嘴过大，患儿口吞咽不及时也容易造成误吸。

2. 临床表现 患儿突发呛咳、呼吸急促或窘迫、全身皮肤青紫或发绀、口鼻有奶汁及胃内容物涌出。

3. 护理应急预案流程见图 5-1-14。

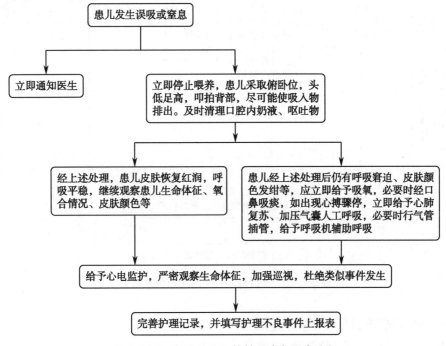

图 5-1-14 新生儿误吸的护理应急预案流程

（二）突发管路滑脱护理应急

1. **概述** 管路滑脱主要是指胃管、尿管、引流管、气管插管、气管切开、中心静脉导管和经外周置入中心静脉导管（PICC）等管路的脱落。

发生脱管的原因如下：

（1）导管固定方式欠妥：目前临床常规采用的各种导管固定方法为胶带缠绕、扁布带打结、透明贴、缝线固定。但胃管、经口气管插管的导管固定贴或胶带易被患儿的汗液、口腔分泌物污染而失去黏性，引起固定不牢；扁布带固定胃管、气管插管时常因患儿头颈部活动而变得松而滑脱。

（2）未及时使用镇静剂。

（3）未采取适当有效的肢体约束。

（4）巡视不到位。

（5）医疗护理操作失当。护士在进行护理操作时未妥善固定好导管，如进行口腔护理或翻身更换体位时，动作过猛致使导管被牵拉过度而脱出。

2. 管路滑脱的护理应急预案流程见图 5-1-15。

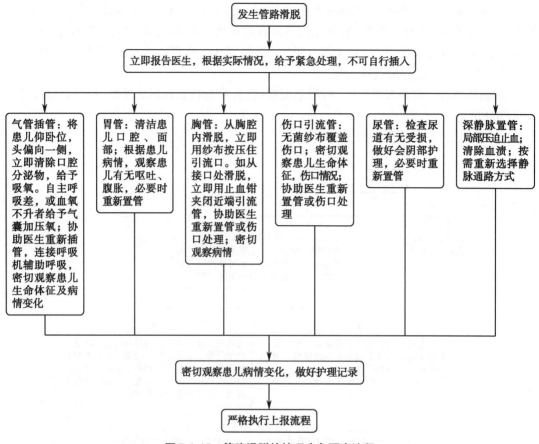

图 5-1-15　管路滑脱的护理应急预案流程

（三）气管插管非计划拔管护理应急

1. **概述**　气管插管是 NICU 应用最广泛的诊疗技术之一，它能为通畅气道、辅助供氧、呼吸道吸引，以及防止误吸等医疗操作提供便捷、有效的条件。而气管插管非计划性拔管是指插管意外脱落，患儿自行将插管拔除的情况，其中也包括医护人员操作不当所致的拔管，又称意外拔管，它可导致患儿窒息、气道损伤，病情加重，严重者可危及生命。

2. **临床表现**　患儿呼吸急促，心率下降，血氧饱和度下降，皮肤颜色青紫，口唇、甲床发绀。

3. 护理应急预案流程见图 5-1-16。

（四）突发药物过敏性休克护理应急

1. **概述**　过敏性休克是外界某些抗原性物质进入已致敏的机体后，通过免疫机制在短时间内触发的一种严重的全身性过敏性反

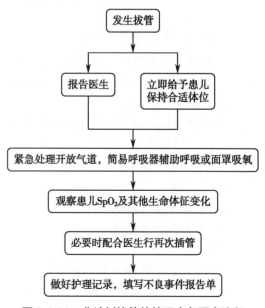

图 5-1-16　非计划拔管的护理应急预案流程

应，多突然发生且严重程度剧烈，若不及时处理，常可危及生命，服用某些药品（特别是含青霉素的药品）是最常引发过敏性休克的原因之一。

2. **临床表现** 过敏性休克多在用药后 5～20min 内，甚至可在数秒内发生，既可发生于皮内试验过程中，也可发生于初次肌内注射或静脉注射时（皮内试验结果阴性）；还有极少数患者发生于连续用药过程中。其临床表现主要包括如下 3 个方面。

（1）呼吸道阻塞症状：由于喉头水肿、支气管痉挛、肺水肿引起，可表现为胸闷、气促、哮喘与呼吸困难，伴濒死感。

（2）循环衰竭症状：由于周围血管扩张导致有效循环量不足，可表现为面色苍白，出冷汗、发绀，脉搏细弱，血压下降。

（3）中枢神经系统症状：因脑组织缺氧，可表现为面部及四肢麻木，意识丧失，抽搐或大小便失禁等。

3. 护理应急预案流程见图 5-1-17。

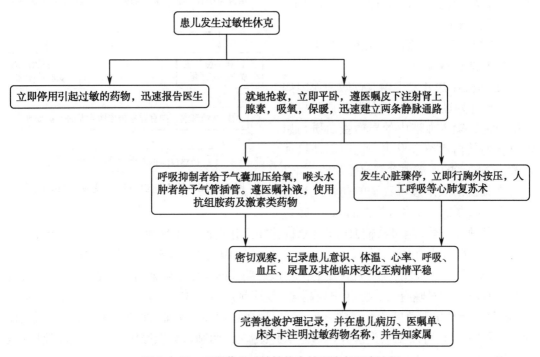

图 5-1-17　突发药物过敏性休克护理应急预案流程

（五）突发输血反应护理应急

1. 溶血反应

（1）概述：溶血反应是受血和供血者的红细胞发生异常破坏或溶解引起的一系列症状，溶血反应是最严重的输血反应，分为血管内溶血和血管外溶血。血管内溶血常因输入异型血液或输入了变质的血液引起。血液内加入高渗或低渗溶液或影响 pH 的药物等，也可导致红细胞破坏溶解。血管外溶血多由 Rh 血型系统内的抗体引起。

（2）临床表现：患儿临床表现轻重不一，轻者与发热反应相似，重者在输入 10～15ml 血液时即可出现症状，死亡率高。通常可将溶血反应的临床表现分为以下 3 个阶段。第一阶段：受血者血清中的凝集素与输入血中红细胞表面的凝集原发生凝集反应，使红细胞凝集成团，阻塞部分小血管。患儿出现头部胀痛、面部潮红、恶心、呕吐、心前区压迫感、四肢麻木、腰背部剧烈疼痛等反应。第二阶段：凝集的红细胞发生溶解，大量血红蛋白释放到血浆中出现黄疸和血红蛋白尿（尿呈酱油色），同时伴有寒战、高热、呼吸困难、发绀和血压下降等。第三阶段：一方面，大量血红蛋白从血浆进入肾小管，遇酸性物质后形成结晶，阻塞肾小管。另一方面，由于抗原、抗体的相互作用，又可引起肾小管内皮缺血、缺氧而坏死脱落，进一步加重了肾小管阻塞，导致急性肾衰竭，表现为少尿或无尿、管型尿和蛋白尿、高钾血症、酸中毒，严重者可致死亡。

（3）护理应急预案流程见图5-1-18。

2. 输血过敏反应

（1）概述：患儿发生输血过敏的原因如下。①患儿为过敏体质，对某些物质易引起过敏反应。输入血液中的异体蛋白质与患者机体的蛋白质结合形成全抗原而使机体致敏。②输入的血液中含有致敏物质，如供血者在采血前服用过可致敏的药物或进食了可致敏的食物。③多次输血的患儿，体内

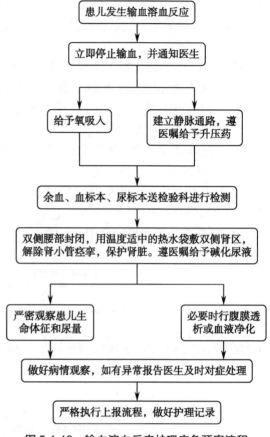

图 5-1-18 输血溶血反应护理应急预案流程

可产生过敏性抗体，当再次输血时，抗原抗体相互作用而发生输血反应。④供血者血液中的变态反应性抗体随血液传给受血者，一旦与相应的抗原接触，即可发生过敏反应。

（2）临床表现：过敏反应大多发生在输血后期或即将结束输血时，其程度轻重不一，通常与症状出现的早晚有关。症状出现越早，反应越严重。①轻度反应：输血后出现皮肤瘙痒，局部或全身出现荨麻疹。②中度反应：出现血管神经性水肿，多见于颜面部，表现为眼睑、口唇水肿；也可发生喉头水肿，表现为呼吸困难，两肺可闻及哮鸣音。③重度反应：发生过敏性休克。

（3）护理应急预案流程见图5-1-19。

（六）突发输液反应护理应急

1. 发热反应

（1）概述：因输入致热物质引起，多由于用物清洁灭菌不彻底，输入的溶液或药物制品不纯，消毒保存不良，输液器消毒不严或被污染，输液过程中未能严格执行无菌操作所致。

（2）临床表现：多发生于输液后数分钟至1h。患儿表现为发冷、寒战、发热。轻者体温在38℃左右，停止输液后数小时内可自行恢复正常；严重者初起寒战，继之高热，体温可达40℃以上，并伴有头痛、恶心、呕吐、脉速等全身症状。

（3）护理应急预案流程见图5-1-20。

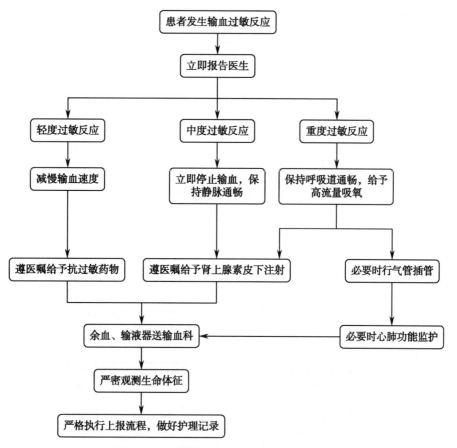

图 5-1-19 输血过敏反应护理应急预案流程

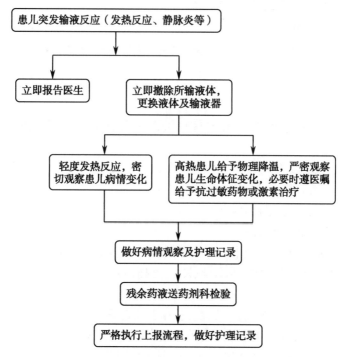

图 5-1-20 患儿突发输液发热反应护理应急预案流程

2. 空气栓塞

（1）概述：空气栓塞是指输液输血时，导管内空气未排尽，导管连接不紧，有漏气；拔出较粗、近胸腔的深静脉导管后，穿刺点封闭不严密或者液体或血液输完未及时更换药液或拔针，导致空气进入静脉。

（2）临床表现：患儿表现为躁动，随即发生呼吸困难和严重的缺氧。听诊心前区可闻及响亮、持续的"水泡声"。心电图呈现心肌缺血和急性肺心病的改变。

（3）护理应急预案流程见图5-1-21。

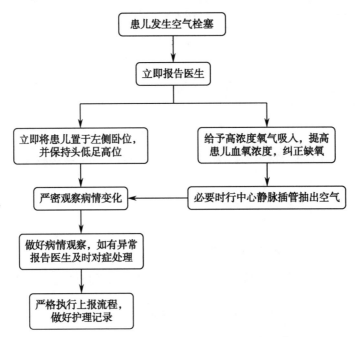

图 5-1-21　患儿输液发生空气栓塞护理应急预案流程

3. 循环负荷过重反应

（1）概述：由于输液速度过快，短时间内输入过之液体，使循环血容量急剧增加，心脏负荷过重引起。

（2）临床表现：患儿突然出现呼吸困难、咳嗽、咯粉红色泡沫样痰，严重者痰液从口、鼻腔涌出，听诊肺部布满湿啰音，心率快且节律不齐。

（3）护理应急预案流程（图5-1-22）。

（七）突发药物外渗护理应急

1. 概述　外渗是指输液过程中由于多种原因致使腐蚀性药物或溶液进入了周围组织，而不是进入正常的血管通路，表现为局部肿胀、疼痛、皮肤暗紫等。

容易引起外渗的药物如下：

（1）血管活性药物：多巴胺、肾上腺素、去甲肾上腺素等。

（2）高渗性溶液：甘露醇、白蛋白、丙种球蛋白、碳酸氢钠、悬浮红细胞、硫喷妥钠、高渗盐水等。

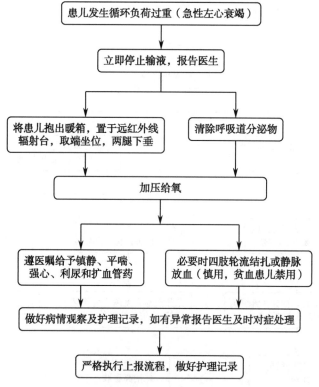

图 5-1-22 循环负荷过重反应护理应急预案流程

（3）静脉高营养：脂肪乳、氨基酸、高浓度葡萄糖等。

（4）钙剂：氯化钙、葡萄糖酸钙。

（5）钾盐。

（6）放射增强造影剂、化疗药物：长春新碱、顺铂等。

2. 临床表现

（1）Ⅰ级：局部皮肤苍白，水肿小于 2.5cm，皮肤冷，伴有或不伴有疼痛。

（2）Ⅱ级：皮肤苍白，水肿在 2.5～15cm，伴有或不伴有疼痛。

（3）Ⅲ级：皮肤苍白，水肿大于 15cm，轻度—中度疼痛，可能伴有麻木感。

（4）Ⅳ级：皮肤苍白，伴皮肤紧绷，渗出，变色，瘀斑，或肿胀，较深的凹陷性水肿，循环受损，中—重度疼痛，任何血制品、刺激性、腐蚀性药物的渗出。

（5）Ⅴ级：包括所有四级的表现和范围较大的伤口；包括大部分肢体或者伤口非常深。

3. 护理应急预案流程见图 5 1 23。

（八）用药错误护理应急

1. **概述** 用药错误或称用药差错，是指在药物治疗过程中，医务人员、患者或消费者不适当地使用药物，造成患者损伤的可预防事件。用药错误可发生于处方（医嘱）开具与传递，药品储存、调剂与分发，药品使用与监测，用药指导及药品管理、信息技术等多个环节。

我国目前尚无官方发布的用药错误分级，实际工作中通常借鉴美国国家用药错误报告

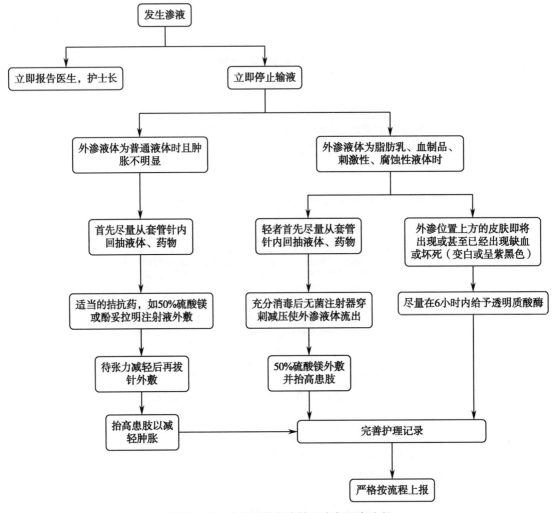

图 5-1-23 突发液体外渗护理应急预案流程

及预防协调委员会制定的分级标准,即根据用药错误发生程度和发生后可能造成危害的程度,将用药错误分为 A～I 九级,定义如下:

(1) A 级:客观环境或条件可能引发差错(差错隐患)。

(2) B 级:发生差错但未发给患者,或已发给患者但未使用。

(3) C 级:患者已使用,但未造成伤害。

(4) D 级:患者已使用,需要监测差错对患者的后果,并根据后果判断是否需要采取措施预防和减少伤害。

(5) E 级:差错造成患者暂时性伤害,需要采取预防措施。

(6) F 级:差错对患者的伤害可导致患者住院或延长住院时间。

(7) G 级:差错导致患者永久性伤害。

(8) H 级:差错导致患者生命垂危,需要应用维持生命的措施。

(9) I 级:差错导致患者死亡。

2. 护理应急预案流程见图 5-1-24。

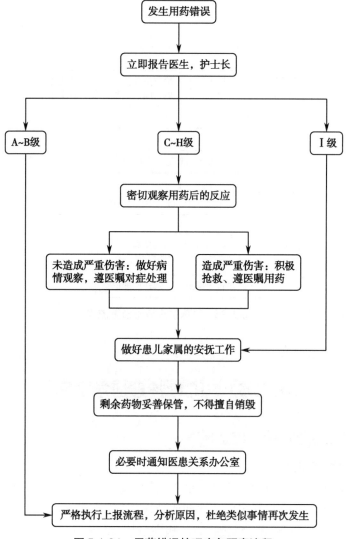

图 5-1-24　用药错误护理应急预案流程

（九）坠床护理应急

1. **概述**　患儿未正确使用床挡或未采取相应保护措施,造成患儿从床上、治疗台上或其他高处倒地、摔伤,导致患儿出现表皮外伤,重者出现四肢骨折、全身内脏、颅脑损伤或因疼痛哭闹等临床表现。

注意事项:为避免新生儿坠床常发生应做好以下预防措施:①巡视病房时检查暖箱门是否存在松动,如有螺丝松动等情况应及时修理,或为患儿更换暖箱。②治疗护理操作需要打开整个暖箱门时,一定要有医护人员在开门的一侧保护患儿。③对放在辐射台保暖或处置的患儿一定要加好床挡。如在母婴室新生儿喂养完毕后家属及时将其放置婴儿车,产妇躺着喂奶时,婴儿不要放在靠近床边的地方。④夜间不得将新生儿放置产妇床上,防止产妇睡觉后发生新生儿坠床。

2. 护理应急预案流程见图 5-1-25。

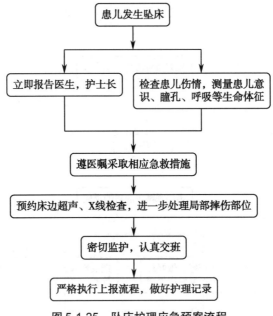

图 5-1-25　坠床护理应急预案流程

第二节　PICU 护理应急预案

一、PICU 儿童急症护理应急预案

（一）肺出血护理应急

1. **概述**　小儿肺出血多见于新生儿、早产儿,儿童肺出血是一个相对少见的疾病,起病突然,多发生于多种严重的原发疾病急性期或晚期,治疗难度大,预后较差,具有潜在致死性。小儿肺出血的病因多样,部分病因隐匿,病因包括:低氧、各种感染(包括部分传染病如手足口病和肺出血型钩端螺旋体病)、低体温、充血性心力衰竭、肿瘤、肺水肿、肺动脉高压、肺栓塞、系统性红斑狼疮、部分血液系统疾病、中毒、毒蛇咬伤等。

根据出血的范围,肺出血分为局灶性肺出血和弥散性肺出血,不同类型肺出血的常见病因有所不同。

（1）局灶性肺出血常见病因:支气管炎和支气管扩张常见于囊性纤维化、急性或慢性感染、肺结核、肺外伤、肺动静脉畸形、慢性异物、赘生物如血管瘤、肺栓塞。

（2）弥漫性肺出血常见病因:特发性肺出血、先天性心脏病、早产儿、婴儿牛奶过敏症、肺出血 - 肾炎综合征、自身免疫性疾病如系统性红斑狼疮、风湿性关节炎、Henoch-Schonlein 紫癜、Wegener 肉芽肿病、先天性和后天性凝血障碍疾病、恶性肿瘤、免疫缺陷病、外源性毒素、特发性肺含铁血黄素沉着症、淋巴瘤或淋巴肉芽肿、躯体挤压伤、药物滥用、肠道病毒 EV71 感染等。

2. **临床表现**　症状和体征分原发疾病和肺出血两种表现,原发疾病的表现各有不同。发生肺出血患儿原有疾病已至严重的程度,可在短时间内病情突然恶化,患儿从鼻孔内流出泡沫状液体或粉红色泡沫状液体,最后喷出大量血性液体。

肺出血典型临床表现为：咯血、呼吸困难、低氧血症、X 线提示肺部有浸润阴影。儿童很少出现咯血症状，有时会将血液或血凝块吞入消化道。部分患儿因慢性贫血表现为苍白或疲倦。肺部听诊可闻及湿啰音或喘鸣音，部分患儿出现杵状指，大部分患儿有肝大，皮肤及关节异常的表现见于血管炎。

EV71 感染并发神经源性肺水肿、肺出血的临床表现是，突发面色苍白、心动过速（个别患儿心动过缓）、呼吸急促、口唇发绀，咳粉红色泡沫痰或血性液体自口鼻涌出，持续血压下降或休克。

3. 护理应急预案流程见图 5-2-1。

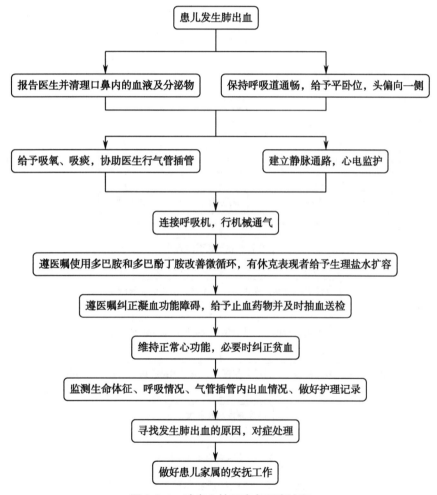

图 5-2-1 肺出血护理应急预案流程

（二）气胸护理应急

1. **概述** 空气进入胸膜腔即成气胸。从早产儿到少年儿童均可见。气胸是因为胸腔的壁层胸膜或脏层胸膜破裂后，空气进入胸膜腔而形成。前者为胸壁创伤或人工穿刺所致，称外伤性气胸；后者则是肺表面的破损，如接近脏层胸膜的肺大疱、肺气肿破裂，肺结核或其他肺感染引起的肺组织坏死而使脏层胸膜溃破，产生气胸，称自发性气胸。

小儿时期气胸的常见原因是感染，常继发于肺部感染，如肺脓肿、脓胸、肺囊肿感染、粟粒性肺结核和卡氏囊虫肺炎等。病灶组织坏死，分泌物阻塞或部分阻塞细支气管，形成肺小疱或肺大疱，终因压力增高而破裂。另一原因是机械损伤，包括呼吸道异物、肺部挫伤、肺和胸腔穿刺、人工机械通气、持续气道正压（CPAP）通气时的压力过高和/或呼气末正压（PEEP）呼吸压力调节不当等，也可引起气胸。用力过猛，咳嗽、喷嚏、屏气或高喊大笑等可能成为气胸的诱因。

2. **临床表现**　引起气胸的原发病，各有不同的临床表现。闭合性气胸气量小时可无症状，较大量的气胸，肺组织受压，患儿可出现呼吸短促。呼吸困难程度与气胸气量的多少，以及原有肺内病变范围的大小有关。婴幼儿气胸发病多较急重，大多在肺炎过程中突然出现呼吸困难。小量局限性气胸可全无症状，只有 X 线检查可以发现。如果气胸范围较大，可致胸痛、持续性咳嗽、发憋和青紫，出现呼吸减弱，胸部叩诊鼓音及病侧呼吸音减弱或消失等。胸腔内大量积气，特别是张力性气胸时，可见肋间饱满，膈肌下移，气管与心脏均被推移至健侧，同时气促加重，严重缺氧，脉甚微、血压降低，发生低心排性休克。

3. 护理应急预案流程见图 5-2-2。

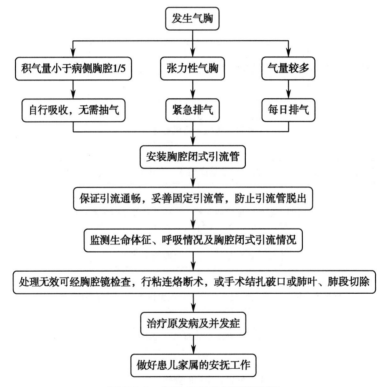

图 5-2-2　气胸护理应急预案流程

（三）哮喘持续状态护理应急

1. **概述**　哮喘危重状态，又称哮喘持续状态，是指哮喘发作时，经常规应用支气管舒张剂和糖皮质激素等哮喘缓解药物治疗后，临床症状不缓解，出现进行性呼吸困难的严重哮喘发作。由于此时支气管严重阻塞，如不进行积极治疗，可迅速发展为呼吸衰竭，甚至死亡，直接威胁生命，此时称为危及生命的哮喘发作，是临床急重症之一。

2. **临床表现**

（1）症状及体征：哮喘急性发作，出现咳嗽、喘息、呼吸困难、大汗淋漓和烦躁不安，甚至表现出端坐呼吸、语言不连贯、严重发绀、意识障碍和心肺功能不全的征象，如肺部听诊呼吸音遥远或听不到哮鸣音，则提示气道严重阻塞，可迅速危及生命，应立即进行抢救。

（2）血气分析：危重哮喘早期表现为低氧血症，和由于代偿性过度通气导致的低碳酸血症，随病情加重，出现 $PaCO_2$ 增高趋势，如 $PaCO_2$ 由低值转为正常，是疾病恶化的一个重要指标，一旦出现高碳酸血症，提示呼吸道严重阻塞，患儿处于危急状态。

3. 护理应急预案流程见图 5-2-3。

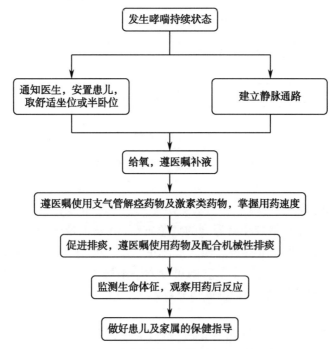

图 5-2-3 哮喘持续状态护理应急预案流程

（四）肺栓塞护理应急

1. **概述** 肺栓塞是以各种栓子阻塞肺动脉系统为其发病原因的一组疾病或临床综合征的总称。在原发病的基础上存在肺栓塞的高危因素，是造成儿童肺栓塞的主要病因，如先天性心脏病合并感染性心内膜炎、肾病综合征合并高凝状态等。小儿的栓子来源较为分散，先天性疾病（如先天性心脏病、镰状细胞贫血等）或医源性因素（如留置静脉导管、胃肠外营养）引起者更为常见。

2. **临床表现**

（1）症状学：呼吸困难及气促，尤以活动后明显。胸痛，包括胸膜炎性胸痛或心绞痛样胸痛。晕厥可为肺栓塞唯一或首发症状。烦躁不安、惊恐或濒死感。咯血，常为小量咯血，大咯血较少见。咳嗽、心悸。

（2）体征：呼吸急促、心动过速、血压变化，严重时出现血压下降甚至休克，发绀、发热、颈静脉充盈或搏动，肺部可闻及哮鸣音和 / 或湿啰音，可有胸腔积液的体征，肺动脉瓣第二心音亢进或分裂。

3. 护理应急预案流程见图 5-2-4。

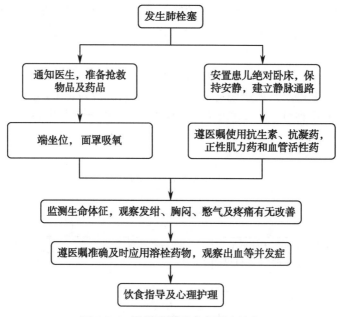

图 5-2-4　肺栓塞护理应急预案流程

（五）休克护理应急

1. 概述　休克是儿科领域经常遇到的危急重症，其发生是一个复杂的病理生理过程，是由多种原因引起的重要生命器官微循环灌流量不足、组织细胞缺血缺氧、代谢紊乱和脏器功能障碍的临床综合征。根据不同病因可分为感染性休克（脓毒性休克）、过敏性休克、低血容量性休克、心源性休克、神经源性休克等。

2. 临床表现

（1）感染性休克：患儿可出现面色苍白、四肢厥冷、呼吸急促、脉搏细弱、血压下降、尿量减少、精神萎靡或烦躁不安等。

（2）心源性休克：主要表现为原发疾病的症状和休克的症状，原发病则视不同的疾病而临床表现不同。如阵发性室上性心动过速，患儿心率可达 250～300 次/min，且经常有阵发性发作的病史及心电图的改变。由急性心脏压塞所致者，常先有急性心包炎的病史，继而出现心脏压塞症状，临床表现为颈静脉怒张、奇脉、心音遥远等体征。

（3）低血容量性休克：原发病不同，临床表现也不一致。出血性休克可有大出血的病史，其临床表现与出血量及出血速度有关。出血量达总血量的 10%～15% 时，一般无明显临床症状，称为轻度失血。失血量达 20% 时，除表现眩晕、口渴、烦躁、尿少外，血压下降、脉搏增快，称为中度失血。失血量达总血量的 30% 以上时，出现四肢厥冷，出冷汗，少尿或无尿，神志恍惚，血压下降至 10kPa（75mmHg）以下，脉搏>120 次/min，血红蛋白<70g/L，称为重度失血。重症腹泻患儿伴有重度以上脱水，可出现四肢厥冷、皮肤黏膜干燥、尿量减少、脉搏细弱、血压降低等循环衰竭征象，均属低血容量性休克。

（4）过敏性休克：表现为速发型变态反应（Ⅰ型超敏反应），由于组织器官广泛充血、水肿和渗出所致的症状，如喉或支气管水肿，可致呼吸困难、气促、胸闷、发绀甚至窒息。循环表现为面色苍白、四肢厥冷、脉搏细弱、血压下降等，甚至因脑缺氧，出现脑水肿、意识丧失、昏迷、抽搐。

（5）神经源性休克：由于剧烈疼痛等因素引起的休克，又称为创伤性休克，其表现同休克常见症状，同时存在神经受强烈刺激的症状。

3. 护理应急预案流程见图 5-2-5。

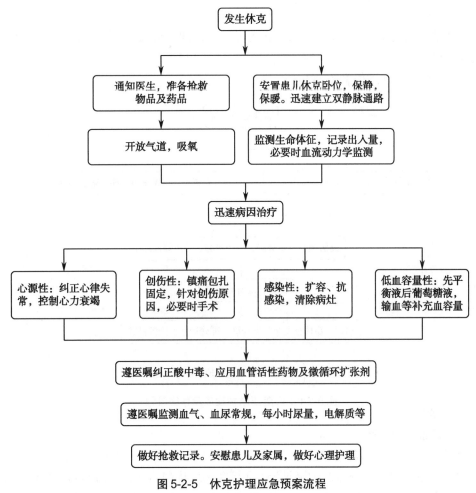

图 5-2-5 休克护理应急预案流程

（六）心脏压塞护理应急

1. **概述** 心脏压塞是由于大量的心包积液或心包积液迅速增加挤压了心脏，使心室舒张受限，导致血流动力学显著改变，超出机体代偿机制，心排血量急剧下降，引起急性循环衰竭。

引起小儿心脏压塞的病因可分为创伤性和非创伤性，创伤性心脏压塞病因包括：胸部贯通伤、胸部钝挫伤，或医疗有创性操作导致的医源性损伤，如心包穿刺、中心静脉置管、心导管术等。非创伤性心脏压塞病因包括：感染性和非感染性。感染所致心脏压塞多见于心包炎，是由于细菌、病毒、支原体或寄生虫等引起，其他病原体包括真菌、立克次体和螺旋体。非感染性病因有：肿瘤、尿毒症、抗凝剂导致的自发性出血性心包积液、急性心肌梗死后心室破裂、心包切开综合征。

2. **临床表现**

（1）一般症状和体征：患儿呈急性重病容，呼吸困难，发绀，因胃肠淤血可有恶心、呕吐,心尖搏动消失、心音遥远、心率增快(Beck 三联征)。左肺肩胛角与脊柱间叩诊实变,听诊出现管状呼吸音(Ewart征),还可出现腹水等。

(2)奇脉。

(3)静脉压升高:患儿坐位时颈外静脉充盈,也可出现颈静脉搏动。肝脏急性淤血引起肝大和压痛。

(4)低血压:表现为焦虑、烦躁、冷汗、面色苍白、四肢肢端凉,甚至休克、神志不清,很快处于濒死状态。

3. 护理应急预案流程见图5-2-6。

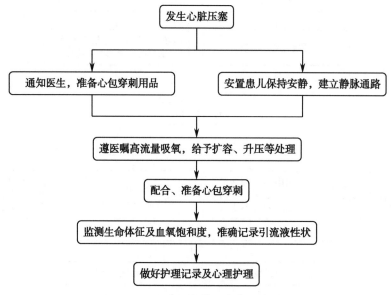

图 5-2-6 心脏压塞护理应急预案流程

(七)脑疝护理应急

1. **概述** 脑疝是指脑实质受挤压离开原有间隙,位置发生改变的病理状态。特别在发生嵌顿时,可因压迫邻近脑组织和脑神经,引起相应症状和体征,属于颅高压危象。常见的是小脑幕切迹疝(又称海马沟回疝、天幕疝或颞叶疝)与枕骨大孔疝(即小脑扁桃体疝)。

2. **临床表现**

(1)小脑幕切迹疝主要表现为中脑受压症状。

1)瞳孔改变:重要的体征之一,为动眼神经受压所致。一般从一侧开始,随着病情进展会累及另一侧。疝侧瞳孔先缩小后扩大,光反射迟钝或消失,并迅速出现双侧瞳孔散大和固定。有时可见瞳孔忽大忽小,为即将发生脑疝的先兆或重度颅内压增高引起脑干压迫的征象。动眼神经还支配部分眼肌,受损后出现一侧或双侧眼睑下垂、斜视或凝视等。

2)颈强直:是小脑幕切迹疝的特征性表现,也是最早的表现。表现为明显的颈部疼痛和颈强直。

3)呼吸节律改变:表现为过度通气、双吸气、叹息样呼吸、呼吸暂停甚至停止。

4)其他:昏迷、意识障碍突然加重、对侧肢体瘫痪、自主神经受累等。

(2)枕骨大孔疝

1)呼吸衰竭:因延髓生命中枢受压、缺血所致,严重时可引起呼吸突然停止。

2）瞳孔改变：双侧瞳孔开始对称性缩小，继而扩大，光反射消失，眼球固定不动。

3）颈强直和疼痛。

4）脑神经受损：迷走神经受损可致呕吐、吞咽困难、缓脉等。

5）其他：可出现意识障碍、昏迷加深，肌张力减低或消失，各种反射消失。枕骨大孔疝最严重，发展最迅速，可在瞬间出现呼吸停止而死亡。

3. 护理应急预案流程见图5-2-7。

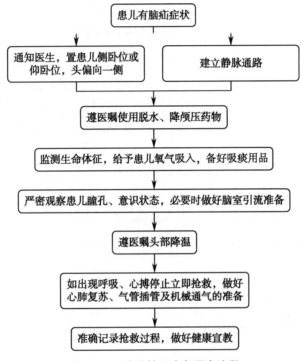

图 5-2-7 脑疝护理应急预案流程

（八）癫痫持续状态护理应急

1. **概述** 癫痫持续状态是指一次癫痫发作持续30min以上，或频繁发作连续30min以上、发作间期意识不恢复。

癫痫持续状态既可见于癫痫患儿，也可见于感染、中毒、外伤及代谢紊乱等急性病患儿。其常常是损伤中枢神经系统的急性病的临床表现，或是症状性癫痫的急性发作，找不到原因的特发性癫痫持续状态不足10%，超过1h的癫痫持续状态绝大多数有器质性疾病。此外，病因还有抗癫痫药应用不当、中毒与意外事故、遗传因素、先天发育畸形等。小儿癫痫持续状态的病因分布与年龄密切相关，如发生在婴幼儿的癫痫持续状态，主要由先天异常、热性惊厥、感染性疾病引起，而隐匿性癫痫持续状态或慢性疾病引起者多见于年长儿。

2. **临床表现** 根据有无抽搐SE可分为惊厥性癫痫持续状态和非惊厥性癫痫持续状态两大类。

（1）惊厥性癫痫持续状态：发作时以全身或局部肌肉抽搐为主，伴意识丧失。常见类型如下。①全身惊厥性持续状态，表现为持续性全身性强直阵挛发作。②部分性惊厥性持续状态，表现为持续局灶性发作，如为半侧肢体抽搐则为半身发作性持续状态。③小运动性持续状态，频发的肌阵挛发作和强直性发作，导致可逆性的假性痴呆和假性共济失调状态。

（2）非惊厥性癫痫持续状态：发作时以意识障碍和／或精神行为异常为主要表现，无肌肉抽搐。其常见类型为：①全面性非惊厥性癫痫持续状态，包括失神发作持续状态，非典型失神持续状态和失张力性持续状态。②复杂部分性持续状态，多见于年长儿，发作时可有不同程度的意识障碍，以精神症状为主，表现为反应迟钝、思维缓慢、嗜睡、活动减少，也可表现为异常兴奋、紧张、焦虑不安、幻觉、妄想、自动症等。

3. 护理应急预案流程见图 5-2-8。

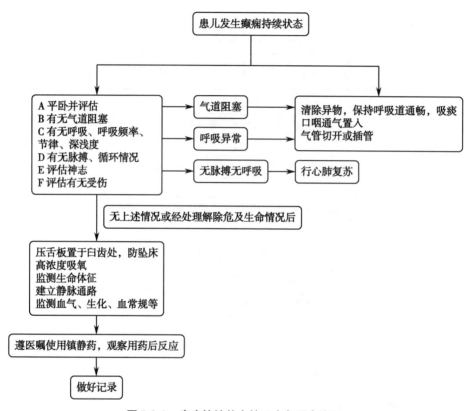

图 5-2-8　癫痫持续状态护理应急预案流程

（九）惊厥发生护理应急

1. **概述**　惊厥是指四肢、躯干与颜面骨骼肌非自主的强直阵挛性抽动，常伴有关节运动，一般为全身性、对称性，属不随意运动，可伴有或不伴有意识障碍，发作时脑电图可以正常或异常。

小儿惊厥病因根据有无感染分为感染性和非感染性惊厥两大类；根据病变累及部位分为颅内疾病和颅外疾病所致惊厥。

（1）感染性惊厥：颅内疾病常见于脑膜炎、脑炎、脑脓肿等，以化脓性脑膜炎和病毒性脑炎为多。小婴儿宫内感染、巨细胞包涵体病也可出现惊厥。颅外感染见于急性胃肠炎、中毒性菌痢、脓毒症、中耳炎、破伤风、百日咳、重症肺炎等急性严重感染。在小儿大脑发育的特殊时期可因发热出现其特殊的惊厥——热性惊厥，多发生在上呼吸道感染或某些传染病初期。

（2）非感染性惊厥：颅内疾病见于颅脑损伤（如产伤、脑外伤）、颅脑缺氧（如窒息、溺水）、颅内出血、颅内占位性疾病、脑发育异常、脑性瘫痪及神经皮肤综合征等。颅外疾病见于癫痫综合征、代谢异常（如半乳糖血症、糖原病等先天性糖代谢异常；黏多糖病、脑白质营养不良等先天性脂肪代谢紊乱；苯丙酮尿症等先天性氨基酸代谢失调病；铜代谢障碍如肝豆状核变性也可致惊厥）、中毒、水电解质紊乱、其他（如急性心功能性脑缺血综合征、高血压脑病等）。

2. 临床表现 惊厥发作的典型临床表现是意识突然丧失，同时急骤发生全身性或局限性、强直性或阵挛性面部、四肢肌肉抽搐，多伴有双眼上翻、凝视或斜视。由于喉痉挛，气道不畅，可有屏气甚至青紫；部分患儿大小便失禁。常见惊厥发作形式有：

（1）强直 - 阵挛发作：突然意识丧失，肌肉剧烈强直收缩，呼吸暂停和青紫，持续 1～2min 后转入阵挛期，肢体有节律抽动，数分钟逐渐减慢、停止。

（2）强直性发作：意识丧失，肌肉强烈收缩并维持某种姿势片刻。

（3）阵挛性发作：意识丧失，面部或肢体肌肉节律性反复抽动。

（4）肌阵挛发作：意识丧失，全身或某组肌肉突然快速有力收缩，出现突然有力的低头弯腰、摔倒或后仰。

（5）局限性运动发作：意识丧失，为躯体某个部位抽动，常可泛化为全身强直 - 阵挛发作。

3. 护理应急预案流程见图 5-2-9。

（十）低血糖护理应急

1. 概述 低血糖是儿童特别是新生儿和婴幼儿时期最常见的代谢紊乱。反复发作或持续性低血糖可导致患儿不可逆性的脑功能损害，引起儿童生长发育迟缓，严重者智

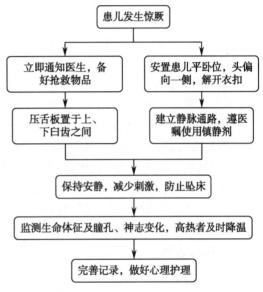

图 5-2-9 惊厥护理应急预案流程

商低下，甚至导致患儿死亡。目前多数学者认为，新生儿低血糖的诊断标准为生后 24h 内血糖<2.2mmol/L（<40mg/dl），24h 后血糖<2.2～2.8mmol/L（40～50mg/dl），不需考虑出生体重和孕龄。对较大婴儿和年长儿一般采用血糖<2.8mmol/L 作为低血糖的诊断标准。

年龄因素有助于低血糖病因的判断，新生儿和婴儿期常见原因有高胰岛素血症、反向调节激素缺乏、先天代谢异常。幼儿期酮症性低血糖是最常见原因。学龄儿童和青少年，多为使用胰岛素的并发症或产胰岛素的胰腺肿瘤。

2. 临床表现 低血糖是一种临床征象，是一组由多种原因引起的临床综合征。其临床表现与血糖下降程度、低血糖持续时间及患儿机体的反应性有关。

（1）急性低血糖表现：表现为神经紧张、烦躁不安、易受刺激；面色苍白、心慌、手足颤抖及饥饿感；多汗、软弱无力伴恶心、呕吐、腹痛等胃肠道功能紊乱等表现。严重者可突发惊厥和昏迷。

（2）慢性低血糖表现：主要出现在较大儿童，以脑功能障碍为主要表现，头痛、视力障碍、乏力、表情淡漠或抑郁、不安易激动、语言和思维障碍、注意力不集中、意识模糊、智能降低、嗜睡及反应迟钝、性格行为改变，甚至表现为癫痫样发作、意识丧失而至永久性神经损伤。

（3）小婴儿低血糖表现特点：常缺乏症状，甚至完全无症状，易被忽略。症状和体征常

为非特异性,常伴随其他疾病发生而被掩盖。主要表现为反应差、喂养困难、阵发性发绀、呼吸困难、呼吸暂停,嗜睡、惊厥、突发短暂性肌阵挛或面色苍白、低体温等。

3. 护理应急预案流程见图 5-2-10。

(十一)低血钙护理应急

1. **概述**　血钙浓度<1.75mmol/L,称为低钙血症。病因包括以下几方面:

(1)维生素 D 缺乏:日光照射不足、食物中维生素 D 摄入不足、疾病影响(如慢性肠道疾病、肝胆疾病、肾脏疾病等可造成维生素 D 代谢加速)、其他(如药物影响,长期服用苯巴比妥、苯妥英钠等抗癫痫药物,加速维生素 D 代谢)。

(2)甲状旁腺功能低下:先天性甲状旁腺发育不全、新生儿暂时性甲状旁腺功能减低、外科切除或甲状旁腺受损失等情况下均可导致低钙血症。

(3)碱血症:如呕吐和胃管吸引、应用碱性药物、利尿剂等引起的代谢性碱中毒;肺过度换气引起的呼吸性碱中毒,使血钙浓度下降。

(4)镁缺乏:低镁时可造成甲状旁腺素的合成、分泌减少,导致低血钙。

(5)其他:急性胰腺炎或静脉内脂肪输入,均导致自由脂肪酸增多,与钙结合形成不溶性脂肪酸盐,使血钙浓度降低;低蛋白血症时,体内总钙量也减少。

2. **临床表现**

(1)神经兴奋症状:易激惹、烦躁、睡眠不安、多汗易惊、腱反射增强、肌张力增高等症状。

(2)惊厥:多见于婴儿期,表现面肌颤动、双眼上翻、肢体抽搐,为无热惊厥,发作次数不定,抽搐后精神、食欲良好。

(3)手足搐搦:以幼儿和儿童多见,发作时手足呈痉挛状态,手腕屈曲,手指强直,较大幼儿可诉手足发麻或不适。

(4)喉痉挛:主要见于婴儿,表现为突然发作的吸气困难,吸气时有喉鸣,严重者可突然发生窒息、死亡。

(5)体征主要有面神经征、腓神经征和手足搐搦症。

3. 护理应急预案流程见图 5-2-11。

(十二)消化道出血护理应急

1. **概述**　小儿消化道大出血并不罕见,从新生儿到儿童任何年龄都可能发生。表现为呕血或便血且多呕血及便血同时或先后发生。大量出血常导致

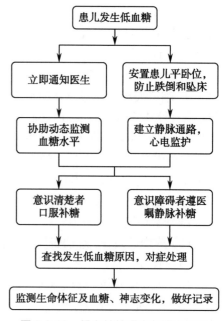

图 5-2-10　低血糖护理应急预案流程

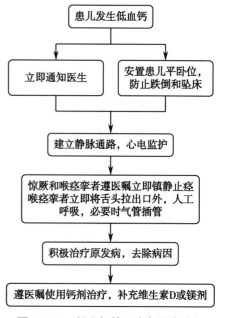

图 5-2-11　低血钙护理应急预案流程

休克与急性贫血。出血原因大致可归纳为5类。

（1）出血性疾病：如过敏性紫癜、血友病、白血病等。

（2）感染性疾病：如出血性肠炎、肠伤寒出血、胆道感染出血等。

（3）胃肠道局部病变出血：常见病因有食管静脉曲张、婴幼儿溃疡病出血、异位或弥生胰腺组织、肠息肉脱落、胃肠道血管瘤等。

（4）少数"无痛性"急腹症出血：如休克性肠绞窄及少见的无痛性肠套叠等。

（5）近年来有关血管畸形，如肝外门静脉畸形——Abernethy 畸形、动静脉瘘畸形等引起的消化道出血的报道亦有增多趋势。

2. 临床表现　消化道出血的症状与病变的性质、部位、失血量、速度及患儿出血前的全身状况有关。

（1）呕血：呕血颜色与血液是否经过酸性胃液作用有关。出血量大、出血速度快时，呕血多呈暗红色或鲜红色；反之，血液经胃酸作用后，则呈咖啡色或棕褐色。

（2）便血：出血部位在结肠，便血呈鲜红色或深红褐色。出血量大、出血速度快，大便呈稀糊状；出血量少、出血缓慢时，大便成形。

（3）其他：小量出血、出血时间短可无症状；出血时间长可有慢性失血性贫血表现，如面色苍白、乏力、头昏、食欲缺乏等；短期内大量出血可引起低血容量休克和周围循环障碍，表现为头晕、乏力、心悸、出汗、口干、皮肤苍白、湿冷等。

3. 护理应急预案流程见图 5-2-12。

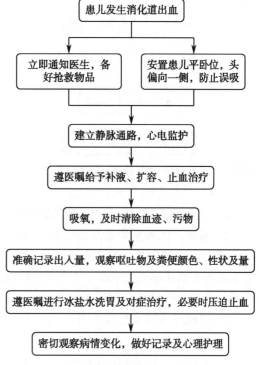

图 5-2-12　消化道出血护理应急预案流程

（十三）造瘘儿童肠管脱出护理应急

1. 概述　肠造瘘患儿肠管脱出一般是指在外观上可见腹部内肠管由造口内向外翻出，长度可由数厘米至 20cm 以上不等，造口肠管脱出常见于横结肠造口，经常无疼痛感。导致其发生的原因有：腹壁肌层开口太大，腹部长期用力，造成腹压太大；剧烈哭闹；营养不良、皮下脂肪缺乏等。

2. 临床表现　患儿哭闹或其他原因进行引起腹部力增高时，可见肠管由造口内向外脱出，长短不等可伴有水肿、出血、溃疡甚至坏死等症状；轻度脱垂时，肠管外翻一般 1～2cm，严重时整个结肠肠管外翻突出，甚至形成套叠状。

3. 护理应急预案流程见图 5-2-13。

（十四）手术伤口裂开护理应急

1. 概述　手术后切口裂开是手术后常见的早期并发症之一，多见于腹部及邻近关节部位的手术，一般发生在术后 6～9d。表现为患者突然用力后，切口裂开并伴剧烈疼痛。

2. 护理应急预案流程见图 5-2-14。

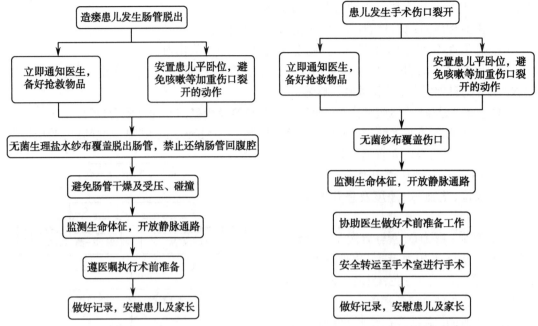

图 5-2-13　造瘘儿童肠管脱出护理应急预案流程　　　图 5-2-14　手术伤口裂开护理应急预案流程

（十五）监护病房感染暴发护理应急

1. **概述**　医院感染暴发指在医疗机构或其科室的患者中，短时间内发生 3 例以上同种同源感染病例的现象。疑似医院感染暴发是指在医疗机构或其科室的患者中，短时间内出现 3 例以上临床症候群相似、怀疑有共同感染源的感染病例；或者 3 例以上怀疑有共同感染源或感染途径的感染病例现象。

2. 护理应急预案流程见图 5-2-15。

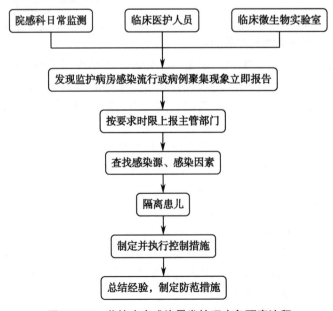

图 5-2-15　监护病房感染暴发护理应急预案流程

二、PICU 护理操作意外护理应急预案

（一）突发儿童误吸 / 窒息护理应急

1. **概述** 误吸是指异物经喉头进入呼吸道，这些物质包括唾液、鼻咽部分泌物、细菌、液体、有毒物质、食物，胃内容物等。误吸可以是毫无知觉地发生（无症状）或有前兆（有症状），有 50%～70% 的患者是在毫无知觉的情况下发生。通常在误吸 48h 后就会形成肺炎，重要的致病物质是胃酸和食物等。

2. **临床表现** 显性误吸是指误吸发生后，患者即刻出现刺激性呛咳、气急甚至发绀、窒息等表现，继而发生急性支气管炎、支气管哮喘、吸入性肺炎（化学性和细菌性）等并发症。隐匿性误吸是指由于疾病、睡眠等原因，导致咳嗽反射通路受损或迟钝，在发生少量或微量误吸时，患者当时没有刺激性呛咳、气急等症状，但长期反复发生隐性误吸可导致慢性咳嗽、慢性复发性咽喉炎、慢性支气管炎、肺间质纤维化等病症。

3. 护理应急预案流程见图 5-2-16。

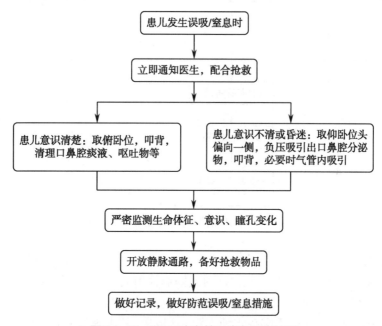

图 5-2-16 误吸 / 窒息护理应急预案流程

（二）突发非计划性拔管护理应急

1. **概述** 非计划性拔管又称意外拔管，是指患者有意造成或任何意外所致的拔管，即非医护人员计划范畴内的拔管。非计划性拔管通常包括以下情况：①未经医护人员同意患者自行拔除的导管；②各种原因导致的导管滑脱；③因导管质量问题及导管堵塞等情况需要提前拔除的导管。

2. 护理应急预案流程见图 5-2-17。

（三）突发药物过敏性休克护理应急

1. **概述** 过敏性休克是外界某些抗原性物质进入已致敏的机体后，通过免疫机制在短时间内触发的一种严重的全身性过敏性反应，多突然发生且严重程度剧烈，若不及时处理，常可危及生命，服用某些药品（特别是含青霉素的药品）是最常引发过敏性休克的原因之一。

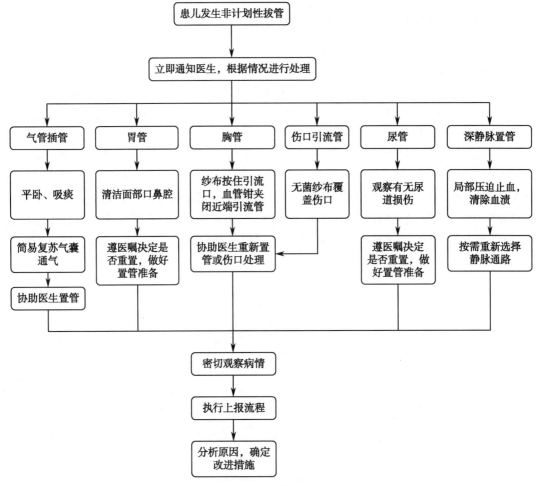

图 5-2-17 非计划性拔管护理应急预案流程

2. **临床表现** 过敏性休克多在用药后 5~20min 内,甚至可在数秒内发生,既可发生于皮内试验过程中,也可发生于初次肌内注射或静脉注射时(皮内试验结果阴性);还有极少数患者发生于连续用药过程中。其临床表现主要包括以下 3 个方面。

(1)呼吸道阻塞症状:由于喉头水肿、支气管痉挛、肺水肿引起,可表现为胸闷、气促、哮喘与呼吸困难,伴濒死感。

(2)循环衰竭症状:由于周围血管扩张导致有效循环量不足,可表现为面色苍白、出冷汗、发绀,脉搏细弱,血压下降。

(3)中枢神经系统症状:因脑组织缺氧,可表现为面部及四肢麻木,意识丧失,抽搐或大小便失禁等。

3. 护理应急预案流程见图 5-2-18。

(四)突发输血反应护理应急

1. **概述** 输血反应是指在输血过程中或之后,受血者发生了与输血相关的新的异常表现或疾病,包括溶血性和非溶血性 2 类。

(1)溶血性不良反应:输血中或输血后,输入的红细胞或受血者本身的红细胞被过量破坏,即发生输血相关性溶血。输血相关性溶血分急、慢性 2 类。

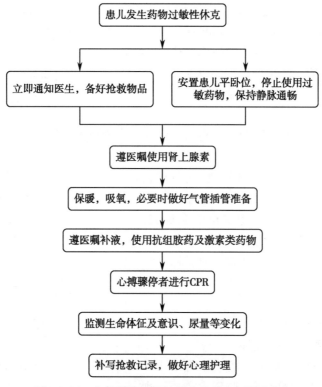

图 5-2-18　突发药物过敏性休克护理应急预案流程

　　1）急性输血相关性溶血：指在输血中或输血后数分钟至数小时内发生的溶血。常出现高热、寒战、心悸、气短、腰背痛、血红蛋白尿甚至尿闭、急性肾衰竭和弥散性血管内凝血（disseminated intravascular coagulation，DIC）等。实验室检查提示血管内溶血。该类溶血的原因有：①供、受血者血型不合（ABO 血型或其亚型不合、Rh 血型不合）；②血液保存、运输或处理不当；③受血者患溶血性疾病等。处理该类溶血应及时、周全，如：立即终止输血，应用大剂量糖皮质激素，碱化尿液、利尿，保证血容量和水电解质平衡，纠正低血压，防治肾衰竭和 DIC，必要时行透析、血浆置换或换血疗法等。

　　2）慢性输血相关性溶血：又称迟发性输血相关性溶血，常表现为输血数日后出现黄疸、网织红细胞升高等。多见于稀有血型不合、首次输血后致敏产生同种抗体、再次输该供者红细胞后发生同种免疫性溶血。处理基本同急性输血相关性溶血。

　　（2）非溶血性不良反应

　　1）发热：非溶血性发热是最常见的输血反应，发生率可达 40% 以上。其主要表现是输血过程中发热、寒战；暂时终止输血，用解热镇痛药或糖皮质激素处理有效。造成该不良反应的原因有：①血液或血制品中有致热原；②受血者多次受血后产生同种白细胞和 / 或血小板抗体。预防该不良反应的常用方法为输血前过滤去除血液中所含致热原、白细胞及其碎片。

　　2）过敏反应：输血过程中或之后，受血者出现荨麻疹血管神经性水肿，重者为全身皮疹、喉头水肿、支气管痉挛、血压下降等。该不良反应的原因有：①所输血液或血制品含过敏原；②受血者本身为高过敏体质或多次受血而致敏。处理该不良反应时，一要减慢甚至停止输血，二要抗过敏治疗，有时尚需解痉治疗（发生支气管痉挛时）、抗休克处理。

3）传播疾病：经输血传播的感染性疾病主要有各型病毒性肝炎、获得性免疫缺陷综合征（acquired immunodeficiency syndrome，AIDS）、巨细胞病毒感染、梅毒感染、疟原虫感染，以及污染血导致的各种可能的病原微生物感染。该类不良反应的预防主要是控制献血员资质及血液采集、贮存、运送、质检、输注等环节的无菌化。

4）其他：一次过量输血可引起急性心功能不全、左心衰竭、肺淤血等。多次输血或红细胞，可致受血者铁负荷过量。反复异体输血，可使受血者产生同种血细胞（如血小板、白细胞等）抗体，继之发生无效输注、发热、过敏甚至溶血反应。异体输新鲜全血（富含白细胞），可发生输血相关性移植物抗宿主病。大量输入枸橼酸钠抗凝血或血浆，会整合受血者的血浆游离钙，若不及时补钙，则可加重出血。

2. 护理应急预案流程见图5-2-19。

（五）突发输液反应护理应急

1. **概述**　输液反应是指在输液过程中由非原发病所引起的全身不良反应，临床上主要表现为输液中及输液后突然出现寒战、高热、末梢循环不良等。

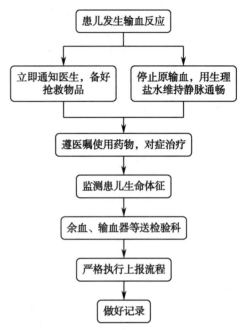

图 5-2-19　突发输血反应护理应急预案流程

2. **临床表现**

（1）发热反应：常因输入致热物质（致热源、死菌、游离的菌体蛋白或药物成分不纯）、输液瓶清洁消毒不完善或再次被污染；输入液体消毒、保管不善而变质；输液管表层附着硫化物等所致。表现为发冷、寒战、发热，并伴有恶心、呕吐、头痛、脉快、周身不适等症状。

（2）心力衰竭、肺水肿：由于滴速过快，在短期内输入过多液体，使循环血容量急剧增加，心脏负担过重所致。患者突然感到胸闷、气短、咳泡沫样血性痰；严重时稀痰液可由口鼻涌出，肺部出现湿啰音，心率快。

（3）静脉炎：由于长期输注浓度较高、刺激性较强的药物，或静脉内放置刺激性强的塑料管时间过长而引起局部静脉壁的化学炎性反应；也可因输液过程中无菌操作不严引起局部静脉感染。患者出现沿静脉走向出现条索状红线，局部组织红、肿、灼热、疼痛，有时伴有畏寒、发热等全身症状。

（4）空气栓塞：输液管内空气未排尽，导管连接不紧，有漏缝；加压输液、输血无人在旁看守，均有发生空气栓塞的危险。患者出现胸部异常不适，濒死感，随即出现呼吸困难，严重发绀，心电图可表现心肌缺血和急性肺心病的改变。

3. 护理应急预案流程见图5-2-20。

（六）突发药物外渗护理应急

1. **概述**　药物外渗是指输液过程中由于多种原因致使腐蚀性药物或溶液进入了周围组织，而不是进入正常的血管通路，一般表现为穿刺部位肿胀疼痛，皮肤温度降低。化疗药、高渗药以及强缩血管药物外渗后可引起局部组织坏死。

2. 护理应急预案流程见图 5-2-21。

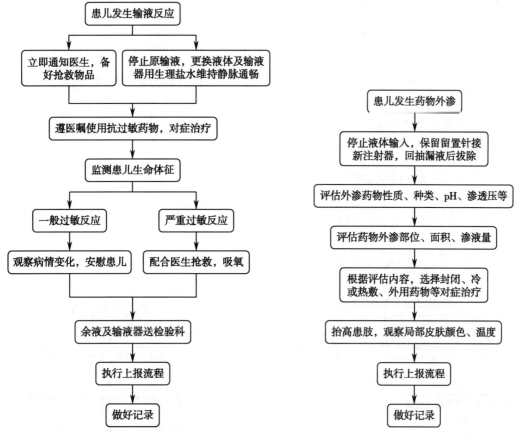

图 5-2-20　突发输液反应护理应急预案流程　　　图 5-2-21　突发药物外渗护理应急预案流程

(七)用药错误护理应急

1. **概述**　用药错误或称用药差错,是指在药物治疗过程中,医务人员、患者或消费者不适当地使用药物,造成患者损伤的可预防事件。该事件的发生和专业技术、医疗产品(药品、给药装置等)、操作程序及管理体系等有关。用药是一个十分复杂的过程,用药差错可能发生在开处方、转抄医嘱、审核处方、调剂、配制、核对、分发、给药、保存、计算剂量、医嘱沟通、药品标签与包装、药品名称、用药指导、监测和使用等过程中。

2. **用药错误的分级**　我国目前尚无官方发布的用药错误分级,实际工作中通常借鉴美国国家用药错误报告及预防协调委员会制定的分级标准,即根据用药错误发生程度和发生后可能造成危害的程度,将用药错误分为 A～I 九级,定义如下。

(1)A 级:客观环境或条件可能引发差错(差错隐患)。

(2)B 级:发生差错但未发给患者,或已发给患者但未使用。

(3)C 级:患者已使用,但未造成伤害。

(4)D 级:患者已使用,需要监测差错对患者的后果,并根据后果判断是否需要采取措施预防和减少伤害。

(5)E 级:差错造成患者暂时性伤害,需要采取预防措施。

（6）F级：差错对患者的伤害可导致患者住院或延长住院时间。

（7）G级：差错导致患者永久性伤害。

（8）H级：差错导致患者生命垂危，需要应用维持生命的措施。

（9）I级：差错导致患者死亡。

3. 护理应急预案流程见图5-2-22。

（八）坠床护理应急

1. **概述** 坠床是住院患者由于自身疾病的原因及其他危险因素的作用，造成患者从床上、治疗台上或其他高处倒地、摔伤，导致患者出现表皮外伤、重者出现四肢骨折、全身内脏及颅脑损伤或引起精神恐慌、紧张等临床表现。

2. 护理应急预案流程见图5-2-23。

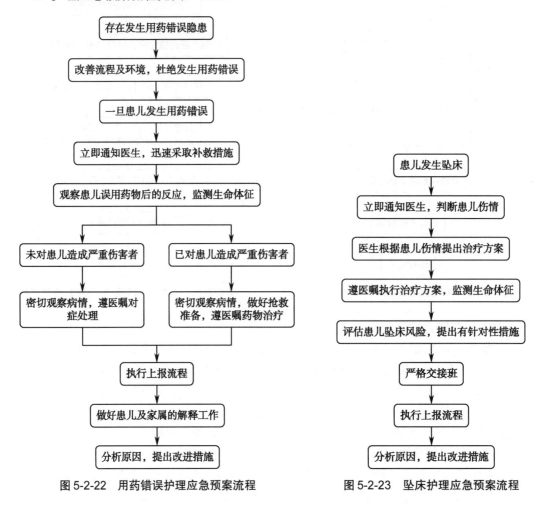

图 5-2-22 用药错误护理应急预案流程　　　　图 5-2-23 坠床护理应急预案流程

第三节　重症监护病房安全护理应急预案

一、突发停电护理应急

1. **概述** 医疗系统的用电安全极为重要，发生停电事故的影响非常恶劣，甚至会威胁到患者的生命,ICU 必须保证供电系统双保险甚至三保险,且要从思想上树立安全用电的意识,全力保证就医患者和医疗用电的安全。

2. 护理应急预案流程见图 5-3-1。

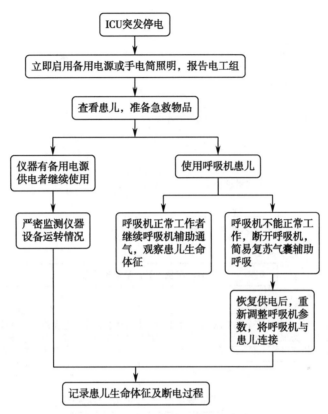

图 5-3-1 突发停电护理应急预案流程

二、突发停水护理应急

1. **概述** 因医院功能的特殊性,水源供应是非常重要的,特别是 ICU 病房,一旦停水,医疗工作将无法顺利进行。因此,停水情况下,必须立即实施有效的措施,保证患者的日常生活用水,保证医疗工作顺利进行。

2. 护理应急预案流程见图 5-3-2。

三、突发火灾护理应急

1. **概述** 火灾是一类严重威胁人民群众生命和财产安全的危险事故,全国每年因各种原因造成的此类事故达数万起,产生了恶劣的影响,并造成巨大的损失,一旦 ICU 发生火灾,所造成的后果

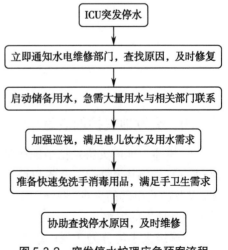

图 5-3-2 突发停水护理应急预案流程

将非常严重,一方面患者病情危重,另一方面病室精密仪器和医疗设备多且价值较高,如果发生火灾将造成重大经济损失。成熟优化的火灾应急预案,训练有素的应急组织,不仅可以做到发生事故时的应急救援,而且可以发现预防系统的缺陷。

2. 护理应急预案流程见图 5-3-3。

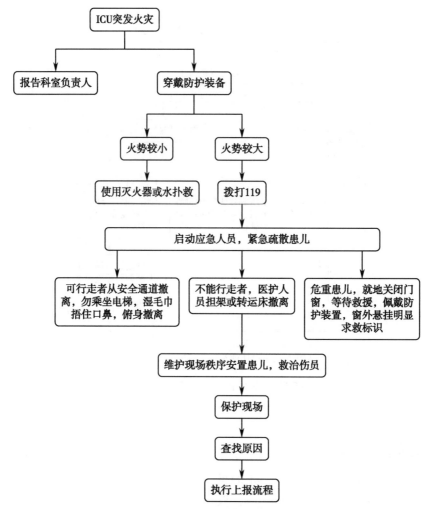

图 5-3-3 突发火灾护理应急预案流程

四、突发地震护理应急

1. **概述** 地震灾害是指由地震引起的强烈地面振动及伴生的地面裂缝和变形,使各类建(构)筑物倒塌和损坏,设备和设施损坏,交通、通信中断和其他生命线工程设施等被破坏,以及由此引起的火灾、爆炸、瘟疫、有毒物质泄漏、放射性污染、场地破坏等造成人畜伤亡和财产损失的灾害。

按震级大小可分为 7 类:超微震(震级<1 级)、弱震(震级<3 级,人们一般不易觉察)、

有感地震（3级≤震级<4.5级，人们能够感觉到，但一般不会造成破坏）、中强震（4.5级≤震级<6级，可造成破坏的地震）、强震（6级≤震级<7级）、大地震（震级≥7级）和巨大地震（震级≥8级）。

地震灾害具有突发性和不可预测性，以及频度较高，并产生严重次生灾害，对社会也会产生很大影响等特点。地震灾害包括自然因素和社会因素。其中有震级、震中距、震源深度、发震时间、发震地点、地震类型、地质条件、建筑物抗震性能、地区人口密度、经济发展程度和社会文明程度等。

2. 护理应急预案流程见图 5-3-4。

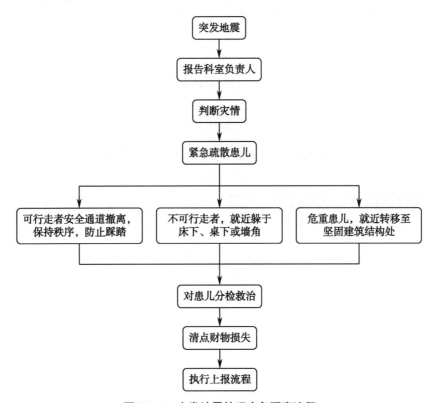

图 5-3-4　突发地震护理应急预案流程

五、突发设备带故障护理应急

1. **概述**　医用设备带可将医疗气体终端、各类电器设备插座、照明或空调开关、电话或数据接口、床头灯等各种服务设施集成为一体，置于病床墙壁，可有效利用墙壁空间，保证就医环境的安全、方便。设备带主要包括中心供氧、中心负压吸引、供电、呼叫应答等4个方面。

2. 护理应急预案流程见图 5-3-5。

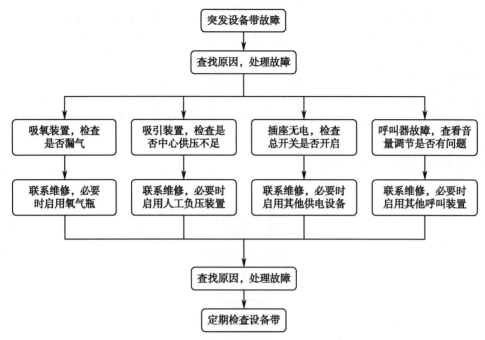

图 5-3-5　突发设备带故障护理应急预案流程

六、各仪器设备突发故障护理应急

具体内容详见第四章第二节。

第六章 儿童救援康复护理应急预案

第一节 儿童救援心理干预应急预案

一、事故幸存儿童心理干预应急

1. 概述 灾难一般指地震、飓风、海啸、滑坡、火山爆发、洪水等自然性灾难，以及战争、重大交通或工伤事故、火灾、意外破产、巨额财产遭抢劫及严重暴力伤害等人为性灾难。因此，灾难虽然程度、种类各异，但其共同特点是发生突然、程度强烈、损失巨大。灾难不同于一般的生活事件，它对人们的身体、心理及社会状态的影响更巨大和更深远。人们对一般的生活事件基本已能适应，只有当这些事件累积到一定量和持续到一定时间才对人们的心理或躯体产生危害；而且大多数受害者仅凭自身力量亦能逐渐适应和处理这些事件。然而对于灾难，由于它的强烈与突发性，对绝大多数人都会构成心身打击，而且大多数受害者仅凭自身力量难以适应和处理，而必须要广泛的社会支持。如果人为灾难和自然灾难同时或先后降临，则对人类的打击更大，受害者心理障碍更严重，持续时间更长。事故幸存儿童即直接受害者，也叫第一受害者，他们是在意外灾难打击中未亡的幸存者。灾难对于幸存儿童是一种超强的心理刺激，面对亲人的遗体或创伤、其他幸存者的呼救、残酷的视觉刺激及听觉刺激，如果得不到及时正确的引导将导致幸存儿童产生心理障碍。

2. 临床表现

（1）学龄前（1～5岁）：这一阶段儿童对他们以往所处的环境会特别脆弱，因为他们通常缺乏处理紧急压力的语言和思考能力，而期望家人来帮助或安慰他们。主要心理反应有吸手指、尿床、怕黑、黏父母、大小便失禁、说话困难、食欲增加或减少。

（2）学龄儿童（5～10岁）：退化行为几乎是这个年龄层的典型反应，"失去"对于他们而言是很难处理的。主要心理反应为易怒、黏人、哭诉、有攻击行为、逃避上学、注意力不易集中、畏惧夜晚及噩梦、易退缩。

（3）青春期前（11～14岁）：同龄人活动在同年龄层特别明显，孩子需要觉得他（她）的恐惧是适当的，并和别人一样，反应为以减低紧张和焦虑，以及可能的罪恶感为目标。主要心理反应为食欲缺乏、睡眠失调、不愿意做家事、在家里叛逆、学校问题（例如，打架、退缩、失去兴趣、寻求注意的行为）、生理问题（例如，头痛、不明原因的痛、皮肤发疹、排泄问题等）、失去与同龄人社交活动的兴趣。

（4）青春期（14～18岁）：大部分青春期的青少年活动与兴趣都集中在与他（她）同年龄的同龄人，他们特别容易因同龄人活动的瓦解，以及共同努力时失去大人的依靠而悲伤、难过。主要心理反应为头痛与紧张、身心症状（例如排泄问题、气喘）、月经失调与月经困难、

183

食欲与睡眠失调、对异性的兴趣降低、烦躁或活动减少、冷漠、不负责或犯法行为、对父母控制、想要解放的反抗减少、注意力不集中、焦虑（不断担心自己有病痛，但无医学上的根据）。

3. 应急预案流程见图 6-1-1。

二、狂躁儿童心理应急

1. 概述　躁狂症（mania）在《中国精神障碍分类与诊断标准第三版》（CCMD-3）中，作为心境（情感）障碍（mood disorders）中的一个独立单元，与双相障碍并列。以情感高涨或易激惹为主要临床相，伴随精力旺盛、言语增多、活动增多，严重时伴有幻觉、妄想、紧张症状等精神病性症状。躁狂发作时间需持续 1 周以上，一般呈发作性病程，每次发作后进入精神状态正常的间歇缓解期，大多数患者有反复发作倾向。

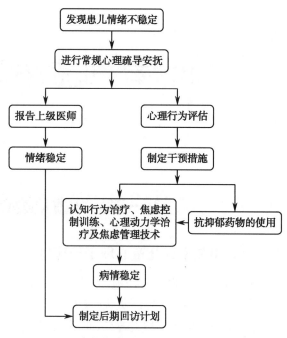

图 6-1-1　事故幸存儿童心理干预应急预案流程

2. 临床表现　本症的临床症状复杂多样，可归纳为：①情绪高涨或低沉；②言语运动性兴奋或抑制；③智能增强或减低。儿童与成人在这方面的临床表现可有很大差异，不同年龄的儿童之间也有很大的差异。Weinberg 根据成人躁狂症的诊断标准，拟定了下列儿童躁狂症的诊断标准：

（1）欣快：①否认有病；②不合适的幸福感、不恰当的喜悦、轻率和天真。

（2）易激惹和 / 或激越（特别好斗服、破坏和违反社会秩序的行为）。

（3）多动即"运动性兴奋"，乱闯。

（4）言语急促（可以变得语不成句），话多。

（5）意念飘忽。

（6）夸大（可以是妄想）。

（7）睡眠障碍（睡眠减少或不寻常的睡眠形式）。

（8）注意力分散（随境转移）。

Weinberg 认为凡具有上述（1）～（3）项中的两项者，或两项以上（3）～（8）项其他症状者，而每项症状又必须于日常行为中随时出现并且超过 1 个月，可诊断为儿童躁狂症。Weinberg 的诊断标准可作参考，但须注意年龄上的差别。

3. 应急预案流程见图 6-1-2。

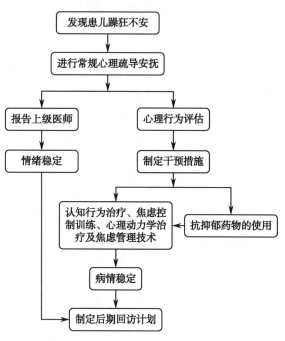

图 6-1-2　狂躁儿童心理应急预案流程

三、亲人离世后儿童心理应急

1. **概述**　亲人离世，年幼的孩子不能明确意识到自己的负面感受，不会用准确的语言表达出来，孩子的心灵都是脆弱的，心灵受创。孩子在得知亲人离世后一般会经历 3 个情绪阶段：第一，拒绝接受现实，幻想死去的亲人回来；第二，逐渐接受现实，感到痛苦和绝望；第三，接受现实，希望生活继续。

2. **临床表现**

（1）心理休克：这一阶段儿童常表现为拒绝接受现实，幻想死去的亲人回来。

（2）防卫反应：这一阶段儿童对他们以往所处的环境会特别脆弱，因为他们通常缺乏处理紧急压力的语言和思考能力，对外界的帮助或安慰有防卫心理。主要心理反应有怕黑、失去与同龄人社交活动的兴趣、食欲缺乏、睡眠失调、不愿意做家事、在家里叛逆等。

（3）恍惚状态：不能完全接受亲人离去的现实。主要表现为精神恍惚，注意力不易集中，失去与同龄人社交活动的兴趣等。

（4）心理重建：这一阶段的孩子接受现实，走出心理阴影，逐渐表现出对生活继续的希望，恢复情绪稳定。

3. 应急预案流程见图 6-1-3。

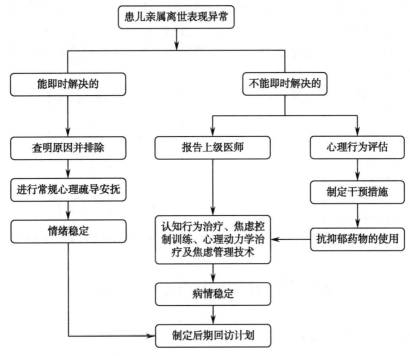

图 6-1-3　亲人离世后儿童心理应急预案流程

四、自杀倾向儿童心理应急

1. **概述**　患者是否有自杀倾向，是令每位医护人员都感到棘手的常见问题。自杀观念在医疗机构中频繁出现且无所不在，给临床医生识别患者自杀的企图带来挑战；与自杀意念相比,儿童患者的自杀死亡少见,躯体疾病患者的自杀死亡更加罕见。自杀死亡是小概率事件,许多受关注的危险因素没有一个能对自杀有高预测率。躯体疾病本身很少是引起自杀的决定性因素。多种因素共存有助于人们更好理解,自杀是一种多因素所致的行为,自杀学研究之父 Shneidman 给自杀现象定义了一个立体化模型:心烦意乱、疼痛(因心理需要受挫引起的心因性疼痛)、压力(对特定事件的先天和后天易感性)。Moscicki 设想了两组既相互独立又相互作用的危险因素,其中近期生活事件是"直接危险因素",揭开了原本潜伏的自杀素质。

2. **临床表现** Mann 在自杀行为的素质-应激模型中,提到的"应激"代表了 Moscicki 的直接危险因素,而"素质"代表了 Moscicki 的素质基础。Mann 提出自杀的素质组成包括基因易感性、早年生活经历、慢性躯体疾病、慢性物质滥用和某些饮食因素。Mann 认为极端应激如急性精神疾病、中毒、躯体疾病和家庭社会应激等,通常不足以诱发自杀行为。自杀者原本已具备素质易感性,在此基础上应激的叠加作用导致自杀行为。Gardner 和 Cowdry 将自杀行为进行了分型,每种类型都有自己的情绪状态、动机和结局。

(1)真正的自杀行为,表现为重度忧郁和绝望,期望从情绪的痛苦中得到解脱;是自杀死亡的最高危险等级;有细致的自杀计划;救活概率低。

(2)惩罚性暴怒,特征为冲动、报复和毁灭一切,看不到其他的选择。

(3)伪自杀姿态,经常反复,与强烈的依赖需要有关,似乎是一种沟通的方式,用来引起对自己重要人物的反应。

(4)自残,为了缓解焦虑,是一种"间接的自我毁灭行为"。

只有第 1 种类型的人真正想死,但是这 4 种类型中的任何一种都足以致命。

3. 应急预案流程见图 6-1-4。

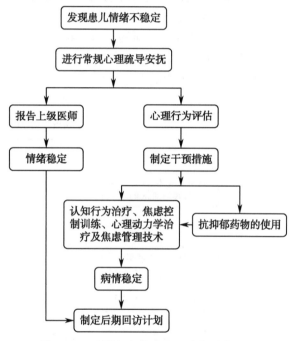

图 6-1-4 自杀倾向儿童心理应急预案流程

第二节 儿童救援营养支持预案

一、灾后儿童营养支持

1. **概述** 营养支持是指在患者饮食不能获取或摄入不足的情况下,通过肠内、外途径补充或提供维持人体必须的营养素。营养支持方式包括肠内营养、肠外营养,或两种共用,在保护脏器、减少并发症、控制感染及促进机体康复方面起着重要作用。

(1)胃肠外营养:在早期可有效促进肝脏蛋白质合成,明显升高血清氨基酸浓度,有助于脑内正常递质合成,促进神经功能恢复。但胃肠外营养可引起各种代谢、感染及与操作有关的并发症。长期行胃肠外营养可出现医源性肠饥饿综合征,在昏迷早期胃肠功能有严重障碍时,胃肠外营养仍然是营养支持的主要途径,它将与肠内营养支持长期并存。

（2）胃肠内营养:由于肠内营养与肠外营养相比更符合人生理需求、并发症更少、价格更便宜,在危重患者中的肠内营养支持尤其受到重视。对危重患者而言,肠内营养支持目的更注重其对肠黏膜屏障功能的维护及减少细菌易位的发生。胃肠内营养可改善和维持肠道黏膜细胞结构与功能的完整性,维持肠道屏障功能;有利于内脏(尤其是肝脏)的蛋白质合成和代谢调节;减少肝胆并发症的发生;稀释中和胃酸,减少溃疡出血;技术操作与监测简单,并发症少,费用低。

2. **原则**　灾后儿童的营养风险和营养支持是普遍存在的问题,灾后的患儿受多种因素影响,营养状况进一步恶化,导致感染及并发症出现,以致死亡率增加。原因一方面在于应激后的高代谢导致营养状况迅速下降,儿茶酚胺、皮质醇及胰高血糖素等的分泌增加直接影响机体的代谢平衡,使蛋白质与能量消耗及需求增加,分解代谢大于合成代谢;另一方面,营养与能量的供给不足也与营养风险及营养不良的发生直接相关。而这些将会导致患儿免疫力下降、继发感染的风险增加及肠道功能降低等,最终直接影响灾后创伤的预后和转归。

3. 应急预案流程见图 6-2-1。

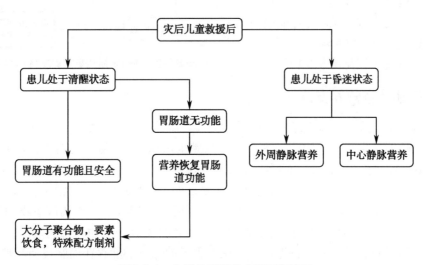

图 6-2-1　灾后儿童营养支持预案流程

二、创伤早期儿童营养支持

1. **概述**　营养支持是指在患者饮食不能获取或摄入不足的情况下,通过肠内、外途径或补充提供维持人体必须的营养素。营养支持方式包括肠内营养、肠外营养或两种共用,在保护脏器、减少并发症、控制感染及促进机体康复方面起着重要作用。

2. **创伤早期营养支持特点**　创伤患者处于高度应激状态,胃排空延迟甚至停滞,因此防止呕吐误吸极为重要。创伤后机体能量代谢发生剧烈变化,直接影响到患者的营养状态,营养支持与创伤关系重大,它是创伤修复的关键之一。

3. **原则**　创伤早期,机体处于应激状态,神经和体液都在发生变化,机体内的能量需要及代谢增加,蛋白质分解增加,创伤后短期内胃肠功能处于紊乱状态,而不能有效地从胃肠道获得所需营养。20% 中 / 长链混合脂肪乳剂能够较好地提供人体必需脂肪酸及能量,并且不会在肝脏发生再次酯化,胆红素生成量少,不需要肉毒碱就可以进入线粒体代谢,在全身组织内快速氧化,补充人体能量需要,更适用于肝功能异常的患者。此脂肪乳剂通过静脉输入,其渗透压与血浆渗透压相同,对静脉壁没有不良刺激,不需要胰岛素,没有渗透性利尿作用,同时还能提供亚油酸、亚麻酸等人体必需脂肪酸。采用糖脂双能源提供非蛋白热能,糖和脂的比例为 6 : 4,能够提供充足的能量,且蛋白质分解减少,具有一定的节氮效应。如果全部给予脂肪乳剂并不能节氮,脂肪乳剂最后进入三羧酸循环时需要乙酰乙酸,后者主要是由碳水化合物产生,所以脂肪乳剂需要与糖同时应用。脂肪乳剂的常用热量为 1.5kcal/(kg·d),所供应的热量最好不要超过总热量的一半。有研究称,机体在创伤后脂肪分解和合成都会加速,可提高脂肪利用率达 50%,这可能是创伤患者输入糖脂双能源后,患者体内血脂水平基本正常的原因。外源性脂肪输入后诱导蛋白酯酶活性增加,内源性甘油三酯的合成降低,也可能是血脂没有改变的另外一个因素。

4. 应急预案流程见图 6-2-2。

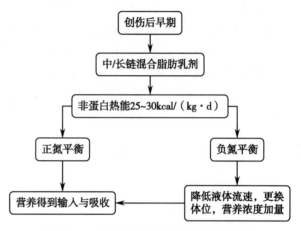

图 6-2-2　创伤早期儿童营养支持预案流程

三、昏迷儿童营养支持

1. **概述**　昏迷是完全意识丧失的一种类型,是临床上的危重症。昏迷的发生,提示患者的脑皮质功能发生了严重障碍。主要表现为完全意识丧失,随意运动消失,对外界的刺激的反应迟钝或丧失,但患者还有呼吸和心搏。还有一种昏迷称为醒状昏迷,亦称"睁眼昏迷"或"去皮质状态"。患者主要表现为睁眼闭眼自如,眼球处于无目的漫游状态,容易使人误解为患者的意识存在。但是患者的思维判断、言语、记忆等,以及对周围事物的反应能力完全丧失,不能理解任何问题,不能执行任何指令,不能对任何刺激作出主动反应。这种情况就是俗称的"植物人"。醒状昏迷的出现说明患者的脑干功能存在而脑皮质功能丧失,绝大多数情况下因该功能难以恢复,患者预后较差。

2. **营养支持**　营养支持指在患者饮食不能获取或摄入不足的情况下,通过肠内、外途径补充或提供维持人体必需的营养素。营养支持方式包括肠内营养、肠外营养或两种共用,在保护脏器、减少并发症、控制感染及促进机体康复等方面起重要作用。

3. 应急预案流程见图 6-2-3。

4. **原则**　对昏迷患者早期加强营养支持已得到普遍认同,但对于"早期"的定义仍存在争议。理想的早期肠内营养应于伤后 24h 内开始。从维护细胞代谢的角度来看,营养支持应是越早越好,但此时机体处于内环境不稳定的应激期,胃肠功能严重抑制,此时营养支持可能加重代谢紊乱,且营养支持耐受效果不佳。大部分观点认为,在伤后的 24～48h,即水电解质平衡、循环和呼吸功能稳定后开始肠内营养支持较为稳妥。大量实验证明,在昏迷后 24～48h 合理实施早期肠内营养是行之有效的。

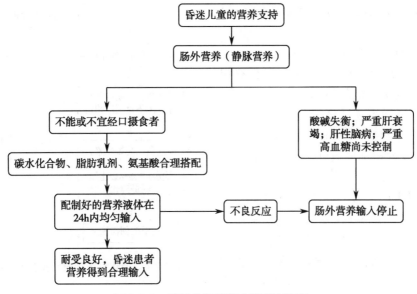

图 6-2-3　昏迷儿童营养支持预案流程

四、消化系统创伤儿童营养支持

1. **概述**　消化系统从口腔延续到肛门，负责摄入食物、将食物粉碎成为营养素（这一过程称为消化）、吸收营养素进入血液，以及将食物的未消化部分排出体外。消化道包括口腔、咽、食管、胃、小肠、大肠、直肠和肛门，还包括一些位于消化道外的器官：胰腺、肝脏和胆囊。

（1）口腔与食管：口腔是消化道和呼吸系统的入口，其内覆盖有黏膜层，位于两颊、舌下的唾液腺腺管都开口于此。舌位于口腔底部，其功能是感觉食物的味道和搅拌食物。口腔后下是咽部。

（2）胃：胃是一个大的蚕豆形肌性空腔脏器。胃包括 3 部分：贲门、胃体和胃窦。食物通过能开闭的环状肌肉（括约肌），从食管进入胃内。此括约肌能防止胃内容物反流到食管。胃是储存食物的器官，可有节律地收缩，并使食物与酶混合。

（3）小肠：胃运送食物到第一段小肠即十二指肠。经幽门括约肌进入十二指肠的食物量受小肠消化能力的调节。若食物已充满，则十二指肠会发出信号使胃停止排空。

（4）胰腺：胰腺有 2 种基本的组织成分，分泌消化酶的胰腺腺泡和分泌激素的胰岛。消化酶进入十二指肠，而激素进入血液。消化酶由胰腺腺泡产生，再经各种小管汇集到胰管，后者在奥迪括约肌处加入胆总管，故胰酶与胆汁在此处汇合，再一并流入十二指肠。

（5）肝脏：肝脏是一个有多种功能的大器官，仅某些功能与消化有关。食物的营养成分被吸收进入小肠壁，而小肠壁有大量的微小血管（毛细血管）供血。这些毛细血管汇入小静脉、大静脉，最后经门静脉进入肝脏。

（6）胆囊与胆道：胆汁流出肝脏后，经左右肝管流入二者合并而成的肝总管。肝总管与来自胆囊的胆囊管汇合成胆总管。胰管就是在胆总管进入十二指肠处汇到胆总管的。

（7）大肠：大肠由升结肠（右侧）、横结肠、降结肠（左侧）和乙状结肠组成，后者连接直肠。阑尾是一个较小的、手指状小管，突出于升结肠靠近大肠与小肠连接的部位。

（8）直肠与肛门：直肠是紧接乙状结肠下面的管腔，止于肛门。通常由于粪便储存于降结肠内,故直肠腔是空的。当降结肠装满后,粪便就会排入直肠,引起便意。

2. 应急预案流程见图6-2-4。

3. 创伤患者胃肠道功能障碍易被忽视的问题　对胃肠道功能障碍的早期表现不重视、早期表现广泛而不易被诊断、没有明确科学的诊断标准,以及将早期表现与胃肠道功能紊乱症状相混淆,这些都导致创伤患者胃肠道功能障碍容易被忽视。

4. 注意事项

(1)一般注意事项:在机体创伤早期应用糖脂双能源能够更好地为机体提供能量,是机体提高非蛋白热源的合理方案。但在输入过程中,要注意滴注速度,如果患者出现胸闷、意识

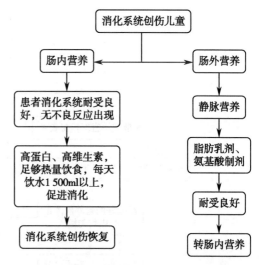

图6-2-4　消化系统创伤儿童营养支持预案流程

障碍加深、氧分压下降等症状,要降低滴注速度,以消除上述症状。在创伤早期给予糖脂双能源,能够减少葡萄糖利用,降低血糖,且没有明显的肝肾毒性,能够达到和长链三酸甘油酯脂肪乳剂同样的节氮效应,为创伤早期不能进食的患者提供足够热量。

(2)护理操作注意事项如下:

1)急性期或重症患者,如上消化道出血、肝性脑病、肝脓肿、急性胰腺炎等,应绝对卧床休息。轻症及重症恢复期患者可适当活动。

2)饮食护理:对溃疡病、肝硬化腹水、急性胰腺炎、溃疡性结肠炎等患者,指导其食用易消化、高蛋白、低盐或无盐、低脂肪或无油无渣的治疗饮食。

3)当需要进行腹腔穿刺术、肝脾穿刺活检、纤维内镜、经皮肤肝穿刺介入疗法等检查时,应做好术前准备、术中配合、术后护理工作。

4)备齐抢救物品及药品。

5)加强心理护理,做好患者及家属的安慰工作,避免不良因素的刺激。

6)严格执行消毒隔离制度,参照消毒无菌技术常规护理。

7)及时了解有无呕吐、便血、腹痛、腹泻、便秘等。

8)呕吐、呕血、便血、严重腹泻时,应观察血压、体温、脉搏、呼吸、神志并详细记录呕吐、便血或腹泻的次数、量、性质。

9)腹痛时,注意观察其他部位、性质、持续时间及与饮食的关系,如有病情变化及时汇报医师处理。

五、呼吸系统创伤儿童营养支持

1. 概述　呼吸系统(respiratory system)是人体与外界空气进行气体交换的一系列器官的总称,包括鼻、咽、喉、气管、支气管及由大量的肺泡、血管、淋巴管、神经构成的肺,以及胸膜等组织。临床上常将鼻、咽、喉称为上呼吸道,气管以下的气体通道(包括肺内各级支气管)部分称为下呼吸道。

在给予患者营养支持时要考虑以下因素:是否存在营养不良;目前的营养摄入方式是否能够供给足够的营养;决定合适的总能量和各种营养素的比例;发生营养性并发症的危险等。

对呼吸系统创伤儿童,营养失衡后,有4个营养支持中需要注意的地方:

(1) 计算每天能量消耗,保证每日能量的摄入量达标。

(2) 每天的碳水化合物占 50%~60%,脂肪 20%~30%,蛋白质 15%~20%。补充电解质和微量元素,纠正低磷血症,补充与特异性营养支持有关的营养成分,如精氨酸、谷氨酰胺、核苷酸等。

(3) 维持体内水、电解质、葡萄糖及酸碱环境稳定。

(4) 提供足量的维生素和微量元素,肠内营养配方中已含有维生素、矿物质及微量元素,但予以肠外营养时应注意静脉补充。

2. 临床表现

(1) 体重减轻,发育停止。食欲不振,可视黏膜苍白,血压下降。严重者出现全身水肿。抵抗力下降,容易发生继发性感染。

(2) 患儿食欲不振、发育落后,体重减轻、消瘦,精神倦怠、好哭,营养不良。腹泻严重可致脱水、电解质紊乱。

(3) 增加胰岛细胞的负担,胰腺也是一个很重要的消化器官。

(4) 慢性低磷血症患儿常有食欲减退、厌食、恶心、呕吐,严重者可有胃张力减低、肠麻痹和咽下困难等。

3. 应急预案流程见图 6-2-5。

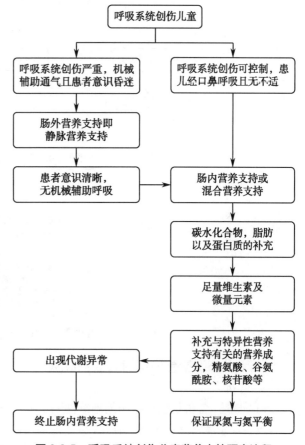

图 6-2-5 呼吸系统创伤儿童营养支持预案流程

第三节 儿童重症康复预案

一、儿童康复治疗意外应急预案

(一)儿童康复治疗中牵拉伤应急

1. 概述 软组织损伤是指肌肉、肌腱、韧带、筋膜、腱鞘、血管、神经等组织的损伤。是在康复治疗过程中由于强力改变牵拉而引起的局部软组织肿胀、充血、渗出等炎性病理改变。

2. 临床表现 局部肿胀或肌肉痉挛、疼痛,活动受限。

(1) 肌肉拉伤:①第一度(轻度):只有小部分肌纤维断裂,肌肉少许出血。外表看起来并无异样,受伤的肌肉用用力或指患部才会感到疼痛。②第二度(中度):有相当多的肌纤维断裂,肌肉明显出血。外表肿胀或出血,受伤肌肉的肌力减退。③第三度(重度):肌纤维全部断裂,常见断裂的部位在于肌肉与肌腱的交接处。断裂的地方会形成凹陷,两端鼓起来,外观变形。

(2) 韧带拉伤:①第一度(轻度):只有小部分韧带纤维断裂,受伤的关节紧绷,指压受伤部位才会引起疼痛。②第二度（中度）：有相当多的韧带纤维断裂，关节肿胀，活动度减少。③第三度（重度）：韧带纤维完全断裂。关节严重肿胀，关节失去应有的稳定性，可能有脱臼的现象。

3. 应急预案流程见图6-3-1。

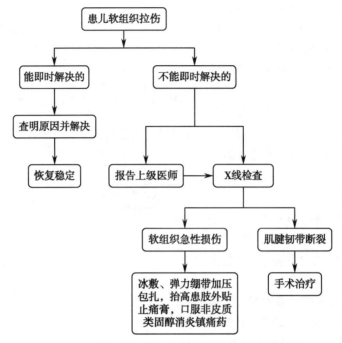

图6-3-1 儿童康复治疗中牵拉伤应急处理预案流程

（二）儿童康复治疗中骨折、脱臼应急

1. 骨折

（1）概述：骨折是指骨结构的连续性完全或部分断裂。多见于儿童及老年人，中青年人也时有发生。患者常为一个部位骨折，少数为多发性骨折。经及时恰当处理，多数患者能恢复原来的功能，少数患者可遗留有不同程度的后遗症。发生骨折的原因主要有3种情况：

1）直接暴力：暴力直接作用于骨骼某一部位而致该部骨折，使受伤部位发生骨折，常伴不同程度软组织损伤。如车轮撞击小腿，于撞击处发生胫腓骨骨干骨折。

2）间接暴力：间接暴力作用时通过纵向传导、杠杆作用或扭转作用使远处发生骨折，如从高处跌落足部着地时，躯干因重力关系急剧向前屈曲，胸腰脊柱交界处的椎体发生压缩性或爆裂骨折。

3）积累性劳损长期、反复、轻微地直接或间接损伤可致使肢体某一特定部位骨折，又称疲劳骨折。

（2）临床表现

1）全身表现：①休克：对于多发性骨折、骨盆骨折、股骨骨折、脊柱骨折及严重的开放性骨折，患者常因广泛的软组织损伤、大量出血、剧烈疼痛或并发内脏损伤等而引起休克。②发热：骨折处有大量内出血，血肿吸收时体温略有升高，但一般不超过38℃，开放性骨折体温升高时应考虑感染的可能。

2）局部表现：骨折的局部表现包括骨折的特有体征和其他表现。

（3）骨折的特有体征：①畸形：骨折端移位可使患肢外形发生改变，主要表现为缩短、成角、延长。②异常活动：正常情况下肢体不能活动的部位，骨折后出现不正常的活动。③骨擦音或骨擦感：骨折后两骨折端相互摩擦撞击，可产生骨擦音或骨擦感。

以上 3 种体征只要发现其中之一即可确诊，但未见此 3 种体征者也不能排除骨折的可能，如嵌插骨折、裂缝骨折。

2. 脱臼

（1）概述：脱臼是指构成关节的上下 2 个骨端失去了正常的位置，发生了错位。以肩、肘、下颌及手指关节最易发生脱位。

（2）临床表现：①疼痛明显；②关节明显肿胀；③关节失去正常活动功能，出现功能障碍；④其他症状，如畸形、弹性固定、关节窝空虚等。

3. 康复干预应急预案流程见图 6-3-2、图 6-3-3。

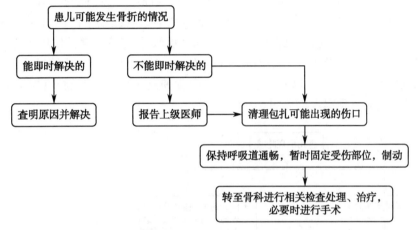

图 6-3-2　康复治疗中骨折康复干预应急预案流程

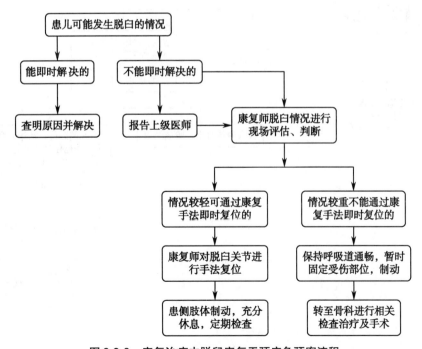

图 6-3-3　康复治疗中脱臼康复干预应急预案流程

（三）儿童言语治疗中呛咳应急

1. **概述** 呛咳（bucking）是指吞咽时发生误吸，吸入的食物或液体刺激呼吸道，产生剧烈咳嗽的现象。呛咳分为生理性和病理性两种，病理性呛咳多见于胃食管反流病、食管异物、重症肌无力、脑炎。

2. **临床表现** 生理性咳嗽通常是为了排除呼吸道异物的一种生理性保护措施。通常生理性咳嗽对人体是有益的。

（1）异物进入呼吸道，如饭粒、瓜籽、水、药粒等进入呼吸道引起呛咳，通过咳嗽排出异物。

（2）挥发性气体和有害空气如汽油、硫磺、煤烟尘埃等进入呼吸道。

（3）呼吸道有不适感。当呼吸道有不适感时，人们一般会有意地适度用力气做几次咳嗽动作，俗称"嗽嗓子"，可保持呼吸道通畅。小儿喉部的解剖特点决定了小儿呛咳比成人危险。其特点如下：①小儿的喉腔较小，黏膜一旦有肿胀，易导致声门阻塞。②喉软骨柔软，黏膜与黏膜下层附着不紧密，发炎时肿胀较明显。③黏膜下淋巴组织及腺体组织丰富，容易发生黏膜下浸润而使喉腔变窄。④咳嗽功能较差，气管及喉部的分泌物不易排出。⑤小儿对感染的抵抗力及免疫力不如成人，故炎症反应较重。⑥小儿神经系统较不稳定，容易发生喉痉挛，痉挛除了可以引起喉阻塞外，又促使充血加剧，使喉腔更加狭小。

3. 康复干预应急预案流程见图6-3-4。

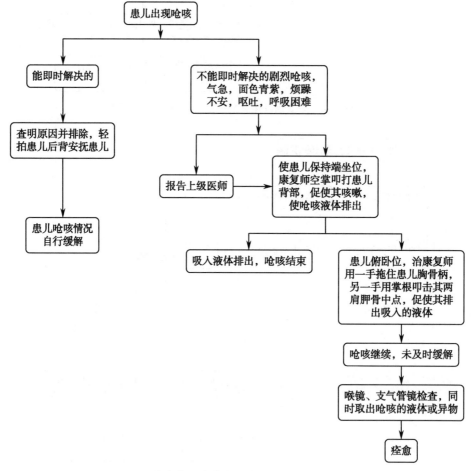

图6-3-4 儿童言语治疗中呛咳康复干预应急预案流程

二、儿童康复治疗仪器意外应急预案

（一）低中频治疗漏电应急

1. **概述** 医学上频率在 1 000Hz 以下的脉冲电流称作低频电流或低频脉冲电疗。应用低频脉冲电疗作用于人体来治疗疾病的方法称为低频电疗法。应用频率 1～100kHz 的脉冲电流治疗疾病的方法，称为中频电疗法。触电是电击伤的俗称，通常是指人体直接触及电源，或者高压电经空气或其他导电介质传递电流通过人体时引起的组织损伤和功能障碍，重者发生心搏和呼吸骤停。超过 1 000V 的高压电还可引起灼伤。闪电损伤（雷击）属于高压电损伤范畴。

2. **临床表现**

（1）全身反应

1）轻型：触电后表现为面色苍白、无力、触电部位麻木，轻度肌肉痉挛，但易于脱离电源，短时间头晕、心悸、恶心、呼吸急促、触电部位皮肤疼痛，一般神志清楚。

2）重型：触电后当即昏迷，呼吸浅快或暂停，迅速发生呼吸肌麻痹，血压下降，心律不齐，心动过速或心室颤动。复苏不利，终致呼吸心搏停止；治疗及时，大部分患儿可以获救。

（2）局部组织损伤：触电后局部皮肤表现为严重烧伤，电流通过人体流出体外形成一个电流入口和一个以上的电流出口，这是电击伤的特殊表现。电热灼伤：电流在皮肤入口处灼伤程度比出口处重。灼伤皮肤呈灰黄色焦皮，中心部位低陷，周围无肿、痛等炎症反应。但电流通路上软组织的灼伤常较为严重。

3. 康复干预应急预案流程见图 6-3-5。

4. **急救原则**

（1）准确判断伤情。

（2）迅速而安全的使患儿离开现场。整个过程中，要保持患儿呼吸道畅通和适当的体位。

（3）若患儿无反应，立即对患儿情况进行判断，必要时进行心肺复苏。

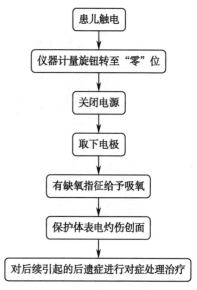

图 6-3-5 低中频治疗漏电康复干预应急预案流程

（二）理疗设备故障应急

1. **概述** 物理因子治疗简称理疗：主要指利用人工物理能，如声、光、电、磁、冷、热等因子作用于人体，达到预防和治疗疾病的方法。人工物理能通过对人体的直接作用和间接作用，起到消炎、镇痛、抗微生物、兴奋神经 - 肌肉，缓解痉挛、软化瘢痕、松解粘连、加速伤口愈合、加速骨痂形成、调节机体免疫力等作用。物理因子治疗由于无创、无痛苦，对许多疾病的治疗起到了很好的作用。但在实施物理因子治疗的过程中，如果操作不当，不注意防护，未很好地掌握每种物理因子治疗的适应证、禁忌证或设备存在故障，对操作者和患者也存在诸多风险。

2. **临床表现**

（1）电击伤或电流损伤：物理因子治疗中最大的风险和事故是电击伤和电流损伤。患者受到电流损伤时可表现为疼痛、肌肉痉挛、皮肤苍白，严重时可出现意识丧失、呼吸心搏停止，瞳孔散大等严重情况。电击伤或电流损伤多因接地不良、设备故障所致。

（2）灼伤：灼伤表现为皮肤或黏膜损伤，灼伤多因利用电、光、热因子治疗时，强度过大温度过高，持续时间过长或保护不当所致。

（3）过度刺激现象：由于物理因子的负荷量过大，作用时间过长，超过机体耐受力，患者除局部出现剂量过大的反应外，如：红肿、水疱，还可表现为出汗、心悸、疲乏、食欲不振，病情恶化等现象。

（4）过敏反应：过敏体质的患者，在接受药物离子导入治疗时，出现对药物的过敏反应。

3. 康复干预应急预案流程见图6-3-6。

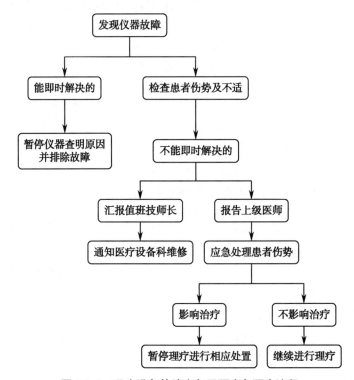

图6-3-6 理疗设备故障康复干预应急预案流程

（三）紫外线照射剂量过大应急

1. **概述** 紫外线是一种非常重要的自然界物理因子，是各种生物维持正常新陈代谢不可缺少的。临床上将紫外线光谱分为3个阶段：短波紫外线、中波紫外线、长波紫外线。由于不同个体对紫外线敏感性不同，存在明显的个体差异，所以用生物剂量作为紫外线照射治疗的计量单位。所谓一个生物剂量就是最小红斑量，即紫外线灯管在一定距离内垂直照射下引起最弱红斑反应（阈红斑反应）所需要的照射时间。由于紫外线剂量不同引起红斑反应不同，症状也不同。

2. 临床表现（表6-3-1）。

表6-3-1 儿童救援康复护理紫外线照射剂量过大临床表现

红斑等级	生物剂量（MED）	红斑颜色及持续时间	自觉症状	皮肤脱屑	色素沉着
亚红斑	<1	无红斑反应	无	无	无
阈红斑（Ⅰ级红斑）	1	微红，12h消退	较大面积照射时可有轻微灼热感	无	无
弱红斑	2～4	淡红，界限明显24h左右消退	灼热感、痒感、偶有微痛	轻微	无，或多次照射时可微有
中度红斑	5～6	鲜红，界限明显伴皮肤微肿，3d内可消退	刺痛、明显灼热感	轻度	轻度
强红斑	7～10	暗红伴皮肤水肿，4～5d后逐渐消退	较重度的刺痛和灼热感，可有全身性反应	明显脱屑	明显
超强红斑	>10	暗红伴皮肤水疱，5～7d后逐渐消退	重度刺痛及灼热感，伴全身反应	大片脱屑	明显

3. 康复干预应急预案流程见图6-3-7。

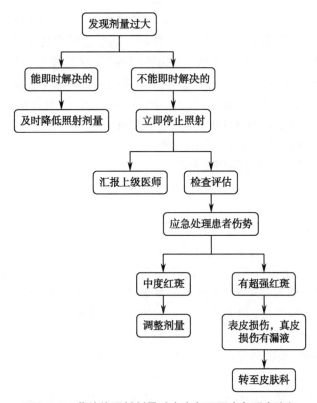

图6-3-7 紫外线照射剂量过大康复干预应急预案流程

第七章 典型案例分析

第一节 现场救援案例

一、异物(蚕豆)吸入现场救援

(一)案例介绍

某男童,5岁,暑期乘火车外出游玩,其父母买了一些坚果类零食供旅途中消遣,火车上孩童一路比较兴奋,在过道里一边吃着零食一边跳上跳下,不慎被经过的路人碰撞,男童随即出现刺激性呛咳、喘憋、面部表情痛苦,烦躁。其母立即拍其背部,但该男童症状没有缓解,口唇变得青紫,并用一只手呈"V"形挠抓咽喉部,呼吸费力,口唇青紫,其母大声哭喊,父亲情绪也比较急躁,严厉责备与儿童发生碰撞的同志。乘车长发现异常赶往现场,了解情况后立即广播有无医务人员在车上,11号车厢内有一名5岁儿童需要急救。同乘本次列车的一名儿科护士闻讯立刻赶往现场,向家属解释自己是一名医务人员,可以提供帮助,征得家长同意后,护士对患儿进行了现场急救。

(二)异物吸入现场救援应急预案流程

详见图7-1-1。

(三)现场救援

护士到达救援现场后,简单询问男童母亲病情发生的时间、原因,并快速进行查体:男童神志清楚,剧烈咳嗽、流泪、满脸通红,烦躁明显,呼吸困难,口唇青紫,手呈"V"形挠抓咽喉部,同时发现在过道中及车窗边缘有散落的蚕豆,初步怀疑为蚕豆吸入气道,发生不完全阻塞。护士迅速评估周围环境,招呼车厢里来往人员停止走动及散开,确定救护环境安全后指导男童用力咳嗽几次,但其未能将异物咳出,其母着急将手指伸入患儿口中企图要抠出食物。护士立即给予制止,并使用海姆立克法对男童进行急救处理:从母亲手中接过男童,让其直立、弯腰,头部前倾、嘴巴张开。护士站在患儿后方,脚成弓步状,前脚置于男童双脚之间,以双臂环绕其腰部,一手握拳,用拇指倒顶住其腹部中正线肚脐稍上方,远离剑突尖。另一手握拳以快速向内向上冲击,将拳头压向患儿腹部,连续8次。患儿从口中吐出一块1.0cm×0.6cm大小的蚕豆粒,异物清除2min后,呛咳现象明显好转,嘴唇、面色转红润,仍有哭闹。再次检查口腔,唇内颊部仅有小量碎屑残留,嘱患儿自行吐出,给予少量温开水口服,同时安抚男童及家长,并向家长交代注意事项,20min后该男童情绪平稳,活泼如常。

(四)案例分析

1. 本案例特征 异物(蚕豆)吸入儿童气道内造成呼吸道不完全性阻塞的现场救援案例。

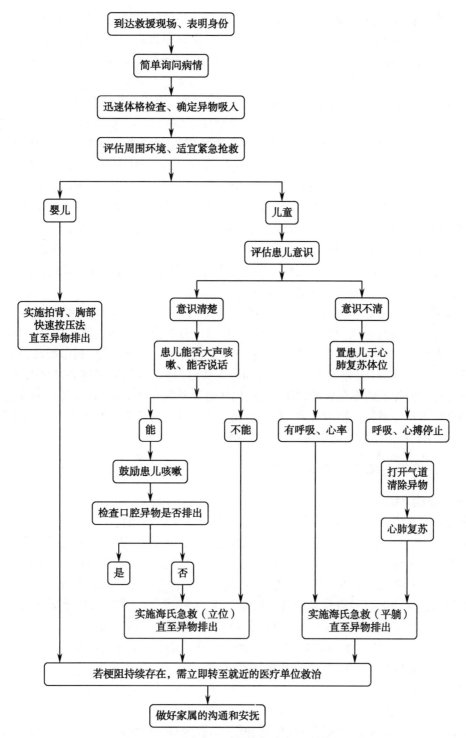

图 7-1-1 异物吸入现场救援应急预案流程

2. **气管异物概述** 任何异物进入气道均称呼吸道异物，是耳鼻喉科常见的多发高危急症，也是小儿意外伤害的主要原因之一，多发生在 5 岁以下儿童。常为幼儿、顽童在进食时间打闹、哭笑、玩耍时异物吸入气管、支气管。异物分内源性及外源性两类，内源性为呼吸道炎症产生的伪膜、干痂、血凝块、浓液、呕吐物等。外源性异物是指经口吸入的各种物体如：坚果类、小的玩具、坚硬的食物等。其发生阻塞的严重性取决于异物的性质和造成气道阻塞的程度，异物堵塞的程度分为不完全性阻塞和完全性阻塞，不完全性阻塞可以表现为咳嗽或咳嗽无力、喘息、发绀、呼吸困难，吸气时可以听到拍击声；完全性阻塞为较大的异物完全堵塞喉部或气管，面色青紫，不能说话，不能呼吸，很快发生窒息，呼吸心搏停止。发生梗阻时的特殊表现为阻塞者常一手呈"V"形紧贴于颈前喉部，表情痛苦。发现气道异物吸入后，需要争分夺秒进行救治，如果现场不采取紧急救治，直接送医院是极其危险的。

3. **患儿因素** 婴幼儿会厌软骨发育不成熟，喉的保护功能不健全，磨牙萌出不全，咀嚼功能不完善，而婴幼儿活动范围大、好奇心强，在监护人疏忽的情况下，易造成气道异物吸入。在稍大的儿童中，往往因不良的习惯将学习用品或小玩具含于口中，在大声说话、哭笑、打闹时食物或玩具容易被吸入气道发生梗阻，引起窒息。据有关报道，男孩发生异物吸入多于女孩，这与男孩较女孩活泼爱动有关。小儿由于气道发育不完善，咳嗽反射欠成熟，不易将异物自行排出，且小儿气道狭窄，异物误吸后刺激呼吸道黏膜引起炎性反应，使黏膜充血肿胀，分泌物增多，导致呼吸道阻塞而危及生命。

4. **家属因素** 家长安全意识淡漠，对患儿的健康教育不到位。从小要开始教育和培养儿童养成良好的进食习惯，进食时勿喧哗、勿打闹。对3岁以下的儿童不要让其单独进食坚果一类零食，并且对进食时周围环境是否安全进行评估。嬉笑打闹、列车颠簸、周围路人来来往往发生碰撞等，都是发生进食时异物进入气道的危险因素；平时各社区医院可以对居民进行该方面知识的安全宣教，指导居民如何避免发生类似情况，以及发生异物吸入后，不要随意用手指伸进口中抠取食物，教会居民学会婴儿与儿童发生异物吸入时的紧急救治方法，为后期的进一步救治赢取时间。

二、有机磷农药中毒现场救援

（一）案例介绍

患儿，男，3岁2个月，某市某郊区村民，一日于家中向母亲自诉腹部疼痛，然后出现呼吸急促，家人立即电话呼叫120。17min后120救援医护组抵达现场，立即给予鼻导管吸氧，查体患儿神志清楚，可见口唇肥厚、口腔内有白色黏稠样分泌物。询问病史，家属否认患儿在家里有接触有机磷农药史，但告知救护人员约1个小时前幼儿在屋外门口自行玩耍，脱离家人视线约半小时。检查患儿瞳孔有缩小表现，结合患儿家庭环境所处郊区农村，家门周边有种植瓜果蔬菜，120救护人员当即初步判定该患儿为有机磷农药中毒，给予一系列救护措施后转入就近的一所地区医院，病情得到及时有效的治疗，5d后康复出院。

（二）有机磷农药中毒现场救援应急预案

详见图7-1-2。

（三）现场救援

查体，患儿神志清楚，呼吸急促，口唇肿厚、口腔内有白色黏液等，与有机磷农药中毒临床表现吻合，结合患儿家庭环境所处郊区农村，周围有种植瓜果蔬菜，患儿有接触到农药的可能。从该案例判断，患儿3岁余，因误食含有机磷农药的食物而中毒的可能性较大，但也不排除呼吸道或皮肤接触毒物而中毒。从家长的口述中估计患儿中毒时间不长，故迅速给予洗胃清除胃内毒物，阻止毒物继续吸收、加速其排泄，这是处理有机磷中毒重要的一个环节。同时给予吸氧和保持呼吸道通畅。使用流动清水清洗患儿皮肤暴露部分，并肌内注射

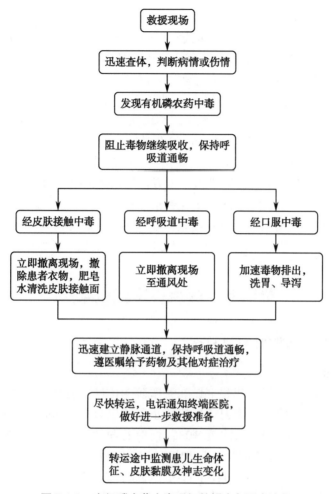

图 7-1-2　有机磷农药中毒现场救援应急预案流程

1 次阿托品（0.02～0.03mg/kg），快速简单处理后救护车将其送往最近的区医院，途中电话通知终端医院急诊科做好进一步救护准备，同时转运救护途中严格监测生命体征及患儿神志、瞳孔变化。

（四）案例分析

1. **本案例特征**　儿童误服含有机磷农药的瓜果引起中毒之后的现场救援案例。

2. **有机磷农药中毒概述**　有机磷农药中毒指有机磷农药进入人体后造成的以神经系统损害为主的一系列伤害，每年全世界有数百万人发生有机磷农药中毒，其中约 30 万人死亡，主要发生在发展中国家。我国有机磷农药使用广泛、用量大。有机磷农药主要包括敌敌畏、对硫磷、乐果、敌百虫等。引起中毒的主要途径有 3 种：①经口进入（误服或主动口服）。②经皮肤及黏膜进入。③经呼吸道进入体内。口服后多在 10～120min 发病。儿童多因误食或接触药物而中毒，早期中毒症状不典型、耐受性差、病死率高。

3. **患儿因素**　儿童有机磷农药中毒多为误食，在转运途中经幼童口中了解到患儿在家门口摘食过黄瓜，家长称 3d 前有给瓜果喷洒过敌百虫杀虫剂。幼童相关知识缺乏，没有识别能力，以及尚未形成良好的卫生饮食习惯，易摘食被有机磷农药喷洒过的瓜果蔬菜，或捡拾地上丢落的食品或糖果而中毒；其次，幼童在喷洒过农药的瓜果地、草地等处玩耍，通过呼吸道或皮肤接触而中毒。

4. 家属因素 家长未对儿童进行相关知识的教育，以及未创造好良好的育儿环境，让幼童单独离开家人看管视线。家长要教育幼儿从小养成良好的卫生习惯，不要自行摘食瓜果及捡食地上的糖果、食物等，对近 1 周有喷洒过农药的场地不要让幼儿去玩耍。家里存放农药需密闭保存在幼儿触及不到的地方。同时，有关部门对有机磷农药应健全管理制度，向广大群众特别是郊区农村地带的村民讲解其用法、用途及毒性；告知其被药物污染后应做清洗工作；向其介绍中毒的早期症状，以便及时发现、救援，以免延误救治。一旦儿童出现有机磷农药中毒，成人可以在现场立即做出初步的急救处理，为后期的进一步救治赢取时间，减少并发症的发生。对接触和吸入中毒者，应立即使中毒者脱离中毒现场，迅速去除被污染的衣物、鞋袜等，用清水或 0.9% 氯化钠溶液进行冲洗；对口服中毒者，如中毒者神志清楚且能进行配合，应立即在现场反复实施催吐。不能不做任何处理就立即送中毒者去医院，时间的延误会增加毒物的吸收，加重病情变化及增加后遗症的发生。

第二节 转运途中救援案例

一、转运途中突发呕吐窒息救援

（一）案例介绍

患儿，男，孕 29 周早产儿，出生 8d，在某医院 NICU 气管插管、呼吸机辅助通气模式下治疗 8d 后拔除气管插管，更改为经鼻持续正压通气（nasal continuous positive airway pressure，nCPAP）辅助通气，氧浓度 30%，同时行早产儿视网膜病变（retinopathy of prematurity，ROP）筛查，发现双眼Ⅱ区三期病变应尽快行激光冷凝术或抗血管内皮生长因子（VEGF）治疗，当地医院治疗条件有限，主管医生与家长协商后联系某新生儿转运网络中心拟转入北京市某三甲医院 NICU 行进一步治疗。转运前查体：体温 37.2℃，心率 137 次/min，呼吸 36 次/min，NCPAP 辅助通气模式下经皮血氧饱和度波动在 92%～95%，患儿神志清楚，四肢活动能力好，能 1～3min 内短时间脱离氧气维持心率、经脉搏血氧饱和度（SpO_2）平稳。转运医生及护士与对方医院详细交接，并与家长签订转诊知情同意书后将患儿抱至转运暖箱，连接转运呼吸机给予鼻罩进行无创通气、连接心电监护，转运医生考虑患儿当前医嘱为每 3h 鼻饲喂养 20ml，且距离转运出发前 30min 已给予 1 次早产儿配方奶鼻饲喂养，故嘱护士暂时停用静脉输液将留置针封管备用，出发前监测末梢血糖为 5.8mmol/L，留置胃管。一切交接与安排就绪后，患儿父亲随同转运小组向终端医院出发，救护车稳速行车约 40min，患儿突然出现躁动，SpO_2 出现波动，转运护士托起患儿轻拍背部给予安抚，同时叮嘱司机减慢行车速度。随即患儿口腔出现溢奶，颜面部青紫，SpO_2 下降至 80%。

（二）转运途中呕吐窒息应急预案流程

详见图 7-2-1。

（三）现场救援

出现病情变化立即报告医生，叮嘱司机靠路边停车，协助医生进行紧急救治，开放气道，查体，给予叩背吸痰，从患儿口鼻腔均吸出少量奶渍，并用 10ml 注射器回抽胃内余奶后给予 T 组合鼻面罩加压给氧。但该患儿生命体征仍不能维持正常状态，且全身皮肤颜色呈现花斑状，立即协助医生进行气管插管，经气管插管内清理气道，T 组合加压给氧，5min 后

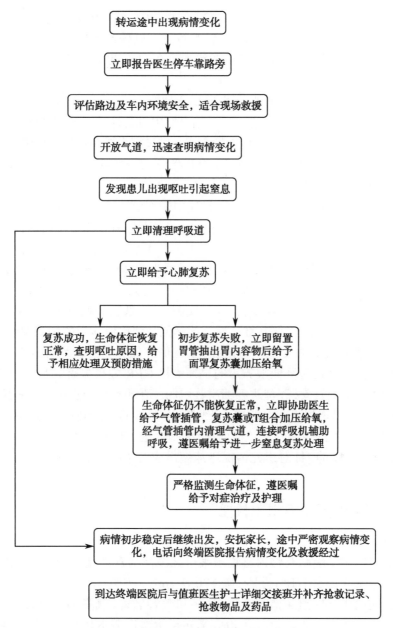

图 7-2-1 转运途中呕吐窒息应急预案流程

SpO_2 上升至 95%，生命体征恢复正常，但全身皮肤花斑状改善不明显。连接呼吸机辅助通气，遵医嘱给予静脉注射 1∶1 碳酸氢钠 6ml 后继续出发。途中继续严密观察病情变化，电话报告终端医院护士长及值班医生，向家长解释病情变化。到达终端医院后与值班医生、护士详细进行交接班。

（四）案例分析

1. **本案例特征** 转运途中患儿出现胃食管反流引起窒息的现场救援案例。

2. **胃食管反流（gastroesophageal reflux，GER）** 胃食管反流是由于全身或局部原因引起的下端食管括约肌功能下降，导致胃液、食物或胆汁从胃反流到食管；在小儿十分常见，分为生理性和病理性 2 种类型，绝大多数属于生理性。GER 的主要表现是呕吐，尤其在早产儿生后1周，发病率高达80%～85%；多无严重影响，然而中等程度GER可引起吸入性肺炎、食管炎、喂养问题及生长发育落后等，严重者可以导致窒息、呼吸暂停甚至猝死。转运过程中受车辆性能、路途颠簸、车速变化等因素的影响，患儿身体容易晃动，更增加了发生GER的风险。

3. **患儿因素** 早产儿GER的临床表现复杂且缺乏特异性，所以有时往往难以及时发现并诊断。该患儿为29周早产儿，生后8d，结合发生胃食管反流1h前曾给予鼻饲喂养，本就是发生酸性GER的高危患儿。转运救护车在行驶过程中难免出现颠簸现象，以及无创通气下容易产生胃肠道胀气、腹压增高现象，患儿躁动、哭吵等原因造成腹压增大，这些都可引起GER的发生。

4. **护士因素** 转运护士的护理综合救护能力是安全转运的重要保证。转运出发前，护士与对方医院责任护士详细交接班，充分评估患儿病情，预测转运路途中有可能发生的病情变化，做好预防措施，减少危险性。早产儿是发生GER的高危儿，加之转运途中车辆颠簸，患儿更容易发生类似病情变化。出发前给予适当的体位及安抚，对反流屏障功能缺陷或者食管蠕动功能障碍所引起的胃食管反流是一种有效、简单的预防方法：①仰卧位：以抬高床头30°为佳，利用重力作用抵抗反流。②头高脚低斜坡侧卧位：该体位是将新生儿上身抬高45°，支持住背部，确保其舒适性。此体位是利用流体学的知识调整患儿的体位，可有效地预防胃食管反流的发生。③俯卧位：左侧卧位和俯卧位均可减少早产儿酸性与非酸性的GER，而俯卧位对降低喂养后的早期酸性GER效果显著。另外，可视患儿病情适当给予非营养性吸吮及安抚，促进吞咽次数增加。吞咽动作会提高食管对反流物的清除能力，适当的安抚可以增加患儿舒适感，减少躁动，降低GER的发生。途中严密观察病情变化，早期鉴别GER的发生，早期积极处理及护理，减少后期相关并发症的发生。真正发生病情变化时，沉着冷静，针对患儿情况迅速做出应对策略，启用应急预案确保患儿转运安全。

二、转运途中气管插管滑脱救援

（一）案例介绍

患儿，女，37^(+6)周，因胎儿宫内窘迫于某市某医院剖宫产娩出，出生体重2.1kg，生后呼吸急促、呻吟吐沫、三凹征明显，心率170次/min，呼吸56次/min，经皮血氧饱和度75%。当地医院医生立即给予清理呼吸道、经口气管插管、气囊加压给氧，经皮血氧饱和度可维持在85%～90%，为求进一步治疗需转至上级医院NICU。转诊医生到达后，患儿呼吸困难仍明显，心率166次/min，经脉搏血氧饱和度维持在85%左右，告知家属转运必要性及转运途中可能会出现相关合并症及风险，并与家属签订危重新生儿转运同意书。护士将患儿安置在预热的转运暖箱内，头偏向一侧，患儿意识清醒，烦躁，口腔有羊水样黏液流出，对患儿再次清理呼吸道。使用约束带固定患儿，连接转运呼吸机辅助呼吸，持续心电监护。安排就绪后，患儿父亲随同转运车向指定上级医院出发。在救护车行使约20min时，患儿呼吸困难加重，烦躁明显，经皮血氧饱和度下降至83%，口唇颜面发绀，吸气性三凹征阳性，转诊护士立即报告医生并通知司机将救护车停靠路边，进行抢救。

（二）转运途中气管插管滑脱救援应急预案

详见图7-2-2。

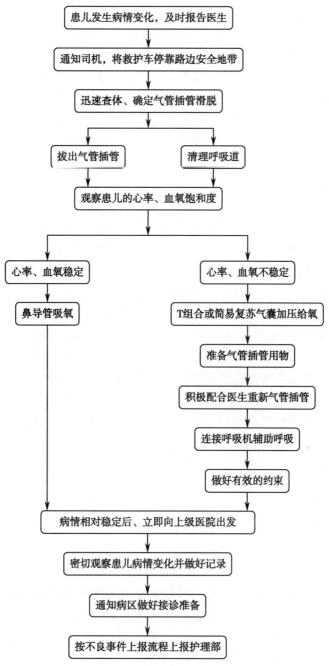

图 7-2-2　转运途中气管插管滑脱救援应急预案流程

（三）现场救援

发现病情变化立即报告医生，嘱司机靠路旁停车。转诊医生给予查体，听诊患儿双肺，未闻及机械送气音，判断是气管插管滑脱。护士立即断开呼吸机，拔出气管插管、清理呼吸道，使用无菌纱布迅速清除口腔分泌物。医生将患儿平卧，头稍后仰，鼻吸气体位，给予鼻导管吸氧，经脉搏血氧饱和度维持在 80% 左右。立即使用简易复苏气囊给予患儿正压通气，氧流量 5L/min，30s 后患儿经脉搏血氧饱和度可达到 95%。医生指示需要重新气管插管。护士立即准备喉镜、3.5 号气管插管、3M 固定胶布等用物，并协助医生经口气管插管，插管顺利，连接气囊加压给氧，可明显看到胸廓有起伏，气管插管内有雾气。医生听诊确定插管尖端位置正确，用 2 条 3M 胶布固定气管插管，调整好呼吸机参数后，再次给予连接呼吸机辅助呼吸。患儿心率 170 次 /min，经脉搏血氧饱和度可稳定在 90%～95%，皮肤颜色红润。护士将患儿置于合适体位，约束带固定患儿躯干及四肢，整理呼吸机管路避免牵拉扭曲。转诊医生详细向家长告知病情及抢救经过，并严格记录抢救经过，安抚家属情绪，电话告知病区值班医生嘱其做好接诊准备，继续监测患儿生命体征，到达病区后按照临床《护理不良事件报告表》上报护理部。

（四）案例分析

1. **导管滑脱概述** 导管滑脱是指未经医护人员同意自行拔出导管或其他原因（包括医护人员操作不当）造成的插管脱落，又称非计划性拔管。由于儿科患者存在认知、自制能力较成人差，导管的插入增加患儿的不舒适性，患儿容易发生扭动、烦躁，所以新生儿或婴幼儿更容易发生非计划性拔管。其中气管插管是处理急危重症患儿常用的一种急救技术，气管插管出现滑脱危险性较大，严重者可以导致患者窒息。在转运中，路途颠簸、车速变化等，造成患儿晃动，容易影响气管插管位置的固定，救护车内有限的空间环境及转运救护人员的综合能力限制了对患儿导管脱落的风险评估，更增加了转运途中气管插管滑脱的风险。

2. **患儿因素** 新生儿气管插管者，患儿意识清醒及处于躁动状态的居多，同样也对插管存在反应敏感、耐受性差的特点，是气管插管非计划性拔管的高危人群。患儿出生后呼吸急促、缺氧，加之气管插管的刺激容易引起躁动、扭动身体，造成管道的扭曲或牵拉；患儿缺乏主动配合的意识，在转运的途中患儿不能将头部始终保持在一个位置；汗液、分泌物的增多使胶布失去黏性，特别是经口气管插管患儿，易导致胶布松动；以上诸多因素增加气管插管意外滑脱的风险。

3. **护士因素** 在新生儿转运中，为保证转运患儿的安全，转运人员必须经过严格的专业培训，能识别潜在的病情变化，能熟练掌握抢救复苏技术和仪器设备的操作使用，在培训合格之后方能上岗。在转运之前，应充分评估患儿的整体情况，确保可以进行转运，要充分评估患儿的意识状态，确定存在导管滑脱的风险系数，对躁动的患儿要做好有效的约束及管路的固定管理。该案例中护士对危重症患儿进行转运时所处的高危环境缺乏全面、针对性的评估，对可能出现导管滑脱的相关知识掌握不够。出发前医生对该患儿采取使用 2 条 3M 胶布交叉固定的方法，固定较为牢固；但是胶布在受到口腔分泌物浸渍时，易失去黏性而引起松动，在本案例中患儿口腔分泌较多，护士未能做到提醒医生及时更换胶布，增加了气管插管滑脱风险。另外，应当合理使用镇静治疗或对患儿进行约束。维持气管插管稳定的基础是需要达到一定的镇静深度，从而使患儿能够耐受气管插管的刺激而适应插管进行呼吸。若镇静措施不当，患儿会因导管对咽喉黏膜刺激、局部压迫，无法完成吞咽，出现呼吸对抗，患儿躁动导致脱管。因此，对气管插管患儿在转运出发前可以合理地给予镇静治疗，可减少患儿的不适，减少呼吸做功，有利于治疗和病情的稳定。途中还应注意严密观察病情变化，早期有预见性的处理问题，减少后期相关并发症的发生。真正发生病情变化时，沉着冷静，针对患儿情况迅速做出应对策略，启用应急预案，确保患儿转运安全。

第三节 突发仪器故障案例

一、婴儿保温箱故障

（一）案例介绍

患儿，男，32 周早产，体重 1 550g，出生日龄 2d，出生后体温 34.5℃，反应差，肢端凉，在某市某三级甲等儿童医院 NICU 住院治疗，给予新生儿保温箱保温治疗，保温箱设置温度 34℃，每 30～60min 测量体温 1 次。经过治疗后患儿反应好转，吃奶有力，体温维持在 36.7～37℃，肢端温暖。夜班护士在巡视病房时，听到保温箱报警声，立即赶至患儿床边，发现保温箱的风机故障指示灯闪亮，患儿哭吵，查看箱温为 36℃，测量患儿体温为 38℃。

（二）保温箱发生故障应急预案流程

详见图 7-3-1。

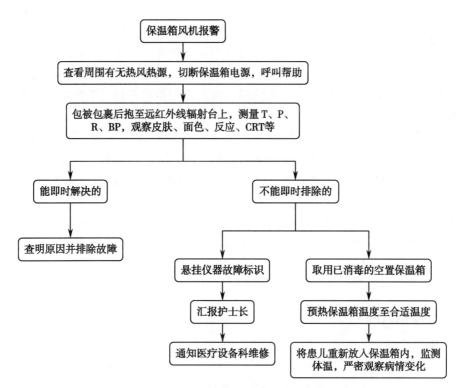

图 7-3-1 保温箱发生故障应急预案流程

（三）现场救援

该患儿体重>1 500g，采用箱温控制模式，风机故障报警，保温箱箱温高，立即查看保温箱周围有无阳光直射、取暖设备或其他热源存在，切断保温箱电源，呼叫其他医护人员帮助，将患儿包被包裹后抱至远红外线辐射台上，测量患儿体温 38℃，心率 150 次/min，呼吸 60 次/min，血压 58/36mmHg，皮肤及面色发红、发烫，毛细血管充盈时间（CRT）2s，反应好，哭声尚响亮，密切监测患儿体温变化。重启保温箱发现风机仍报警，悬挂仪器故障标识。取用已消毒的备用保温箱，预热保温箱至箱温 34℃，30min 后测量患儿体温为 37℃，重新将患儿放入保温箱内,监测体温,严密观察病情变化。夜间汇报值班护士长,白天汇报科室护士长,通知医疗设备科维修。

(四)案例分析

1. **本案例特征** 夜间保温箱出现风机报警,仪器故障不能排除,箱温过高致患儿出现发热。

2. **保温箱概述** 婴儿保温箱是指采用"对流调节"方式,利用计算机技术对保温箱温度实施伺服控制的设备。应用保温箱的目的是为新生儿,尤其早产儿提供一个空气洁净、温湿度适宜的培养治疗环境,利于早产儿的生长发育,避免与外界接触而发生交叉感染,同时便于医护人员对患儿进行观察和治疗。婴儿保温箱适用于:①体重<2 000g 的患儿;②体温不升,如硬肿症等;③需保护性隔离或有较大皮肤创面的患儿,如剥脱性皮炎、大疱性表皮松解症等;④病情需密切观察者,如抽搐患儿。

3. **保温箱的安全使用** 保温箱的温度应根据患儿体重及出生日龄而设定,预热时间需 30~60min。保温箱控制模式分为肤温控制模式和箱温控制模式。①肤温控制模式:保证肤温探头金属面平整贴于右腹肝区(仰卧位、左侧卧位)、左腋下(仰卧位、右侧卧位、俯卧位)、右腋下(仰卧位、左侧卧位、俯卧位)或背部(侧卧位、俯卧位),避开骨突处,避免受压;每班评估肤温探头处皮肤,发现异常及时处理。②箱温控制模式:体温过高或过低时每次调节箱温的幅度为 0.5℃,30min 后复测体温再根据情况调节箱温。保温箱为医疗精密仪器,日常维护与正确使用非常重要,专业人员应做好定期检修及日常维护保养工作,确保保温箱结构、功能正常。

4. **护士因素** 该保温箱使用过程中突然出现风机报警,且重启保温箱后风机故障不能排除,考虑仪器故障,保温箱报警常见问题有风机故障、温度异常等。风机故障原因主要有风机本身故障,传感器不洁或者损坏,风机转数检测仪损坏等。使用中护士应检查设定箱温及箱内温度是否一致。平时注意检修保养,规范护士操作流程,患儿各项操作尽量集中进行,减少打开箱门次数,离开时保证箱门安全复位,保持门窗密封圈完整,避免箱温过度波动。使用过程中密切观察患儿体温及保温箱的箱温变化;放置保温箱于无风地带,避免阳光直射,避开热源及冷空气对流;水平位放置,防止振动,以免自动控制失灵。规范使用与加强日常维护可以减少保温箱故障的发生,延长仪器设备的使用寿命。

二、呼吸机故障

(一)案例介绍

患儿,男,10 岁,28kg,因"胸痛、气促加重 2d"收治 ICU。精神差,面色略苍白,端坐卧位,呼吸 38 次/min,呼吸急促,面罩吸氧下氧饱和度 90%,有轻微的胸骨上凹,听诊呼吸音低,有哮鸣音,心率 166 次/min,心电图提示 ST 段抬高,血压 112/78mmHg。予连续 3 次雾化吸入支气管扩张剂及甲泼尼龙静脉滴注后症状不能改善。入科后不久,患儿出现嗜睡、意识模糊。血气分析报告 pH:7.14,$PaCO_2$:80mmHg,PaO_2:50mmHg,SpO_2:72%。立即气管插管后开始呼吸机辅助通气。同步间歇指令通气(SIMV)模式,参数设置:氧合指数(FiO_2)=1.0,潮气量(VT)=220ml,呼吸频率(RR)=20 次/min,呼气末正压(PEEP)=4cmH$_2$O,吸气时间(IT)=1.0s,吸呼气时间比(I:E)=1:2。机械通气后 1 小时,该患儿氧饱和度逐渐上升至 93%。机械通气后 2h,护士为患儿翻身后,发现该患儿面色发绀,心率 70 次/min,SpO_2 80%,呼吸机持续报警。

（二）呼吸机发生故障护理应急预案流程

详见图 7-3-2。

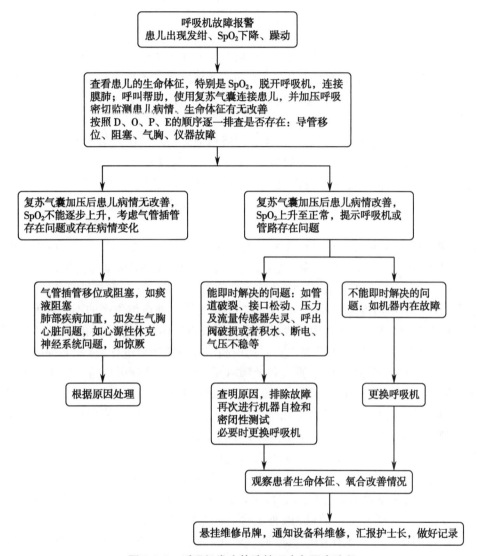

图 7-3-2　呼吸机发生故障护理应急预案流程

（三）现场救援

责任护士立即断开呼吸机，用复苏气囊连接气管插管加压通气，严密观察患儿的呼吸、心率、面色、血氧饱和度是否改善，同时呼叫医生、护士寻求帮助，并按照 D、O、P、E 的思路来分析可能存在的问题。D、O、P、E 是指：①气管导管移位（displacement）：气管导管滑出时，胃肠减压有大量气体，如患儿无自主呼吸，听诊无呼吸音，此时需立即拔除气管导管，通知麻醉科再次插管；如果气管导管下移至一侧支气管，听诊双肺呼吸音不对称，此时需要调整导管深度；如无上述表现，则排除气管导管移位。②阻塞（obstruction）：表现为分泌物多，痰痂阻塞气管导管末端，SpO_2 下降，呼吸机气道压力增高，潮气量显著下降。可通过观察插入吸痰管的顺畅情况及进行气管内吸痰来判断气管导管是否有扭曲、折叠或痰液堵塞,如插入吸痰管顺利,并经吸引后患儿氧合不能恢复正常,则排除阻塞。③气胸(pneumothorax):表现为呼吸音低,两侧呼吸音不对称,胸廓饱满,叩诊呈鼓音,必要时行胸片确诊。立即予锁骨中线第二肋间穿刺抽气,如无上述表现,也无气体抽出,患儿氧合无改善,则排除气胸。④设备(equipment):排除上述因素后最后考虑机器故障。机器故障包括呼吸机断电、气压不稳、流量传感器故障等。责任护士第一时间断开呼吸机,用复苏气囊加压给氧同时,查看机器报警的原因,该患儿呼吸机上显示"每分通气量过低",护士迅速检查仪器,发现温度探头松动,予重新安装温度探头,并再次进行机器自检和密闭性测试,测试通过后,连接患儿气管导管,监测患儿生命体征正常,SpO$_2$升至95%。

(四)案例分析

1. **本案例特征** 机械通气过程中出现了呼吸机故障所致的患儿氧饱和度下降。

2. **呼吸机概述** 呼吸机是一种可以有效替代、控制或改变人的正常生理呼吸、增加肺通气、改善呼吸功能,减轻呼吸消耗,节约心脏储备的装置。能够起到预防和治疗呼吸衰竭,减少并发症,挽救及延长患者生命的作用,在现代医学领域内占有十分重要的位置。

3. **呼吸机的安全使用** 呼吸机作为ICU呼吸支持工具,在临床中广泛使用。但仪器是一把双刃剑,可以治病,也可致命,故限定人群、正确使用呼吸机非常重要。呼吸机安全使用需注意:①限定目标群体使用,由经过培训的专科医师、护士或专科呼吸治疗师使用。②必须由专业人员定期检查并维护。③该设备拒绝使用其他单位生产的不兼容附件。④电磁场会影响设备的正常使用,使用呼吸机时避免增加电磁场的其他设备的使用,如手机、除颤器、短波治疗设备、磁共振成像等。⑤如使用高浓度易燃物质进行消毒,必须确保足够通风。⑥避免遮挡安全阀进气口,否则设备故障时无法通过紧急呼吸阀进行自主呼吸。⑦远离日光直射、散热器、聚光灯等热源。在临床使用过程中应规范使用仪器,正确设置模式和参数,避免出现医疗设备故障导致患儿出现病情变化。规范的使用流程与正确的日常维护可以减少呼吸机故障的发生,延长仪器设备的使用寿命。

4. **护士因素** 在呼吸机使用过程中需落实镇静镇痛评估及干预,防止气管导管移位或脱管、气胸;气管插管患儿呼吸道正常功能受到影响及导管异物刺激等,使呼吸道分泌物增多,易引起气管导管堵塞、肺不张等,需注意保持呼吸道通畅;哮喘患儿选择合适的呼吸机模式及参数,提高人机协调性,改善氧合。满足拔管标准后应尽早拔管,以减少呼吸机使用并发症的发生。护士在护理机械通气患儿之前,需经过系统的仪器课程培训,通过相关的考核。患儿突然出现SpO$_2$下降,可以根据"D、O、P、E"的原则进行分析。充分重视机器报警及报警的原因分析和处理。保持患儿安静,防止躁动;妥善固定气管导管、呼吸机管路及附件;在翻身前先妥善放置呼吸机管路,避免牵拉;及时倾倒呼吸机管路内的冷凝水,防止冷凝水进入呼出阀;及时清除呼吸道内分泌物,做好气道温化湿化,防止痰液堵塞。该患儿在翻身后出现SpO$_2$下降,机器提示"每分通气量过低",每分通气量过低的原因有管道漏气、管道附件漏气、气囊充气不足、气道痉挛、报警限设置不合理等。护理人员需配合医生积极查找原因,并处理。该患儿翻身后,由于牵拉导致温度探头松动,引起管道漏气,继而引发氧饱和度不能有效维持,予重新安装温度探头,机器故障解除,患者危机解除。该案例警示,医护人员在临床工作中,需要充分了解机器性能,掌握机械通气的护理,重视机器报警的分析处理,掌握机器故障的预防与处理流程,更安全、有效、优质地为患者服务。

第四节　突发公共安全事件救援案例

一、甲型 H1N1 流感暴发救援

（一）案例介绍

冬末春初 1 月份，某三级甲等儿童医院发热门诊，陆续接诊 10 例患儿，年龄 18～60 个月，病程 1～3d，表现为流感样症状，均有高热、咽痛、流涕、鼻塞、咳嗽、咳痰、头痛、全身酸痛、精神弱、反应差等表现，2 例患儿有呕吐、腹泻，10 例患儿咽拭子检测显示甲型 H1N1 流感病毒阳性，将这 10 例患儿收治感染病房隔离。感染病房内有 1 例 1 岁 3 个月，已住院 2d 的呼吸道合胞病毒肺炎患儿出现体温 39℃，烦躁不安，呼吸急促，约 50 次/min，咳嗽症状加重。留取上述 11 例患儿痰液、血液标本，结果分离出甲型 H1N1 流感病毒，甲型 H1N1 流感病毒核酸检测阳性，诊断为甲型 H1N1 流感。

（二）甲型 H1N1 流感暴发护理应急预案流程

详见图 7-4-1。

（三）现场救援

病房出现 11 例甲型 H1N1 流感暴发病例，立即向医务科、感染管理科、防保科、护理部等部门汇报。

在医务科、感染管理科、护理部的指导下开展工作，实施呼吸道隔离，隔离标识明显；护理部启动突发传染病应急预案，抽调护理人员支援感染科，固定人员护理；感染管理科立即对医务人员进行流感相关消毒隔离措施的指导，并加强培训；预防保健科组织临床医务人员按需要进行流感疫苗接种。

将 10 例流感患儿安置于指定区域，有条件的单间隔离或安置于负压病房。将 1 例住院期间发病的流感患儿也迁至隔离区，同病房其他非流感患儿迁出至备用病室隔离，观察至流感潜伏期结束（约 1 周），用等离子空气消毒机消毒该病室，用 500mg/L 的含氯消毒液擦拭物体表面，消毒被褥及枕芯，并开窗通风。密切监控病区其余患儿及其他接触者有无流感症状出现。当班做好传染病报卡工作。

甲流 H1N1 流感患儿床头悬挂隔离标识，病历夹、手腕带上隔离标识清晰、明确，做好患儿及家长的解释工作，避免家长及患儿外出，仅在隔离区域活动，禁止探视；诊疗用品专人专用，如听诊器、耳温仪、耳温套等；开窗通风，每日 3 次，每次至少 30min，必要时使用等离子空气消毒机；物体表面用 500mg/L 的含氯消毒液擦拭；患儿的分泌物、呕吐物、排泄物经专用排污系统排污，如无排污系统用专用容器盛放，内含 1 000mg/L 的含氯消毒液，浸泡 30min 后倾倒；患儿使用过的尿不湿、纸巾等生活垃圾按医用垃圾处理，双层黄色垃圾袋密封盛放，标识明确。食用后的餐具、水杯、奶瓶等煮沸消毒；医务人员在接触患儿前后严格手卫生，戴口罩，接触患儿的体液、血液、分泌物时，必须穿隔离衣、戴手套、帽子、戴护目镜，操作完毕后正确脱手套，并流动水洗手；如患儿必须外出检查，家长及患儿须戴外科口罩，责任护士电话告知相关检查科室做好防护工作。

积极实施救治，以抗病毒、对症支持治疗为主，目前认为预防或早期应用奥司他韦治疗甲型 H1N1 流感能缩短病程，减轻症状，效果佳。患儿应卧床休息直至体力恢复，多饮水，出现高热、烦躁不安、头痛等应给予对症处理，可用物理降温或药物降温，提高患儿的舒适

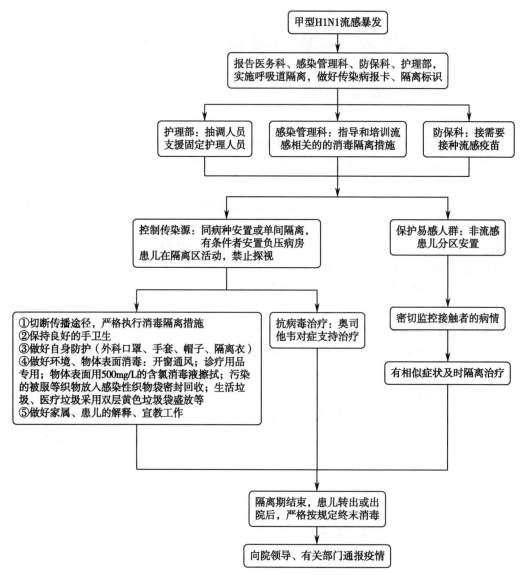

图 7-4-1　甲型 H1N1 流感暴发护理应急预案流程

度。合并细菌感染时应及早给予抗菌药物治疗。

对年长儿、家长做好解释和宣教工作,告知正确手卫生方法和时机,告知痰液、排泄物的处理方法,告知家长(陪护者)和患儿不要外出,避免接触其他患儿,告知积极配合治疗的重要性。

保护易感人群,无关人员避免接触,患儿及家长(陪护者)戴口罩,医务人员做好自身防护,同时重视家政工人的宣教和自身保护工作。

(四)案例分析

1. **本案例特征**　甲型 H1N1 流感暴发采取相应的紧急救援。

2. **甲型 H1N1 流感的概述**　流行性感冒,简称流感,是流行性感冒病毒引起的常见急性呼吸道传染病,传播力强,常呈地方性流行。当人群对新的流感病毒变异株缺乏免疫力时,可造成世界性大流行,其特点为突然发生与迅速传播。按病毒抗原性不同,可分为甲

（A）、乙（B）、丙（C）三型，流行大多由甲、乙型病毒引起，丙型流感都为散发。流感主要临床表现为突发高热、头痛、全身酸痛、乏力及呼吸道炎症，咳嗽、咽痛等，婴幼儿易并发肺部感染。甲型病毒由于抗原变异多，每年都有大小不等的流行，甲型流感病毒还可感染猪、马、禽类等。甲型H1N1是甲型流感的一种，一般温带和寒温带流感都在冬末春初流行，冬季流行时病情较重，热带和亚热带地区任何季节都可流行，以雨季为多。其病原体是一种新型的甲型H1N1流感病毒，为单股RNA病毒，属于正黏液病毒科。该病毒毒株包含有猪流感、禽流感和人流感3种流感病毒的基因片段。甲型H1N1流感患者为主要传染源，尤以轻型患者及隐性感染者起重要作用。主要通过飞沫经呼吸道传播，也可通过口腔、鼻腔、眼睛等处黏膜直接或间接接触传播。接触患者的呼吸道分泌物、体液和被病毒污染的物品亦可能引起感染。人群对甲型H1N1流感病毒普遍易感，并可以人传染人，年龄<5岁的儿童是甲型H1N1流感的高危易感人群。人感染甲型病毒后潜伏期1～7d，早期症状与普通流感相似，包括发热、咳嗽、咽痛、身体疼痛、头痛、发冷和疲劳等，有些还会出现腹泻或呕吐、肌肉痛或疲倦、眼睛发红等。部分患者病情可迅速发展，体温超过38℃或高热，并继发严重肺炎、急性呼吸窘迫综合征、肺出血、胸腔积液、全身血细胞减少、肾衰竭、败血症、休克、瑞氏综合征、呼吸衰竭及多器官功能损伤，导致死亡。

3. **患儿自身因素** 年龄<5岁的儿童是甲型H1N1流感的易感高危人群，尤其是<2岁的儿童更易发生严重并发症。甲型H1N1流感目前仍以预防为主，教育儿童从小养成良好的卫生习惯，勤洗手、多喝水；保证充足的睡眠以增强抵抗力；保持室内通风，少去人多、不通风的场所；避免接触有流感症状的患者；一旦出现流感样症状，尽早就医诊治。

4. **护士因素** 甲型H1N1流感病毒的主要传染源是轻型患者和隐性感染者。出现流感症状的医务工作者需隔离休息，避免接触易感人群。甲型H1N1流感通过呼吸道传播，需严格实施消毒隔离措施。放置于合理的隔离区域，有条件者单间隔离或负压病房隔离，并做好隔离标识，避免无关人员进入。医务人员相对固定，避免一位责任护士同时管理甲型H1N1流感患儿和其他普通患儿，医疗用品专人专用，严格执行手卫生，尤其留取痰液标本时，必须做好标准防护，护目镜、帽子、口罩、手套、隔离衣等穿戴整齐，防止痰液喷溅至身上。家政工人每日要投入大量工作，比如环境清洁、消毒，污染地面处理，被服处理，排泄物处理，垃圾收集与运输等工作。护士必须重视家政工人的培训指导工作，告知甲型H1N1流感病毒正确的消毒隔离措施，可有效切断传播途径，避免病毒传播扩散。

二、诺如病毒暴发感染救援

（一）案例介绍

冬季，发热门诊1周内先后接诊20例呕吐、腹泻患儿，年龄4～6岁，其中3例症状较重的患儿收治感染科继续治疗。回顾病史，20例患儿来自同一幼儿园。他们有共同的症状体征：表现为发热、恶心、呕吐、腹泻、厌食等消化道症状，体温波动在37.8～38.8℃，24h内腹泻4～10次，解稀水便或水样便，无黏液脓血。大便常规镜检：白细胞<15×10^9/L。其中收治入院的3例患儿体温在38℃以上，每天呕吐、腹泻频繁，胃纳差，尿量偏少，有脱水症状，精神弱，头痛症状明显，有颈项强直等。20例患儿中11例粪便病原体诺如病毒阳性，9例阴性；其中3例患儿粪便诺如病毒核酸检测阳性，ELISA抗原检测阳性。20例患儿血清酶联免疫吸附试验诺如病毒特异性抗体均阳性。急诊室护士发现此问题后，立即汇报科主任、护士长、医务科、感染管理科、防保科等，启动突发传染病暴发流行应急预案，积极救治。

（二）诺如病毒暴发感染应急预案流程

详见图 7-4-2。

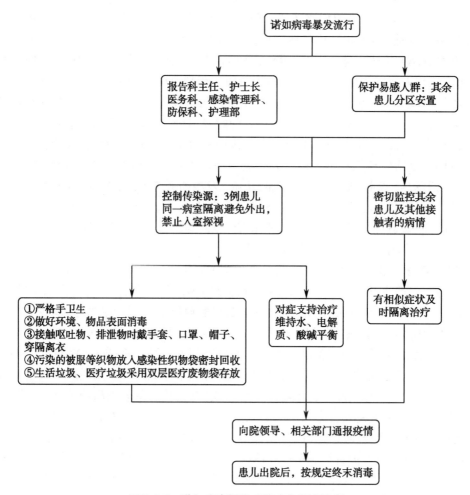

图 7-4-2　诺如病毒暴发感染应急预案流程

（三）现场救援

急诊室护士发现 20 例诺如病毒感染患儿，并来自同一幼儿园，应立即汇报科室护士长，护士长和科主任当天报告医院感染管理科，同时向医务科、护理部等部门汇报。感染管理科、医务科进一步向医院领导、上级卫生行政管理部门汇报。

在医务科、感染管理科、护理部的指导下开展工作，实施接触隔离，隔离标识要醒目；护理部启动突发传染病应急预案，按需抽调护理人员支援感染科，固定护理人员护理；感染管理科立即对医务人员进行消毒隔离措施的指导与培训；当班人员做好传染病报卡工作。发热门诊诊室用等离子空气消毒机消毒及 500mg/L 的含氯消毒液擦拭物体表面，并开窗通风。

将 3 例住院患儿实施同病室隔离，床头悬挂隔离标识，病例夹、手腕带上须有隔离标识，清晰、明确。做好患儿及家长的解释工作，避免家长及患儿外出，在隔离区域活动，禁止探视；诊疗用品专人专用，如听诊器、耳温仪、耳温套等；环境及物体表面用 500mg/L 的含氯消毒液擦拭；患儿的分泌物、呕吐物、排泄物经专用排污系统排污，如无排污系统用专用容器盛放，内含 5 000mg/L 的含氯消毒液，浸泡 30min 后倾倒，盛放污染物的容器必须用含 5 000mg/L 的含氯消毒液，浸泡 30min 后彻底冲洗后才能使用；患儿使用过的尿不湿、纸巾等所有生活垃圾按医用垃圾处理，双层黄色垃圾袋盛放，密封回收，标识明确。食用后的餐具、水杯、奶瓶等煮沸消毒；医务人员在接触患儿前后严格手卫生，戴口罩、帽子，接触患儿的呕吐物、粪便时戴手套，必要时穿隔离衣，操作完毕后正确脱手套，并流动水洗手，诺如病毒对乙醇及手消毒剂不敏感，避免使用；如患儿必须外出检查，责任护士电话告知相关检查科室做好防护工作。保持室内空气流通，开窗通风，必要时使用等离子空气消毒机。

积极实施救治，目前无特效抗诺如病毒药物，以对症支持治疗为主，一般不需要使用抗菌药物，脱水是诺如病毒感染性腹泻的主要致死原因，密切观察患儿的脱水情况，观察前囟有无凹陷，有无泪水、尿量减少、口唇黏膜干燥、皮肤弹性差、肢端循环不良等情况。观察呕吐及大便次数、性质、量。及时正确采集血气、大便标本，呕吐物或粪便标本每次留取 5g 或 5ml 以上，直接放置于干燥、清洁、无菌的密闭容器内，避免放入任何的保护剂、稀释液等；建立静脉通路，保证液体及时、准确的输入，以维持水电解质和酸碱平衡。

对年长儿及家长做好解释和宣教工作，告知正确手卫生方法和时机；告知呕吐物、排泄物的处理方法；注意食具及饮食卫生；告知家长（陪护者）和患儿不要外出，避免接触其他患儿；告知积极配合治疗的重要性。

保护易感人群，无关人员避免接触，医务人员做好自身防护。同时重视家政工人的宣教和其自身保护工作。患儿隔离至症状完全消失后 72h。

（四）案例分析

1. **本案例特征** 诺如病毒在托幼机构暴发流行入院救援。

2. **诺如病毒概述** 诺如病毒（norovirus），是单股正链 RNA 病毒。该病毒可以存在于贝壳海鲜中，尤其是牡蛎，人生食了携带病毒的海鲜，可能感染而发病。有报道，30%～50% 的无菌性肠炎与之有关，在食物造成的病毒性胃肠炎流行中，90% 是由该病毒引起。诺如病毒具有强传染性，易在托幼机构、学校和医疗机构等人群聚集场所传播。该病毒具有变异快、环境抵抗力强、感染剂量低、感染后潜伏期短、排毒时间长、免疫保护时间短、传播途径多样、全人群普遍易感等特点，高龄老人、低龄儿童是主要的易感人群。该病毒 2～3 年即可出现新的变异株。传染源是感染的患儿、隐性感染者、健康携带者，主要通过患儿的粪便、呕吐物排出。传播途径是粪口传播，通过接触污染的水、食物、污染的手，即可传播此病。潜伏期可排出病毒，排毒高峰在发病后 2～5d，持续 2～3 周。

3. **患儿因素** 诺如病毒变异快、环境抵抗力强、感染剂量低、传播途径多样、人群普遍易感，尤其高龄老人、低龄儿童，是主要的易感人群，托幼机构人群聚集，如不注意饮食、饮水卫生容易出现感染暴发流行。本病应以预防为主，如注意食品卫生，避免吃生食及饮生水，养成饭前便后洗手习惯，相关部门有效监测食品及饮用水卫生，一旦出现腹泻症状，及时就医隔离。监护人注意儿童食品卫生，避免生食海鲜，有效监测饮用水。幼儿园内有小朋友出现腹泻症状，幼儿园应劝其及时就医积极治疗，如确诊为诺如病毒感染，需在隔离期结束后方能重新上学。落实消毒隔离措施，积极对症处理，做好监护人及儿童的健康教育工作是本病预防及治疗的要点。

4. **护士因素** 诺如病毒的传染源之一是健康携带者，主要通过粪口传播。医务工作者每天需要完成大量的诊疗护理工作，任何一个环节未严格实施消毒隔离措施，就有可能发生诺如病毒的传播。除了将患儿隔离外，医务工作者应相对固定，避免同一位护士既分管诺如病毒感染患儿，又兼管其他疾病患儿，避免无关人员进入。严格手卫生，强调戴手套不能取代洗手。接触患儿的呕吐物、分泌物、粪便时，尤其留取粪便、呕吐物标本时，应戴帽子、口罩和手套，穿好隔离衣。留取粪便时注意站位，护士与患儿同向而立，以有效减少水样便喷溅到身上的概率。如发生呕吐物、粪便喷洒在地面，需用 5 000～10 000mg/L 含氯消毒液抹布覆盖 30min，再用 1 000mg/L 含氯消毒液拖地，作用 30min 后再用清水拖地。加强对工人在病房环境清洁、消毒，污染地面处理、被服处理，垃圾储藏、运输等方面工作的指导和管理。加强对家长关于诺如病毒消毒隔离措施的教育指导，以有效切断传播途径，避免本病的传播扩散。

参考文献

[1] 瞿佳嫣,陆静波.针对社会特定群体的灾害救援护理人文关怀行为干预[J].全科护理,2018,16(4):423-425.

[2] 李茂霞,左立旻,何伟,等.应急演练在应对儿童突发公共卫生事件中的作用及发展探索[J].中国卫生产业,2016,13(2):17-20.

[3] 王军,彭碧波,孙岩峰,等.灾后儿童医学救援实践和救治特点分析[J].中华灾害救援医学,2015,3(4):192-195.

[4] 于恒修.汶川地震以来中国应急救灾进展[J].城市与减灾,2018,20(3):23-29.

[5] 胡莉,田纪安,乔毅,等.跨区域应急联动医疗救援模式与应用探讨[J].海南医学院学报,2018,24(8):895-898.

[6] 高娜.浅谈汶川地震后我国地震应急救援能力进展[J].中国应急救援,2018,13(3):20-24.

[7] 郭强.儿科静脉输液引起液体渗漏39例的临床治疗分析[J].临床医药文献杂志,2015,2(10):1850-1856.

[8] 陈海花,董建英.儿科护士规范操作指南[M].北京:中国医药科技出版社,2016:96-99.

[9] 陈建军.婴幼儿护理操作指南[M].北京:人民卫生出版社,2017:66-75.

[10] 李小寒,尚少梅.基础护理学[M].5版北京:人民卫生出版社,2018:45-47.

[11] 陆国平.儿童急诊与重症医学临床技术[M].上海:复旦大学出版社,2016:6-382.

[12] INS输液治疗实践标准编委会.输液治疗实践标准[J].中华护理杂志,2017,10,增刊.

[13] 崔焱,仰曙芬.儿科护理学[M].6版.北京:人民卫生出版社,2017:154-156.

[14] 申昆玲,邓力,李云珠,等.糖皮质激素雾化吸入疗法在儿科应用的专家共识(2018年修订版)[J].临床儿科杂志,2018,36(2):95-107.

[15] 陈志敏,刘金玲.雾化吸入激素临床应用注意点[J].中国实用儿科杂志,2016,31(12):887-890.

[16] 许景林,王瑞泉,吴联强,等.经皮二氧化碳分压及氧分压监测在新生儿呼吸衰竭中的应用[J].中华新生儿科杂志.2018,33(6):437-441.

[17] 桑田,王颖,冯雪,等.生物电抗无创心排量监测在儿童中的应用初探[J].中国小儿急救医学,2016,23(2):78-81.

[18] SOURABH D, BALPREET S, LORRAINE C, et al. Guidelines for feeding very low birth weight infants [J]. Nutrients,2015,7(1):423-442.

[19] 丁国芳.极低出生体重儿尽早达到足量肠内营养喂养策略——《极低出生体重儿喂养指南》解读[J].中国实用儿科杂志,2016,31(2):85-89.

[20] 郑显兰,左泽兰,张先红,等.儿科危重症护理学[M].北京:人民卫生出版社,2015:175-177,304-312.

[21] 倪鑫,葛文彤,张杰,等. 北京儿童医院诊疗常规:耳鼻喉科诊疗常规[M]. 2版. 北京:人民卫生出版社,2016:3-4.

[22] 丁淑贞,于桂花. 神经外科临床护理[M]. 北京:中国协和医科大学出版社,2016:41-90.

[23] 胥少汀,葛宝丰,徐印坎,等. 实用骨科学[M]. 4版. 北京:人民军医出版社,2015:1201-1208.

[24] 江载芳,申昆玲,沈颖. 诸福棠实用儿科学[M]. 8版. 北京:人民卫生出版社,2015:2610-2620.

[25] 郑显兰,左泽兰,张先红,等. 儿科危重症护理学[M]. 北京:人民卫生出版社,2015:327-329.

[26] 倪鑫,钱素云,耿荣,等. 急诊与危重症诊疗常规[M]. 2版. 北京:人民卫生出版社,2016:144-146.

[27] 江载芳,申昆玲,沈颖. 诸福棠实用儿科学[M]. 8版. 北京:人民卫生出版社,2015:2663-2678.

[28] 王仙园. 野战护理学[M]. 北京:人民卫生出版社,2017:213-227.

[29] 江载芳,申昆玲,沈颖. 诸福棠实用儿科学[M]. 8版. 北京:人民卫生出版社,2015:2483-2485.

[30] 封志纯,许煊,刘春峰,等. 灾害儿童救援医学[M]. 北京:人民卫生出版社,2017:156-179,342-363.

[31] 黄叶莉,钱阳明. 灾害医学救援护理指南[M]. 山西:山西科学技术出版社,2017:125-138.

[32] 江载芳,申昆玲,沈颖. 诸福棠实用儿科学[M]. 8版. 北京:人民卫生出版社,2015:48.

[33] 中国医师协会新生儿科医师分会. 中国新生儿转运指南(2017)[J/CD]. 发育医学电子杂志,2017,5(4):193-197.

[34] 陈海花,董建英. 儿科护士规范操作指南[M]. 北京:中国医药科技出版社,2016:209.

[35] 赵会玲,张小燕,余蓉. 气道异物患儿家长相关知识知晓情况调查分析[J]. 中华现代护理杂志,2015,21(23):2797-2799.

[36] 史冬梅,袁维华,陶瑞霞,等. 小儿气道异物取出术的围手术期护理[J]. 中国医药指南,2016,14(8):251-252.

[37] 陈海花,王晓伟,何冰娟,等. 护理不良事件管理与案例分析[M]. 北京:中国医药科技出版社,2017:118-122.

[38] 陆国平. 儿科急诊与重症医学临床技术[M]. 上海:复旦大学出版社,2016:107-381.

[39] 郑显兰. 儿科危重症护理学[M]. 北京:人民卫生出版社,2015:170-428.

[40] 陈海花,董建英. 儿科护士规范操作指南[M]. 北京:中国医药科技出版社,2016:169-329.

[41] 陈建军. 婴幼儿护理操作指南[M]. 北京:人民卫生出版社,2017:13-17.

[42] 崔大伟,李中杰,林洁,等. 杭州地区2014—2015年急性胃肠炎患者感染诺如病毒的流行病学特征分析[J]. 中华流行病学杂志,2016,37(2):254-258.

[43] 江载芳,申昆玲,沈颖. 诸福棠实用儿科学[M]. 8版. 北京:人民卫生出版社,2015:839-850.

53检